U0332650

普仁明堂示套穴

主　编：贺　喜

编　者：贺伯阳　贺铂楠　陈肖云　林同舟

　　　　刘文峰　吴丽雅　赵　鹏

中华医学电子音像出版社

CHINESE MEDICAL MULTIMEDIA PRESS

北　京

图书在版编目（CIP）数据

普仁明堂示套穴 / 贺喜主编 . —北京：中华医学电子音像出版社，2020.12

ISBN 978-7-83005-324-6

Ⅰ . ①普… Ⅱ . ①贺… Ⅲ . ①针灸疗法 Ⅳ . ① R245

中国版本图书馆 CIP 数据核字（2020）第 220386 号

普仁明堂示套穴

PUREN MINGYAANG SHI TAOXUE

主　编：贺　喜

策划编辑：贾　旭

责任编辑：贾　旭

责任印刷：李振坤

出版发行：中华医学电子音像出版社

通信地址：北京市西城区东河沿街 69 号中华医学会 610 室

邮　编：100052

E‑mail：cma‑cmc@cma.org.cn

购书热线：010‑51322677

经　销：新华书店

印　制：廊坊市佳艺印务有限公司

开　本：889 mm×1194 mm　1/16

印　张：17.5

字　数：256千字

版　次：2020 年 12 月第 1 版　2023 年 8 月第 2 次印刷

定　价：100.00 元

内 容 提 要

　　针灸是一种极具民族特色的临床疗法，是祖国医学宝库中的一颗璀璨明珠。数千年来针灸逐渐发展成为专门学科，其理论研究和临床实践都得到不断的发展，对中华民族的发展做出了重要贡献。贺氏针灸三通法是贺普仁先生经过多年勤奋学习，集几十年的临床实践总结而来，以其科学性、有效性、渊源性自成体系。贺氏针灸三通法对继承发扬针灸学术，提高针灸学科学术水平，推动针灸事业发展，有着重大的历史意义和现实意义。贺喜教授在继承了贺普仁教授的临床精粹上创建了贺氏针灸三通法套穴，由此编写了《普仁明堂示套穴》，本书则是阐述每组套穴能够针对哪些疾病进行治疗，同时增加了对疾病的病因、病机的论述，加强了对疾病如何认识，对于病性、病程、预后的剖析。对于针灸临床中的细节进行了提示。是一部指导临床上如何使用套穴的著作，同时也是指导套穴在使用中细节变化的著作。其语言通俗易懂，讲解丝入扣，深入浅出，值得中医临床医师阅读参考。

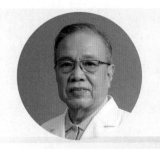

主编简介

　　贺喜，针灸专家，广州中医药大学针灸康复临床医学院客座教授，硕士研究生导师。北京电视台《养生堂》栏目特邀专家，新浪健康频道《养生坛》栏目特邀专家，广东罗浮山针灸学会名誉会长，世界非物质文化遗产针灸项目代表性传承人、国医大师贺普仁教授之子，贺氏针灸三通法研究会常务副会长。

　　自幼跟随父亲学习针灸，未及成年便能用针灸为患者排忧解难、祛除病痛，堪称中医针灸界奇才。经过贺普仁老先生数十年的言传身教，贺喜得其真传，临床治病，无不应手取效。贺喜教授主要采用针灸、刺络放血、拔罐等治疗方法，对于治疗循环系统、呼吸系统、消化系统、泌尿系统、生殖系统以及内、外、妇、儿、五官等各科疑难杂症的治疗具有独到之处。

前 言

　　针灸是一种极具民族特色的临床疗法，是中国祖先智慧的结晶，是我国优秀传统文化的重要组成部分，是民族的精髓，是祖国医学宝库中的一颗璀璨的明珠。数千年来针灸逐渐发展成为专门学科，其理论研究和临床实践都得到不断的发展，它对中华民族传统医学的发展作出了重要贡献，对世界文明进步产生了积极的影响。

　　贺氏针灸三通法是贺普仁先生经过多年勤奋学习，勇于实践，广览博读，潜心钻研，广汲新知，海纳百川，探究针理，证明疗效，并根据古人医典，集几十年的临床实践而总结出来的，是理论联系临床实践而产生的针灸学术体系，以它的科学性、有效性、渊源性自成体系。贺氏针灸三通法蕴含了对古老针灸医术的深刻理解和认识，并形成了一整套带有鲜明独特思想和主张的针灸方法论，为古老的针灸疗法由传统向现代转变奠定了重要基础。完整地将古老的中国针灸医术总结、归纳、升华，赋予了传统针灸新的生命力。贺氏针灸三通法对继承发展针灸术，提高针灸学科学术水平，推动针灸事业发展，有着重大的历史意义和现实意义。

　　笔者自幼随父学医，耳濡目染，口传心授，对中医几千年积淀下来的丰富理论与临床实践有所认识和理解并颇有心得。笔者从小就接受了家父的针灸思想与针灸智慧，并熟悉掌握家父临床中的辨证思维、配穴特点、用穴习惯、针刺技巧，以及对疾病的认识，深刻体会到真正的临床疗效是针灸科学性的重要基础。针灸的生命力更多地依赖于真实有据的临床效果。中医之精神在于治之有术、治之有理、治之有道。根据这些体会，笔者总结出临床上多种治疗形式和配穴组合（针方），产生了"套穴"这种前无古人的临床诊治方法，并在临床上加以验证，有足够的例证，说明套穴治病的疗效及套穴所具有的治疗优势，套穴被证实是行之有效的。正是基于对套穴价值的清晰认识，笔者能够几十年如一日，殚精竭虑地大力弘扬具有速效、简洁特点的贺氏针灸三通法套穴。不仅把套穴当作治病救人的方法，更是把它看作自己生命中的精神力量，以传播弘扬为己任，使之发扬光大。

经过多年的临床实践，笔者认识到套穴在治疗中的意义，并对套穴的疗效有坚定的信念和把握，根据自己临床多年的感悟，在遵循针灸传统理论基础下，编辑了第一本书《普仁明堂示扶正》，用以传承与传播扶正祛邪理念和贺氏针灸三通法套穴，使大家在辨证论治核心方法中认识并使用套穴产生临床疗效。《普仁明堂示套穴》是继《普仁明堂示扶正》之后的论述贺氏针灸三通法在临床中如何应用套穴的书，也是笔者的第二本书。这本书与《普仁明堂示扶正》从不同角度论述了贺氏针灸三通法套穴在临床中的应用和变化，以不同的形式和角度深入探讨了套穴的组成意义与临床上的使用细节。《普仁明堂示扶正》是以人体的生理系统（如呼吸系统、循环系统、消化系统、泌尿系统等）为脉络，通过望、闻、问、切来选择套穴，针对疾病进行有效治疗。《普仁明堂示套穴》则是阐述每组套穴能够针对哪些疾病进行治疗，同时增加了对疾病的病因、病机的论述，加强了对疾病的认识，对病性、病程、预后进行了剖析，对针灸临床中的细节进行了提示。《普仁明堂示套穴》是一部指导临床如何使用套穴的书，同时也是套穴在使用中细节方面变化的书。当然，此乃个人学术观点，恭请大家批评指正。

目　录

绪　　论

中医学源远流长，博大精深，在漫长的历史发展过程中，历代都涌现出了一大批著名的医家和学者，在学术上各领风骚，独树一帜，形成了众多特色鲜明的医术流派和学术体系。贺氏针灸三通法就是中医宝库中的瑰宝。贺氏针灸三通法之所以能够形成和发展，是因为其学术主张和方法植根于临床的沃土，是以中医经典为指导，临床实践为基础，是针灸理论与针灸临床实践相结合的产物，它填补了针灸临床操作技法、理念的空白，把中医针灸大道至简，大医至简体现在临床上的方方面面。贺氏针灸三通法是在临床实践中创建，在传承中发展的。贺氏针灸三通法独特的辨证思维，独特的针灸理念，独特的临床配穴，独特的施针手法，将古人朴素的治病理念总结、归纳，开拓了新的针灸核心学术思想，那就是"病多气滞，法用三通"。这既是对病因病机的高度概括总结，同时也是针灸临床实践的治疗大法，又是针灸临床的操作指南。它源于临床，又指导临床。

贺普仁（1926—2015），字师牛，号空水，14 岁拜入针灸大家牛泽华门下，学艺 8 年，在此期间白天跟师门诊，夜晚挑灯夜读，遍读古籍经典，8 年的勤奋学习，为将来成为一代针灸大师奠定了扎实的理论基础，这些启蒙的知识为他以后在中国针灸史上成就一番伟业起到了重要的作用。

贺普仁曾任中国针灸学会副会长、北京针灸学会会长、中国中医药学术研究促进会理事、北京针灸三通法研究会会长、国际针灸培训中心北京分部荣誉主任、国际针灸考试中心委员、北京市武术协会委员、北京市八卦掌研究会副会长，中国科学技术协会委员、北京医师协会理事等职。2009 年，胡锦涛主席亲自为贺普仁教授颁发"国医大师"勋章。

贺普仁教授自 1940 年起从事中医针灸事业 70 余年，创立了具有自己特色的针灸体系，成为众人敬仰的一代针灸大师，他的著作《针灸宝库》丛书，成为针灸界不可多得的宝贵财富。贺普仁教授精研《黄帝内经》，通览《针灸甲乙经》，多年的医疗实践中，博采众家之长，创立了"病多气滞，法用三通"中医病机学说和独具特色的针灸治疗体系"贺氏针灸三通法"——微通法、温通法、强通法，是他 50 余年针灸实践的经验结晶，疗效显著，已成为中外针灸教学中不可或缺的教材。

贺普仁教授曾代表中国针灸界出访过 10 余个国家和地区，他精湛的医术让中外医学界同仁惊叹不已，为中国针灸走向世界作出了巨大的贡献。

牛泽华先生（贺喜的外祖父），京城名医，华北国医学院针灸教授，用一根根银针治疗内、外、妇、儿科各种疾病，这给年少的贺普仁以极大的震撼，感受到针灸的博大与神奇。在与师同吃同住的八年里，学习医术，学习做人，更是学到了老师的针灸精髓，全面继承了老师的医德、医道、医理、医术、医风、医貌。这为其以后的针灸生涯奠定了多方面基础，是他成为针灸大师的必然之路。

在贺普仁先生 70 余年的针灸生涯中，名师指引，守正创新。做到了正学、正承、正用。其一生耕耘于针灸临床，勤奋于针灸实践之中，将古人精华理论融入于临床、临证之中，将针灸的理念、智慧发挥到了极致。贺普仁先生以毕生心血创建了贺氏针灸三通法，这是对中国针灸事业里程碑式的贡献，也为中国针灸事业的发展与传承奠定了一条传承精华 - 守正创新的健康之路。

第一章　三通法理论

第一节　贺氏针灸三通法的基础理论

贺氏针灸三通法是贺普仁先生集五十年临床经验的总结，以《黄帝内经》为其根，诸家经典为其助，临床实践为其本创建出来的。这其中凝聚了古人的智慧，同时也与贺普仁先生的艰辛与孜孜不倦地临床实践、论证、反复地总结、归纳密不可分，是理论和实践相结合的针灸理念与治疗大法。针灸三通法在临床中之所以具备强大的功能和疗效，是因为这个理论体系具备了在传承中求发展，在实践中求提高的思维模式，即传承中不丢失经典的继承，治疗中不墨守成规，不禁锢于传承套路。贺普仁先生坚持博纳百川以治学，持之以恒以坚守，缜密严谨以创新，充分挖掘针灸医学的治疗潜力，从而形成思维先进、特色鲜明的针灸学术理论——针灸三通法。该理论以学术研究的规范性，临床应用的广泛性和著书立说的渊源性，形成了完整的学术体系。在针灸实践中，将最古老、最传统、最正宗的古人针灸智慧继承，并发扬光大。

贺氏针灸三通法的核心学术学说，就是"病多气滞，法用三通"的学术理念。贺氏针灸三通法以它的科学性、有效性在临床上广泛应用，并取得了重大的成果，受到业内人士普遍认同与好评。自《内经》以来，历代针灸名家，针灸临床七十春秋者屈指可数，能在临床上继承经典，在实践中创立学说的，更是凤毛麟角，而贺普仁先生在这方面堪称典范。

《难经·八难》曰："故气者，气者人之根也，根绝则茎叶枯矣。"说明气是人的根本，如果机体内没有气的运行，人的生命就不复存在了。《素问·举痛论篇》曰："百病生于气也……"凡各种疾病的病理变化，都必然会影响脏腑经络之气的运行，从而导致脏气、腑气、经络之气的阻滞，即气滞，气滞则病，气通则调，调则病愈。正如张介宾《景岳全书·疾病类》中所说："凡病之为虚为实，为寒为热，至其病变，莫可名状，欲求其本，则只一气字足以尽之。"阐述了机体内气的重要性。《灵枢·脉度》云："气之不得无行也，如水之流，如日月之行不休。"说明人体之气是往复不断的运行着，气是人体赖以生存的根本。

"病多气滞"中的气，是指人体内的不和之气——邪气，而并非中医学中气的概念。张介宾说过："气之在人，和则为正气，不和则为邪气，凡表里虚实，逆顺缓急，无不因气而至，故百病皆生于气。"《千金翼方》云："凡病，皆由血气壅滞，不得宜通。"《仁斋直指方论·诸气方论》云："人以气为主，一息不运则机缄穷，阴阳之所以升降者，气也，血脉之所以流行者，亦气也，营卫之所以运转者，气也，五脏六腑之所以相养相生者，亦此气也。"人体的正常生命活动，是在气的正常运行情况下进行的。气滞乃是疾病最基本的病机，也就是诸病之源，气滞乃是造成脏腑、经络功能失调的最直接原因，也是人体生病不可逾越的总病机。贺普仁先生认为"病多气滞"有两种含义，首先是邪气客体形成经络气滞，使气机失常的病理状态。再有就是邪气气滞为瘀致阻成病，尽管致病因素有七情、六淫、疫疠（也就是温疫、传染病），还有饮食不节、劳累过度、跌打损伤等多种，其病理变化又有表里上下，升降出入，虚实寒热，气血阴阳的失调等，这几方面的变化过程，都是机体抗病能力与病邪相争，以及脏腑经络自身功能失调的种种表现。因此，各种疾病的病理变化，都必然影响脏腑经络之气的运行，从而导致脏气、腑气、经络之气的阻滞，即气滞。气滞因滞在腠理、滞在肉分、滞在脏腑、滞在骨髓经络的不同，气机失调的状态也不同，寒热虚实的属性不同，疾病便会呈现出多样化表现，因此应对手段、辨证论治也各不相同。

根据中医理论，气的升降、出入、顺逆发生异常，称为气机失调。周学海在《读医随笔·升降出入论》中指出："升降出入者，天地之体用，万物之橐籥，百病之纲领，生死之枢机也。"所以说气是人体健康与否的关键所在。气在失调的情况下会出现气逆、气陷、气闭、气脱、气滞等状态。针灸三通法中核心学术思想的"病多气滞"实际上就是气机郁滞的简称。

"法用三通"是对传统针灸疗法的归纳与升华，法用三通的精髓是以通为术，以调为程，以和为目的，通——通经络，调——调血气，和——和阴阳。《黄帝内经》认为针灸的治疗作用，就是通过通经脉，调血气，达到经脉通，血气调，转逆为顺，扶正祛邪，以使阴阳调和，正气以存，这也是一切疾病的治疗大法。法用三通的法字有狭义和广义两种含义，狭义之法指的即是微通法、温通法及强通法，泛指这3种针治方法。这3种针法要在临诊详审病位、病机、病势、病因、病程后，方能立法处方，或用一法，或用两法，或三法并用。广义之法是指贺普仁先生的道法合一的医道观，是对针灸医学的规律、方法、规则、理念、手法的概括和高度升华，针灸人不能只有术，还要有道。道是术的最高境界，三通法提出的法的要求是法中有术，术中有道，道中寓法，道法自然，但又法无定法。三通法的法包括了很多针灸以外的内容，首先注重德的修养，"九德一术"是贺普仁先生对每个三通人的要求，无德的人只有术没有道，无德无道之人成不了针灸大家。

　　三通法是由微通法、温通法、强通法组成，这是将中国最古老、最传统的针灸技法融会贯通，概括、总结、归纳为大道至简的针灸治疗思路，是禀承了古人先进、朴素、绿色的健康理念，辩证地看待疾病，科学的运用针灸技法，将这一理念贯穿于针灸临床的始末。三通法是传承精华，守正创新。在临床上这3种方法因证立法，随法定方，将辨证、立法、处方与配穴，丝丝入扣使贺氏针灸三通法周密、严谨、全面。综合使用，辨证施治，灵活运用，相辅相成，缺一不可。

　　古有九针，随着历史的进程，社会的发展，人类文明的进步，历史的变迁，古针也在不断地变化。人们根据需要，九针也发生了重大的变化，大浪淘沙，贺氏针灸三通法将九针中的最常用的毫针、燔针、锋针，总结、归纳成现代针灸最常用、最普遍的3种针具、针法，也就是贺氏针灸三通法所使用的针具、针法，这也是当今针灸临床的主要针具与针法。3种针具，结合3种针法，形成了特色鲜明的针灸三通法，是当今针灸临床主流针法，也是祖先留给我们的珍贵遗产与财富，是我们当代针灸人应当用生命去固守的针灸阵地，否则，中国流传几千年的国之瑰宝——针灸，将毁在我们这代人手上。贺氏针灸三通法的创建与发展，弘扬了中国最传统的古代针灸技法，弘扬了中国最古老的治疗理念和思路。它为中国针灸医术增色增辉，是承上启下的正学。

第二节　微　通　法

　　微通法是以毫针为工具的针灸临床治疗方法，应用的范围最多也最广，是针灸治疗最主要的方法，是针灸医术的灵魂，几乎涵盖了中医的各个学科（内、外、妇、儿、耳鼻喉、眼、皮肤科等）。微通法是以通为手段，以调为目的，此法贯穿于临床、临证的始终。通调经脉血气，和阴阳，复气机运行之常。《灵枢·九针十二原》中指出："欲以微针通其经脉，调其血气，营其顺逆，出入之会。"张介宾在《类经》中说："盖用在微细徐缓，渐散其邪，以养真气。"

　　微者，小也，细也。毫针古人称为"微针""小针"，为《灵枢·九针十二原》中的第七针，名为"微针"。古人形容毫针"毫针者，尖如蚊虻喙。"《灵枢·九针论》云："邪之所客于经，舍于络，而为痛痹者也。故为之治针，令尖如蚊虻喙，静以徐往，微以久留，正气因之，真邪俱往，出针而养者也。"《灵枢·官针》云："病痹气痛而不去者，取以毫针。"说明毫针在临床中有着广泛的应用和不可替代的作用。

　　微通法以针具命名，是针灸临床中使用最普遍，用途最广、使用最多的针具、针法，也是每一个针灸人必须掌握的技术。毫针在临床上有着不可取代的作用，是中国针灸的神之所在。针灸之术离开毫针将不复存在。

　　微通法除了以针具（毫针）命名之外，微通法的"微"字还有更深刻的意义。微通法使用毫针，从持针、针刺至出针都非常注重运用正确的针法与手法。《灵枢·九针十二原》明确指出："持针之道，坚者为宝，正指直刺，无针左右，神在秋毫，……方刺之时，必在悬阳，及与两卫……"三通法毫针施术，采取的就是古人推崇的单手、三指持针（正指直刺）的"两步进针法"。第一步轻、巧、快垂直于皮肤（无针左右），针至皮下（与西医注射手法是一致的），这样做的目的就是最大限度地减轻疼痛，迅速穿过最敏感的皮下神经层（方刺之时，必在悬阳）。第二步将针扎至需要的深度（及与两卫）。《灵枢·官针》云："所谓三刺则谷气出者，先浅刺绝皮，以出阳邪，再刺则阴邪出者，少益深，绝皮致肌肉，未入分肉间也，已入分肉之间，则谷气出。"由此可以得知，进针不能过猛、过快，下针要稳、准、柔，不要产生瞬间的强烈刺激，正像古人所形容的："毫针者，尖如蚊喙，静以徐往，微以久留之而养。"所以三通法临床要求不要出现针下即产生酸、麻、胀、窜的强烈感觉，这种针感会使患者产生恐惧心理，而且这种针感并不是经络的反应，纯粹是神经反应，三通法追求徐徐而来的针感。《灵枢·九针十二原》曰："刺之要，气至而有效，效之信，若风之吹云，明乎若见青天。"这是古人推崇的一种非常高的针感境界。在三通法临床上，凡是面部施针，一律采取一步进针法，即一步到位的刺法，这是由于面部疼痛比较敏感，极易给患者造成心理压力，动作流畅，稳、准、柔，一步进针。在施刺过程中如扎得不理想，一定要拔掉重扎，严禁按针。《灵枢·小针解》明确指出："所谓易陈者，易言也。难入者，难著于人也。"由此可见，针灸毫针之术易学难精也。

　　用毫针微调经气，能够产生好比小河之涓涓细流，如微风拂面的针感。这种针感来自深厚的针灸功力，也是针灸的最高境界。三通法在临床上采用的是"两步进针法"，针刺时最重要的一点就是要垂直于皮肤进针，《九针十二原》指出："持针之道，坚者为宝，正指直刺，无针左右……"古人告诫我们扎出的针要垂直。《素问·针解篇》云："义无邪下者，欲端以正也。"古人认为扎出的针要保持端正垂直，不能歪斜，扎成这样才容易"得气"，才能发挥毫针的最大作用，这也是针灸的精妙之所在。

　　微通法的"微"字还有一个重要的意义，就是配穴精妙，四诊八纲，辨证施治，配穴的原则是少而精。微通法的"微"字的另一个重要含义，就是施针的心态。作为医者，手法是至关重要的，手法的巧妙直接关系到疗效。《素问·针解》曰："如临深渊者，不敢堕也，手如握虎者，欲其壮也，神无营于众物者，静志观病人，无左右视也，义无邪下者，欲端以正也，必正其神，欲瞻病人目制其神，令气易行也。"《针灸大成》云："正谓持针者，手如握虎，势若擒龙，心无他慕，若待贵人之说也。"同时说明，针灸施术和内心永远是相通的，内心世界的修炼程度，对针灸技术是有制约的，说明毫针之术易学难精。古人要求我们扎针时要小心翼翼，如履深渊，握针如握虎，要心态平和，心无杂念，气定神闲，专心致治，扎出的针要横平竖直，进针时要对患者、疾病、经络、穴位有着充分的理解和把握，这样施针，患者才容易得气，才能有好的疗效。这也是微通法的高深境界。

微通法在临床上是使用最多的针法，根据不同的病情、病程，分别采取每日治疗、隔日治疗、每周2次治疗等，因病、因人治宜。采用最多的是隔日治疗，这种方法适用于不同病情、不同年龄段人群，尤其是针对慢性病及需要长期治疗的病情，隔日治疗一张一弛，极大地调动人体之能力（潜能），有益于病情的恢复。三通法在临床上每次针刺留针的时间，完全按照《灵枢·五十营》的理念，留针30分钟（约经气循经运行人体1周的时间，28.81分钟），按照气血运行的规律来决定针灸留针的时间。少儿因皮肤娇嫩，且气血运行快于成人，故采取快针点刺不留针或短暂（5～10分钟）留针的形式。

微通法广泛地应用于内、外、妇、儿、五官、皮肤、耳鼻喉各个学科，适用于各种急慢性疾病，尤其对于后遗症类疾病具有独特的疗效，对于用药久治不愈的疾病，更是具有突破性的疗效。微通法是每个针灸人必须熟练掌握的技术，针之根本，针之灵魂。

第三节 温 通 法

温通法是以火针（毫火、毫针火针）、艾灸为治疗手段的治病方法，具有悠久的历史。火针，在古代称为"燔针""烧针""焠针""白针"等，是《灵枢·九针十二原》中的第九针。火针在《内经》九针十二原中称作"大针"（有传火误写为大），这种针的针法称为"焠刺"。《素问·调经论》云："病在筋，调之筋，病在骨，调之骨，燔针劫刺。"这里说的"燔针"就是火针。直到唐代孙思邈《千金要方》才正式定名为"火针"。火针本身具备毫针与艾灸的双重作用，既有微通的作用，又有温阳祛寒的功效。而人体本身就喜温恶寒，《素问·调经论》指出："血气者，喜温而恶寒。""寒则泣不能流，温则消而去。""寒独留，则血凝泣，凝则血脉不通。"血气遇寒则凝而不通，借助火热得温而通、而散。《灵枢·官针》曰："九曰焠刺，焠刺者，刺燔针则取痹也。"因此，火针在针灸临床上的作用是举足轻重的，对于某些疑难杂症，还起着至关重要的作用（尤其是占位性病变与炎症），有些作用是其他针法无法替代的。火针对寒证疗效突出，但是同时对于热证也有着突出的作用，火针温通、行气、活血、除瘀，这亦印证了古人"以热引热""火郁发之"的理论，这是因为火针本身具有强大的消炎作用，对于"诸疮痛痒"立竿见影，同时，对于妇科炎症、消化系统炎症、泌尿系统炎症更是疗效显著。

火针在近代几近失传，火针的挖掘整理工作是贺普仁先生于20世纪60年代开始的，至今已走过了五十多个年头，由于火针的挖掘、整理，应用于临床，极大地扩大了针灸治病的范围，提高了一些疑难杂症、顽症及不治之症的治疗效果。经过几十年在临床中反复验证，贺氏针灸三通法对于火针的应用，已总结出一整套使用方法和操作规范。对于临证的变化也得心应手，火针的适应证治疗已系统化、科学化，在针灸临床中有着举足轻重的作用。三通法在临床上运用火针疗疾已几十年，总结大量的实操实践，已将火针针法细化，不同病情的火针温度，不同病情的火针深度，不同病情的火针力度，各不相同，完全是因病治宜，因人治宜，不同的部位，深度、热度、力度完全不同，经过几十年的总结、归纳，汇总成四套火针针法，即点刺法、散刺法、围刺法、密刺法，各种刺法又有不同的温度、深度及力度，完全根据辨证和实际病情而定，既有法可依，又法无定法。火针的疗效是显著的，但是火针也不是万能的，还需根据四诊八纲，辨证而用，并不是所有疾病都可用火针来治疗，对症治疗是很重要的。世上没有一种方法是治百病的疗法，综合运用各种技法，辨证论治才是最科学的方法。

火针的确是贺氏针灸三通法中不可或缺的利器和杀手锏。对于很多疑难杂症的治疗有着不可替代的作用。火针的开发使用使中国的针灸治法更加完善，为中医针灸事业开创出一个新纪元。火针现在已被广泛应用，足以印证火针的有效性、科学性及渊源性。

艾灸乃国之瑰宝，是祖先智慧的结晶，是针灸的重要组成部分，是经过千锤百炼，临床反复验证，行之有效的治疗方法，它以顽强的生命力流传至今已数千年。《素问·通评虚实论》云："络满经虚，灸阴刺阳，经满络虚，刺阴灸阳。"《灵枢·刺节真邪》云："……火气已通脉乃行，脉中之血，凝而留之，弗之火调，弗能取之。"《灵枢·官能》云："上气不足推而扬之，下气不足积而从之，阳皆虚，火自当之。"古人充分地肯定了艾灸至关重要的作用。

艾灸是利用艾叶的温煦、温热作用达到健身与治疗目的的一种方法，流传至今已有几千年的历史，并以顽强的生命力继续为人类的健康服务。艾灸之温热刺激，温通经络，以阳助阳的功能，极大地激发振奋人体经脉的阳气，启动下焦命门之元阳、真气，使血气调和，经脉通畅，灸法最大的功效就是温经散寒，扶正祛邪，软坚散结。因此，艾灸适用于虚证、寒证、结证。艾灸，流传至今，以它顽强的生命力和良好的治疗作用，在现代中国的针灸临床上仍起着重要的作用，并为人类的健康做出了突出的贡献。艾灸的作用的确突出，但是，艾灸也不是万能的，也需要辨证施治。对于虚证、寒证有着明显的疗效，作用也是显而易见的。但是有些病证使用艾灸却适得其反，如实证、阳盛的病证、阴虚的病证等，是不适合艾灸。《中藏经》中指出："阴气不胜，阳气不衰勿灸。不当灸而灸，则使人重伤经络，内蓄炎毒，反害中和，致于不可救。"《伤寒论》中云："微数之脉，慎不可灸。""脉浮以汗解，用火灸之，邪无从出。""浮热甚反灸之，此实实虚虚所治，因火而动，必咽燥唾血。"这些都是古人指出不当灸而灸者导致损耗阴血，助益有余之阳，甚则火毒内攻而成坏病。所以我们要辨证施治，正确合理地使用艾灸，正确对待祖先留给我们的珍贵财富，使针灸在临床上发挥更大的作用，继续为人类健康服务。

　　针和灸是两条腿，缺一不可，不能分家，否则就成了单腿走路。三通法始终坚持着针、灸并用的原则。尽管现在灸法已被很多人弃用，轻易地就抛弃了祖先智慧结晶，艾灸神奇疗效被边缘化，被抛弃掉，禁用与滥用都是错误的，三通法始终坚持自己的原则，双腿走路，走自己的路，走古人走过的路，决不动摇。

　　古人用的多为瘢痕灸，操作时患者痛苦极大，随着人类文明的进步，祖先发明了隔姜灸、隔药灸、隔盐灸等方法来弥补瘢痕灸所带来的伤害，这也是人类文明发展的必然。三通法临床上用的是悬灸法，不会对皮肤造成伤害的灸法，使用的是贺普仁先生在20世纪50年代发明的艾盒灸法，这种灸盒不同于其他灸盒，主要用于腹部和腰部，而且是针上灸，也就是必须扎上针以后再加灸盒悬灸。灸盒的尺寸，适用于腰腹部的任何套穴。笔者认为，只用灸法（不扎针的灸法），根本不治病，只能保健。针上加灸，是通过针将艾灸的温热之功输入体内，作用于经络脏腑，只灸不针，灸之热能，泛泛的一片，没有针对性，无所适从。灸盒放置艾绒，攥紧后点燃（攥紧后不至燃烧过快），《医宗金鉴》说："凡灸诸病，必火足气到，始能求愈。"逐渐加温，灸盒的温度靠盒内艾灰的厚度来调节，温度要适中，避免烫伤。这种灸法是三通法的一大特色，是针与灸并用理念的实施，在临床上取得了显著的疗效。

　　艾灸的疗效是不容置疑的，神奇的疗效彰显了古人的智慧，流传至今几千年，但是真正认识艾灸，正确使用艾灸的并不多见，一味的任何病都用艾灸也是错的，尤其在民间，艾灸的作用被无限夸大，甚至被神化。由于对艾灸的功效理解得不全面，没有真正地认识疾病，认为任何疾病都可用艾灸去治疗，这就犯了简单化的错误。艾灸对于寒证、虚证确实疗效突出，但是对于阴虚阳盛之证使用艾灸无异于火上浇油。因此，艾灸也不能盲目使用。在三通法临床上，什么病要灸，什么病禁灸，都有明确的界定，对症用灸，才能使艾灸发挥作用，才能在临床上取得明显的疗效。

火针和艾灸是针灸疗法中不可或缺的方法。火针与艾灸形成的温通法是三通法的重要组成部分。温通法有培元固脱，温阳散寒，祛风除湿，软坚散结，祛除顽疾，防病保健的作用。现代医学已证明，温通法可以提高人体免疫力，对血液循环、呼吸、消化、内分泌系统均有调节作用，在虚证、寒证、顽证治疗中的作用是不可替代的，是名副其实的中华瑰宝。

第四节　强　通　法

强通法，即放血疗法，也称"刺络疗法"，是指在人体经络浅表放出适量血液，达到治疗目的的针法，称为"强通法"。放血疗法使用的针具即是《内经》"九针"中的第四针，名为"锋针"，即现代的三棱针。在《灵枢·九针十二原》中这样形容刺血工具："锋针者，刃三隅，以发痼疾。"《灵枢·小针解》曰："宛陈则除之者，去血脉也。"即指的是以锋针祛除恶血，以达祛瘀滞、通经络的目的。强通法的"强"字，有勉强、强迫的意思，又有强大有力的意思，此法如同河道阻塞，水流受阻，令疏浚其道，强令复通之意，故曰"强通"。强通法在临床中可以发挥多种治疗功能，主要用于退热、止痛、解毒、泻火、止痒、消肿、治麻、镇吐及救急危症。刺血疗法受到历代医家重视。放血疗法历史悠久，也是我国民间，以及少数民族地区如藏、蒙、苗、壮等经常使用的方法。放血疗法之所以有效，关键在于它气血双调，迫血外泄，祛瘀通痹，使邪随血出，同时又能激发经气，使经络通畅，营血顺达，从而达到清热解毒，祛除瘀滞，息风止痉，祛腐生新，醒脑开窍，安神定志等多方面的功效。三通法临床中使用强通法不提倡大量出血，而是遵循古人的理念，如《灵枢·官针》所言"数发针而浅之出血"的方针，微量出血，治关键病症，起关键作用。但是，虚证患者不宜采用此法。

强通法适用于热证、实证、急证，如高热、惊厥、神昏、中风等。三通法是创建者根据几十年的临床实践，对其进行了很深的研究和总结，从而总结出的一整套放血治病的方法和操作规范。在三通法临床上经过大量实践总结出一系列的针方组合，产生出背五放血系列疗法及其他单穴放血的疗法。背五放血疗法是通过辨证，在背部腧穴放血的方法，将各种致病因素造成的逆乱或气血不调，或营卫失和或阴阳失衡，通过腧穴放血疗法，通经络，化瘀滞，复气机，和阴阳，平顺逆。背五放血系列有明确的针对性，这完全依赖于辨证，科学地创建了不同的背俞穴组合刺血方法，针对性地治疗不同的病证，也可以说不同的疾病选择不同的背五放血系列。因证选方，使强通法医理严谨、周密。除了背五放血系列，还有百会、四神聪放血专以治疗肝阳上亢的高危（中风、血压居高不下等）病变；耳尖、十宣放血，专以清热，治疗指麻，降温；少商放血专治咽喉病变。中风不语的金津玉液放血，治疗心火上炎的心俞放血，治疗各种眼疾的肝俞放血，治疗痛风的病灶局部放血，治疗静脉曲张的局部放血，治疗丹毒的病灶周边放血，治疗皮肤病的尺泽、委中放血等，都是以放血达到治疗的目的。这种放血手法在临床治疗中有着至关重要的作用，有时还是其他治法无法替代的。强通法是三通法重要的组成部分，汇同其他两法，使三通法的疗法更加全面，针对性更强，且完善了三通法的治疗体系。

总之，贺氏针灸三通法的创建是以临床为本，经典为根，源于临床，又应用于临床，同时也指导临床，是对中医传统针灸的归纳、总结和升华。将传统针灸疗法的机制贯穿于三通法临床之中，应用于针灸临床的始末。三法合一，综合运用，辨证施治，相辅相成，缺一不可。因人治宜，因病治宜，因时治宜，因地治宜，根据不同病情选择不同方法，充分体现了三通法治病的整体观、大局观。在临床中，灵活运用3种方法，既有法可循，又法无定法。但是法与理是相通的，疗效是临床上的硬道理，只要疗效好，肯定有法、有理。大量的临床实践证明了三通法的科学性、有效性、渊源性。极大地扩展了治疗范围，极大地提高了治疗疗效，创建并开拓出中国针灸传承、发展的健康之路。贺氏针灸三通法的传承就是在"传承精华，守正创新"。

第五节 扶 正 祛 邪

贺氏针灸三通法的核心学术理念是"病多气滞，法用三通"，而治疗原则就是在辨证论治的基础上"扶正祛邪"。一切治疗都是在扶助正气的基础上进行的。正气是人赖以生存的基本能量，也是抵御外邪的根本力量。三通法就是以扶正为主要方法，扶助人体正气从而达到祛邪之目的。《素问》认为："邪气所凑，其气必虚。"这也就是说，人之所以生病，正气必然不足。当人正气不足时，就到了要生病或已然生病的时候。中医学认为，正气就是人体的正常功能活动以及对外界环境的适应能力、抗病能力和康复能力。扶正就是帮助和提高人体的抗病能力，保卫和加强人体的免疫功能，祛邪就是因势利导，将病邪祛除，正强邪自去，邪去正乃强。

人体是一个有机的整体，气血津液、脏腑经络共同组成了人体抗病防病的防御系统，发挥着保护机体健康的作用，维持人体功能活动。因此，扶助正气是对人类健康及生存的最基本保证，也是机体疾病康复的重要条件，扶助正气也就成为三通法治病的前提、基础和不二法则。一切治疗，先从扶助正气开始。正气足，血气旺，逼邪自退。

人体的正气来源于先天之精和后天之本，均是以血气为核心的，所以调节血气成为扶正的主要方法和法则。张介宾在《质疑录》有言："正气不足，邪气有余，病必不解，但实中气，使正气内强，逼邪外出，荣卫渐平，此不散表而表自散，不攻邪而邪自退。"由此可以看出，扶正对于临床意义是多么的重要。对于先天之精和后天之本进行调补，以达到抵御外邪之目的，血足则气旺，气旺则血行，以血生气，以气行血，阴平阳秘，培补正气，使正气提升，逼邪外出，不攻邪而邪自退。

人体的正气包括精、气、神、血、津液、经络之气，是促进人体生长、发育和生殖功能的基本物质。同时也是维护人体健康，抵御邪气的基本保证，也是机体适应环境的能力。正气即元气，是生命的原动力和抵御邪气的能力，这其中包括自我调节能力、适应环境能力、抗病能力和人体的康复能力。疾病是人体正气和邪气相互斗争的结果，正气败了，人就生病了。从整体来说，人体是有肾中精气（先天之精），称为先天之本，脾胃运化水谷精气，为后天之本，共同形成了正气。正气又分为元气、宗气、营气、卫气。这些都是正气，这种正气的盛衰决定着人体的健康状况。其实正气就是抵御、抵抗外邪和再生的能力。先天之精，后天之本都是以血气学说为核心的，所以培补扶助正气，就是对血气的调整，对脏腑功能的调整。通经络、调血气、平阴阳，以通为用，使经络通畅，营血条达，气机升降有序，正气内存。这是机体健康的源泉和保障，也是医者的责任所在。

《素问遗篇·刺法论》云："真气不正，故有邪干。""正气存内，邪不可干"。《素问·评热病论》云："邪之所凑，其气必虚。"正气充实于内，则邪气不能触犯，而邪气的聚集，正是因为正气的不足。因此，扶助补益人体正气是治疗一切疾病的基础，扶正祛邪是治病的不二法则，是三通法的治疗原则，也是三通法临床制胜武器和三通法的生命力所在。

贺氏针灸三通法在总结大量临床实践的基础上，在成功经验的基础上，总结出一系列扶正祛邪的针灸治疗形式，把这些成功经验总结归纳成套穴形式，施用于临床。如小扶正、大扶正，都是扶助正气的针方，在此基础上拓展出一系列有针对性的套穴：降压套穴、18好、18通等，又变化成胃12、神10等。这一切的组合变化的基础理论都是在扶正祛邪的原则上发展创立的。在临床上对于任何疾病的治疗，对人体健康的维护，都是遵循这个原则，都是基于这个原则。这是方法，也是医者的责任。

第六节　人体相对和谐论

人体的健康状态，实际就是人体正气与邪气之间相对和谐的状态，是正与邪和平共处的状态，是一种互不侵犯的状态。正邪之间没有激烈的矛盾，没有剧烈的冲突，也就是没有明显的症状，这种状态下，人体是健康的，这种健康也称为相对健康。因为绝对的健康是不存在的，人体健康总是在正邪之间的较量中存在的，这种循环往复的正邪之间的对决是绝对的，是始终存在的，人体就是在正邪不断的较量中生存与发展的。

中医学其实就是症状学，中医治病就是治症状，没有症状，也就没有痛苦，没有症状就可以视为没病，人体没有痛苦的状态就是正邪相对和谐的状态。这种和谐状态的基础就是正气足、正气旺、正气强。正所谓"正气足，邪不可凑"。其实也可以理解为正气足，总能击退邪气的进犯，使人体达到一个相对和谐的状态。这种和谐就是人体阴阳的一个平衡状态，保持这种人体相对的平衡，乃是人体健康的关键。不平衡是绝对的，平衡是相对的。不同程度的不平衡总是随时存在的，是与相对平衡并存的。世间绝对健康的人是不存在的，所谓健康者也总是有不同程度的这样或那样的小毛病，这是正常的。当这种不平衡由量变到质变发生突变，而严重破坏了相对平衡的时候，那就是病变，机体和谐的局面遭到破坏，正气被邪气击败。平时人体正气与邪气是并存的，当正气击退每次邪气的进犯，人体是相对和谐的，也就是相对健康。这种健康状态，始终需要正气不断地加强，持续保持充盛的局面，才能立于不败之地。

其实人体有很多病邪存在，邪气弱（疾病的初期），不足以给人体造成大的伤害，邪气盛，但正气足，每次进犯都被击败，人体也是相对和谐的。基于这种理论，则出现了"病灶在，无症状"的局面。这种现象在临床上比比皆是，如骨质增生（包括人体各个部位的增生），会有很多症状，经过治疗，症状消失，这时经影像学检查会发现，病灶依然存在，这说明正与邪之间已形成了相对和谐的状态，和平共处，互不侵犯；或者称为势均力敌的状态，如中风会出现后遗症——偏瘫、偏盲、面瘫等症状，经过治疗各种症状消失，恢复如常，这时的影像学检查，与发病时的影像资料相比较，基本没有变化，病灶依然存在，症状消失，这也是人体正邪之间形成了相对和谐的状态；再如腰椎间盘突出症，这种病除腰痛外，还会出现下肢麻木、疼痛的症状，经过治疗后，症状消失，经影像学检查，膨出的病灶依然存在，症状消失了，这也说明人体正邪之间形成了和平共处，互不侵犯的相对和谐局面。这种对立统一的局面，也是一个相对适应的过程。基于这种理论，正与邪可以并存。但是力量的对比，一旦出现不均衡（正气不足时），就会产生矛盾与冲突，直至发生严重的矛盾与冲突，此时疾病发生。现代医学研究探明，人体内存在 1.5kg 的细菌，少数分布于口腔、鼻腔，绝大部分在肠道，人与菌共存，共同完成保持机体健康的职责，这也是相对和谐的共存局面。

所谓和谐，就是人体的正气不断抵御邪气的攻击，击退邪气的进攻所造成的局面，就是正邪之间暂时没有发生剧烈的矛盾与冲突，没有激烈的矛盾与冲突，也就是没有症状。如果出现一些小矛盾、小冲突，也就是一些小症状，只要没有严重影响生活质量，仍然属于相对和谐的局面。正气本身还具备修复击退邪气进攻后所造成损伤的能力，这种修复能力也来源于正气本身。健康来之不易，维持这种局面就需要我们不断地提升人体的正气，维持这种局面是人类的终极健康目标。

作为医者，我们的责任就是为人们保持这种相对和谐与阴阳平衡的局面，化解人体的矛盾和冲突，保持人体的相对和谐。可以说是"正气足，邪不敢凑"。因此，扶正是人体首要的，扶正也是化解人体矛盾和冲突的有力武器，作为邪气，是永远不会甘心失败的，时时刻刻都在窥视着你，不断地挑起矛盾，一旦出现正气的不足或薄弱部位，立刻就会发动进攻，绝不手软，绝不留情。因此，人体必须保持正气的旺盛与充沛，随时击退邪气的攻伐。作为医者，我们的责任与义务是扶助人体正气，打击邪气。"正气足，邪不可凑""正气旺，邪不敢凑""正气强，邪不敢凑"。人的一生就是在不停地与邪气斗争中生存与发展的，直至生命的尽头。

第二章　三通法套穴

经过几十年对三通法的学习、使用，并在长期的临床实践中深入研究，深入探讨，深入总结，深刻领会到了三通法的有效性、科学性、渊源性与博大精深。根据总结整理贺普仁先生的用穴规律、配穴习惯、配穴特点、对疾病的独特认识和临床手法，以及贺普仁先生临床、临证治疗的整体观、大局观，从医几十年的临床成功经验中，总结出治疗各种疑难杂症和常见病、多发病的有效治疗组穴（针方）。这些针方都是以中医基础理论为基础，在辨证论治的原则指导下，确定治则和配穴，结合经络、腧穴的功能、特性严密组织，进行配穴组方。因此产生了一系列的针灸配穴组合。形成了规律性的治疗针方，这些组合是以扶正为基础配穴组方，根据症状配穴，根据辨证配穴，根据患者状况配穴，根据对疾病的认识配穴。

经过认真总结、归纳产生了一系列针灸配穴针方，形成了有规律性的治疗套穴，尤其是总结出扶助人体正气的组穴，充分利用人体经络学说，利用穴位的功效，充分调动人体精、气、神，使人体正气旺盛。套穴的产生，完全是在遵循人体经络、气血、脏腑运行规律的基础上，完成穴位组合、组方，在中医的认识体系里，人体的气机左升右降，肝脾左升，心肺右降，脾胃中土斡旋，脏腑之间的功能关系，阴阳五行的生克制化，经络的升降出入，这些规律都是永恒不变的，无论怎样的人体差异，都不会超越这一规律，可谓道法自然。

套穴的产生经过了临床反复检验，反复总结归纳，深入研讨，多方论证，普遍认为行之有效，而且在临床中疗效非常明显。将这些有效针方，系统总结，认真归纳，产生了三通法临床上的套穴，这些套穴通过广泛交流，达成了共识。为了交流方便，在研讨中给它命名，这样就极大方便了交流与传播。这些套穴名称也使其套穴产生了新的生命力，令其更为广泛地传播和交流，影响颇大。这些套穴名称，朗朗上口，便于记忆，便于掌握，就像"汤头歌"一样，便于临床使用。套穴配伍严谨，缺一不可。临床中的疗效充分证明了套穴的科学性、有效性、渊源性。经过传播与推广，得到广大同道的认可和赞誉。

三通法套穴的产生与发展，一切都源于临床，是针灸医疗大量临床实践与针灸理论相结合的产物。三通法套穴是将复杂的针灸理论大道至简、大医至简，将复杂的治疗过程简化。这种简化是经过大量的临床实践，不断地总结、提高、归纳，并通过实践反复验证，被证明是行之有效的。简化不是简单，这其中需要有坚实的中医理论基础，广泛的医疗实践，认真的总结归纳，使临床中的具体实操有法可循，有法可依，有法可用。

三通法套穴的选择与使用，都是源于辨证基础之上，离不开中医基础理论，以四诊八纲为纲来选择套穴。中医基础理论内容是复杂的，但是用简单一句话来概括中医基础理论的实质就是脏与脏之间、腑与腑之间、脏与腑之间的关系。疾病的产生，实际上就是脏腑之间的关系出现了问题，32组套穴每组都有自己特定的功效，其实这就是解决脏腑之间关系的方法，或称为能力。辨证主要是判断脏腑关系出现了什么问题，然后选择用什么方法（套穴）去解决。所以选择与使用套穴，代表了对疾病的认识和对套穴的理解，因病治宜的选择套穴来达到治疗的目的。熟练而准确地选择与使用套穴，前提就是熟练地掌握套穴的功效与功能主治，在辨证的基础上，准确地选择套穴，去解决脏腑之间的关系问题，是疗效的基本保证，是克敌制胜的手段，也是三通法的优越之处。

在临床实践中，总结出的三通法套穴在腧穴的选择与配伍组成有几个特点。①选穴依据：通过辨证，明确病变经络，按经取穴，如肺经取少阴、太阳。脾胃病取足阳明、足太阳等，取表里相关的经穴。②根据腧穴主治作用取穴，每一腧穴都有一定的主治作用，可针对病情选用。此外，套穴中还有些具有重要作用的穴位，如五输、俞、募、原、络、郄、八交穴、八会穴等，经络、穴位之间五行关系等，根据病情的需要来选择穴位配伍。③在循经取穴时又分近取法、远取法，以及近取、远取结合法。这其中包括：a. 本经取穴法，即某一脏腑病变，可选其一脏腑的经穴配成针方；b. 表里配穴法，即所病脏腑表里有关经脉的腧穴配伍针方。④前后配穴法：即前腹部与腰背部阴阳配穴法。⑤上下配穴法：即人体上部与下部腧穴配合的方法。⑥左右配穴法：即扎健侧的巨刺法和缪刺法。以上选穴方法是三通套穴的特点，一切从临床出发，从实际出发，一切都是建立在中医基础理论的基础上，一切都有法可依，有法可循。

临床中的情况是千变万化的，因此，既有法可依，有法可循，又法无定法。万变不离其宗，一切从实际出发，从临床出发，一切以辨证为依据，真正地认识疾病，认识经络，认识穴位，做到中医理论与针灸临床实践相结合。任何医疗技术、技法，必须在临床中检验是否有效，这是唯一的标准。

三通法套穴的功效是在长期临床实践中总结归纳出来的，是将古人的经典与现代临床相结合的产物，是成功经验的积累，是临床实践的总结与归纳，是两代人的心血结晶，是行之有效的方法论，是给古老的针灸医术注入了新的生命力，将传统而古老的针灸之术融入现代的疗法。

　　三通法套穴扶正的基础组方就是"小扶正"，所有的扶正套穴都是在小扶正的基础上变化而来。小扶正是由四神聪、本神、攒竹（套穴中简称"头8"）、曲池、合谷、足三里、三阴交、太冲组成，功效是疏肝、健脾、理气，是滋阴扶正的穴位组合。在小扶正的基础上加上具有生血、养血、温阳功能的中脘、天枢、气海就成为"大扶正"，使扶正的范围扩大到血气，功效为疏肝、健脾、理气、养血。在大扶正的基础上加上四满、水道就成为"18好"，又将扶正范围扩展到泌尿、生殖系统，功效为疏肝、健脾、理气、养血、通调冲任。在大扶正的基础上加上巨虚、下巨虚穴，又将扶正祛邪的功能扩展到肠道病变，成为专门治疗各种肠道问题的套穴。小扶正加减变化后还会派生出诸多别的套穴，如治疗消化系统的胃12，如安神定志的神10，疏肝潜阳的降压套穴等。由此可以看出，小扶正是各种扶正套穴的基础针方，在三通法临床上起着举足轻重的作用，也是三通人必须掌握的套穴，因为小扶正是扶正祛邪的中流砥柱。

　　有些套穴突出了古人"腧穴所在，主治所在"的理念，如椎8、肩4、颈6、耳4、胛6等，专以治疗局部的病变。有些套穴遵循了古人"经脉所过，主治所及"的理念，如环中至昆仑、委中至昆仑等，专以治疗经络循行路线上的病变。这也是根据具体病情所产生的套穴，这些套穴有着极强的针对性，是三通法套穴重要的组成部分。

　　三通法套穴配穴精准、严谨、简约，缺一不可。曾有学者建议给三通套穴划分出"君、臣、佐、使"，其实这是对经络、穴位认识不足的表现，尤其是对穴性认识不足，穴位与中药不同，每味中药都有温凉寒热的属性和升降浮沉的功效划分，阴阳的属性也非常明确，针灸穴位不同，由于穴位具有双向调节作用，针扎下去以后总是将人向好的方向调整，因此穴位没有明确的穴性，或者穴位都具备双重的穴性。比如说在三通法临床上，治疗"癃闭"与"尿崩"的针方是相同的，同样的针方却能治疗病性相反的病证，这完全依赖于穴位的双向调节作用。再比如，18通是三通法临床套穴专门治疗肠道问题的套穴，但是此套穴既治便稀，又治便干，还能治疗便秘。由此可以看出，由于穴位的双向调节作用，很难分出套穴的君、臣、佐、使。套穴配伍严谨，缺一不可，所以每个穴位都很重要，相互配合，缺一个穴位套穴都不会成立，套穴是通过整体协调而起作用，基本分不出主穴、配穴。

　　现在总结出套穴32套，涉及穴位134个，在三通法临床实践中一般医者在治疗中也就涉及穴位150余个，而且三通套穴几乎都是常用的普通穴，由于大家熟知，所以能够很快掌握，穴位配伍简练，配伍精准，疗效突出，适用于各种水平学习针灸的人群，学习套穴后，最大的特点就是上手快，见效快。使得初学者很快树立起信心，当然学习针灸决非一朝一夕之事，就像《灵枢·小针解》所告诫我们的："所谓易陈者，易言也，难著者，难著于人也。"就是说针灸技术易学难精。

套穴的命名也非常有特色，而且具有实用价值。如大扶正、小扶正，顾名思义就是扶正的基础穴，是扶助人体正气的。有些套穴名称是根据功能而制定的，如咳喘 10、痛 10、18 好、18 通、胃 12、耳 4、肩 4、肾 8、脑 12、降压套穴、神 10 等。有的是根据部位，如颈 6、椎 8、胛 6、头 8、脐 4、三阳、膝 5 等。很多套穴的名称都配有数字，这也是有实际意义的，一目了然就知道这个套穴要扎多少针，做到心中有数，同时也是为了便于记忆。熟练掌握套穴后，看到套穴名称就能条件反射地知道套穴的组成、数量、位置、功效等，并能在临床实践中熟练地选择、使用套穴。使针灸临床治疗标准化、规范化，这实际上简化了针灸的烦琐束缚，简化了治疗程序，方便易行而极大地提高了疗效。三通法套穴就是三通法临床的"针灸汤头歌"，具有里程碑意义，是对传统针灸医术的重大改革与推进，同时也对传统针灸医术、技法、理念的传承与发展起着重大的作用。

在针刺手法上还总结出火后毫（火针后再施毫针）、火点督、毫火、毫针火针等刺法，针对个别穴位的九六补泻、烧山火、龙虎交战法等手法，在临床如何灵活运用等。套穴在临床使用中，根据病情穴位有所变化，这是临床上的必然与需要，不同的病证加减不同的穴位，所有加减穴位，是非常具有特色的，如大扶正加隐白，18 好加复溜、加蠡透，降压套穴加臂臑、中脘、丘透，这些看似普通的穴位，在治疗中却起着重要的作用，如少商、液门、养老、伏兔、风府等穴在临床中均有妙用。因为这些穴位都源自贺普仁先生《一针一得治百病》书中，都是针对性、有效性极强的穴位，也是贺氏针灸三通法的精华组成部分。这些穴位都在临床实践中经过反复验证，行之有效。

三通法套穴采取"针、灸并用"的方针，两条腿走路，针与灸并用，完全从临床需要来选穴配方，对于灸法的使用完全取决于病情，不墨守成规，灵活掌握，一切都有法可依，又法无定法，充分体现了中医诊病因人治宜，因病治宜的特点。在套穴当中，根据病情需要，有的套穴有灸法，有的套穴严格规定禁灸，灸法的介入与否完全服从于病情。现有三通套穴 32 组，几乎涵盖了内、外、妇、儿、皮肤、五官各科疾病的治疗，使三通法在临床治疗上非常全面。

还有一个值得注意的问题，那就是不要试图修改套穴，因为任何改动都会影响套穴的疗效和结构组合。况且，修改后所出现的问题，已经过两代人的反复验证。所以在临床中，只能忠实执行套穴，才能保证疗效。汤头临证重在加减，套穴运用重在合证。

第一节　小扶正　头8

1. 小扶正

穴位组成：曲池、合谷、足三里、三阴交、太冲。加上"头8"，简称"小扶正"。

功效：疏肝、健脾、理气。

【针方简析】

曲池、合谷同属手阳明大肠经，阳明经多气多血。曲池穴属于手阳明大肠经之合穴，出自《灵枢·本输》，别名"鬼臣"。可清热祛风，和营血，调肠胃，能通上达下，通里达表。《针灸甲乙经》云："伤寒余热不尽，曲池主之。""胸中满，耳前痛，齿痛，目赤痛，颈肿，寒热，渴饮辄汗出，不饮则皮干热，曲池主之。""肩，肘中痛，难曲伸，手不可举，腕重急，曲池主之。"《太平圣惠方》云："偏风半身不遂，投物不得，挽弓不开，肘臂偏细。"《普济方》云："头痛，项痛。"《针灸资生经》云："伤寒余疾，皮肤干燥。"《针灸大成》云：曲池穴"主绕踝风，手臂红肿，肘中痛，偏风半身不遂，恶风邪气，泣出喜忘，风瘾疹，喉痹不能言，胸中烦满，……伤寒余热不尽，……妇人经脉不通"。通过古人对曲池穴的论述可以看出，此穴通达表里内外，调血调气，祛寒除热，功能甚多，是三通法临床使用最多的穴位之一。

合谷穴是手阳明大肠经原穴，出自《灵枢·本输》，别名"虎口"。此穴能升清降浊，宣通气血。《针灸大成》云：合谷穴"主伤寒大渴，脉浮在表，发热恶寒，无汗，寒热症，鼻衄不止，热病汗不出，目视不明，生白翳，头痛，下齿龋，耳聋，喉痹，面肿，唇吻不收，喑不能言，口噤不开……"《扁鹊神应针灸玉龙经》云："头、面、耳、目、鼻、颊、口、齿诸疾，偏正头风，手臂膊痛红肿，手臂挛不能握物。"《外台秘要方》云："衄，目痛，瞑。"《四总穴歌》曰："面口合谷收。"凡面口之病，合谷穴皆能治之。此穴调节表里，通达内外，气血通调，寒热兼之，促其升降，与曲池相配伍，属原合配伍，疗效甚广，涉及多种疾病的治疗，适用于多个套穴，气血经脉通调，是小扶正中的关键组合。其他疾病的治疗也基本都有合谷穴与曲池穴的参与，因此曲池、合谷穴是临床中使用最多的穴位。

太冲穴是足厥阴肝经原穴，原穴含本原、真原之意，出自《灵枢·本输》，别名"大冲"。《子午流注·说难》云："太冲乃足厥阴肝所注之俞穴，肝藏血，好太冲脉盛，则月事以下，太冲又为九针十二原之原穴，五脏禀受六腑水谷气味精华之冲惧，故曰太冲。"可调控肝经的总体气血，疏肝、柔肝、平肝、潜阳。《针灸甲乙经》云："呕厥寒，时有微热，胁下支满，腋下肿，马刀瘘……太冲主之。"

是三通法临床上疏肝的重要穴位。太冲穴与曲池相配更加强了清热疏肝之功能。合谷、太冲相配伍，称为经外奇穴"四关"穴（别名四开穴）。两穴均为原穴，《内经》云："五脏六腑之有病，皆取其原也。"二穴借助三焦之道运行原气于脏腑，可祛风解表，宽胸理气，平肝息风，活血化瘀，通降肠胃，疏肝利胆解郁，补气益血，太冲为冲脉之别处，与冲脉、肾经脉气相应，故刺四关穴亦可有调理冲、肾脉之功。二穴一阴（太冲）一阳（合谷），一气（合谷）一血（太冲），一脏一腑，一上一下，一升一降，二穴上下配伍，气血同调，阴阳同调，脏腑同调，是小扶正中的关键组合。

足三里穴出于《灵枢》，是足阳明胃经下合穴，属合土穴，主治胃之腑病、经病、气化病，是强壮要穴，可以调整五脏六腑所有病变。《针灸甲乙经》曰："五脏六腑之胀，皆取三里，三里者，胀之要穴也。""腹中寒，胀满善噫，闻食臭，胃气不足，肠鸣腹痛泄，食不化，心下胀，三里主之。""阳厥凄凄而寒，少腹坚，头痛，胫股腹痛，消肿，小便不利，善呕，三里主之。"《灵枢·邪气脏腑病形》曰："胃病者，腹䐜胀，胃脘当心而痛，上肢两胁嗝咽不通，食欲不下，取之三里。"《灵枢·四时气》曰："善呕，呕有苦，长太息，心中憺憺，恐人将捕之，邪在胆，逆在胃，胆液泄则口苦，胃气逆则呕，故曰呕胆，取三里以下胃气逆……"《针灸大成》曰："主胃中寒，心腹胀满，肠鸣，脏气虚惫，真气不足，腹痛食不下，大便不通，心闷不已，卒心痛，腹有逆气上攻……"足三里是治疗脾胃病、肝胆病及各种疾病的重要穴位，此穴经贺普仁先生挖掘整理，并在《一针一得治百病》中推出，三通法临床除治疗消化系统病变外，还专门治疗腹胀的要穴，经常针对腹胀在此穴施手法治疗其他病症时兼治腹胀之症，足三里穴也是人体保健的重要穴位而被国人所熟知。

三阴交为足太阴脾经腧穴，出自《针灸甲乙经》，是足三阴经（足太阴脾经、足少阴肾经、足厥阴肝经）的交会穴，可健脾和胃，养肝益肾，是治疗消化、生殖、泌尿系统及妇科疾病的要穴。《备急千金要方》曰："卵偏大上入腹，梦泄精，女人漏下赤白及血，脾中痛不得行，足外皮痛，胫寒不得卧。"《针灸大成》曰："主脾胃虚弱，心腹肠鸣，溏泄食不化，疝癖，腹寒，膝内廉痛，小便不利，阴茎痛，足痿不能行，疝气，小便遗，胆虚，食后吐水，梦遗失精，霍乱，手足逆冷……"《针灸甲乙经》曰："足下热痛，不能久坐，湿痹不能行，三阴交主之。"在套穴中三阴交与足三里组合配伍，调整人体血气，足三里以升阳和胃为主，三阴交以滋阴健脾为要，两穴相伍，一脾一胃，一脏一腑，一升一降。阴阳相配，成为小扶正的关键组合。

此套穴涉及手阳明大肠经、足阳明胃经、足太阴脾经、足厥阴肝经4条经络，2 条阳经，2 条阴经，诸穴阴阳相配，相互制约，相互促进。小扶正虽然穴位不多，但却是 3 套组合穴的结合套穴，曲池与合谷的组合，足三里与三阴交的组合，合谷与太冲的组合，3 套特色鲜明的组合，结合在一起形成了疏肝、健脾、理气的滋阴扶正套穴。小扶正涉及肝、脾、胃、大肠，二脏二腑，多为多气多血之脏腑，配伍之下，脏腑之间的关系，得以调整与促进，形成了调整血气，滋阴扶正的功效，使人体血气得以充分地调整和提升，是人体扶正的基础套穴，所有扶正祛邪的针方组合变化，皆是由此基础套穴加减变化而来，是三通法临床上最基础、最重要的针方组合。小扶正配伍严谨、合理、实用，缺一不可，每个穴位都很重要，少一个穴，此套穴不成立。

扶正祛邪是三通法的治疗原则，扶正是前提，扶正实际上就是对血气的调整。人体的正气来源于血气，血气的盛衰，直接影响正气的盛衰。因此扶正的实际意义，就是调整血气。小扶正的穴位组合恰恰是以疏肝、健脾、理气来加强血气的生化，其穴位的组合，是经过多年临床经验的积累及临床验证过的，是对于后天之本脾胃功能的调整与扶助。针方中太冲穴的介入，就是为解决"木郁克土"而设置的，疏肝是健脾的前提，只有缓解"木克土"的矛盾，才能使健脾理气得以调整，才能扶助后天，血气化生有源，提升人体正气，扶正就是提升人体的精、气、神。

这组套穴是在"四关"穴的基础上加上曲池、足三里、三阴交而成，是三通法中微通法的经典套穴，也是三通法中微通法的灵魂所在。小扶正在临床上主要应用于邪实，正不虚之病症，是滋阴扶正的套穴，主要针对实证、热证（包括阴虚之症），在小扶正套穴的基础上加减变化治疗的病种、病症很多。小扶正是每一个三通人必须熟练掌握的套穴。

2. 头 8

穴位组成：四神聪、本神、攒竹。
功效：清利头目、疏发上窍、醒脑息风、镇惊安神。
【针方简析】
四神聪出自《银海精微》，由百会穴前后左右各一寸处的阿是穴组成，属于经外奇穴，特殊的组合，产生了独特的疗效。四神聪入络于脑，故具有良好的清利头目、健脑益智、止痛止晕、镇惊安神、醒脑开窍之效。《太平圣惠方》云：四神聪"理头风目眩，狂乱风痫"。《东医宝鉴》《类经图翼》《针灸资生经》均认为："神聪四穴，在百会四面各相去一寸。理头风目眩，狂乱风痫，左主如花，右主如果，针三分。""神聪四穴……主治中风风痫。"

攒竹穴出于《针灸甲乙经》，别名："眉本""眉头""员在"等，归足太阳膀胱经，可祛风泻热、理气、明目。《针灸甲乙经》云："头风痛，鼻鼽衄，眉头痛，泣出，善嚏。"《铜人腧穴针灸图经》云："治眼中赤痛及睑瞤动。"《针灸大成》云："主目䀮䀮，视物不明，泪出目眩，瞳子痒，目瞢，眼中赤痛及睑眼瞤动不得卧。"攒竹与头8诸穴相伍，共同完成清利头目，醒脑息风，镇惊安神的功效。此穴是治疗各种头痛、眼疾的穴位，攒竹放血专治少儿高热惊风。

本神穴归属足少阳胆经，出自《灵枢·胆经》。为足少阳与阳维脉交会之穴，可清泻肝胆，息风定惊，可调理肝脏之阴阳。主治头痛、眩晕、癫痫、小儿惊风、中风、不寐等症状。在头8的组穴中，主要起镇惊、安神的作用。

诸穴相伍共奏醒脑、镇惊、清目、安神之功。诸穴相组为"头8"套穴，属于使用最频繁的套穴。人体的健康标志首先应该"头脑清楚"，最起码应该思维正常，这已成为人体是否健康的第一要素。套穴中的穴位都具有养脑、健脑、醒脑之功效，各穴功能之集合，形成了头8的鲜明特色。因此，头8作为守护人体大脑的卫士，始终维护大脑的正常运转。头8在临床上与大扶正、小扶正、降压套穴、18通、18好、神10、胃12均配合使用，因此是一组用途最广泛而且重要的套穴。在三通法临床上，针刺头8时一律直刺，垂直于皮肤进针，这就需要取穴准确才能取得良好的疗效。取穴时以耳朵和鼻子为参照，方便准确取穴。临床使用中一般不提及头8（因为此套穴包含在各个套穴之中），这也是为了论述方便。

第二节　大扶正　脐4

穴位组成：曲池、合谷、足三里、三阴交、太冲、中脘、天枢、气海、头8，简称"大扶正"。

功效：疏肝、健脾、理气、养血。

大扶正实际上就是在小扶正的基础上加上中脘、天枢、气海，旨在加强对后天之本的补养。中脘、天枢、气海这几个穴组成的套穴称为"脐4"。从而增加了调血、生血、养血的功能，更具有升阳的作用，适用于各种虚证、寒证，使扶正的功能与作用进一步加大。对于气虚、血虚、阳虚之证极具针对性，是扶正的重要套穴。

【针方简析】

中脘、天枢、气海四穴组合简称"脐4"。中脘穴、气海穴同为任脉腧穴，中脘为胃之募穴，出自《针灸甲乙经》，别名"太仓""胃脘"，中脘穴为八会穴"腑会"，任脉、小肠经、胃经之交会穴，可和胃降逆，健脾利湿。《针灸甲乙经》曰：

"心痛有塞，难以俯仰，心病冲胃，死不知人，中脘主之，腹胀不通，寒中伤饱，食饮不化，中脘主之，小肠有热，溺赤黄，中脘主之。"中脘穴在补益后天，主四肢肌肉方面起着至关重要的作用，是三通法的必用、常用之穴。

气海穴，出自《灵枢·九针十二原》，属于任脉，又名"脖胦""丹田"，称为"诸阴之海"。是本经脉气所发，大气所归之所。《灵枢·九针十二原》曰："肓之原，出于脖胦。"此穴是人体任脉上的重要穴位之一。《铜人腧穴针灸图经》云："气海者，是男子生气之海也。"可升阳补气，益肾固精，温下焦，祛寒湿，和营血。《医宗金鉴》曰：气海穴主治"一切气疾，阴证痼冷及风寒暑湿，水肿，心腹膨胀，诸虚癥瘕"。

天枢穴为足阳明胃经腧穴，出自《灵枢·经脉》，大肠之募穴，可调中和胃，理气健脾，扶土化湿，《针灸甲乙经》曰："腹胀肠鸣，气上冲胸，不能久立，腹中痛濯濯，冬日重感于寒则泄，当脐而痛，肠胃间游气切痛，食不化，不嗜食，身肿，侠侠脐急，天枢主之。"《针灸大成·卷六》云："主奔豚，泄泻，肠疝，赤白痢，水利不止，食不下，水肿胀腹肠鸣，上气冲胸，不能久立，久积冷气，绕脐切痛，时上冲心，烦满呕吐，霍乱，冬月感寒泄利，疟寒热狂言，伤寒饮水过多，腹胀气喘，妇人女子癥瘕，血结成块，漏下赤白，月事不时。"

从脐4的功能可以看出，3个穴均与血气有关，诸穴位的组合，是调气养血的组合，是升发阳气的组合，是与人体正气密切相关的组合。小扶正加上脐4，2组套穴相配可促使脾胃气血生化，调气和中，温阳补虚，以血生气，以气行血，调动气血，激发人体阳气。在小扶正的基础上，又加上了任脉，共计5条经络，加强了对血气的调整与促进，调气、调血、升阳功能随之加强。此套穴位的运用必须加上灸法，艾灸的温热效应，可以使脾胃气血得到更好的调补。脾胃乃后天之本，气血生化之源，脾胃功能的盛衰直接关系到机体功能是否正常运行。扶正的内涵就是调整血气，调整血气即提高正气，血气的盛衰直接关系到正气的盛衰，大扶正的作用就是调整血气提高正气的，扶助后天之本。大扶正涉及的经络，绝大多数为多气多血之经，涉及的穴位多与化生血气的功能有关，因此，大扶正是补气养血的重要套穴。

大扶正主要用于各种虚证（气虚、血虚）、寒证（风寒、湿寒）。这是因为脐4具有很强的升阳作用，激发经气，激发阳气，激发人体之元阳，振奋人体的精、气、神。大扶正是扶正系列中的重要套穴，在临床使用非常广泛，治疗病种非常多的套穴，也是三通人必须熟练掌握的套穴之一。

大扶正是微通法与温通法联合并用的，因为大扶正有脐4（灸），是针灸并用的套穴。脐4本身就具有升阳的功效，再加上灸法，使之升阳之功倍增，是温阳、祛寒、补虚、除湿、散痞的重要套穴，但是此套穴不适于阴虚阳盛之证。

在脐 4 灸中，神阙穴属任脉，出自《外台秘要》，别称"脐中""气舍""气合"，本穴具有培元固本，回阳救脱，和胃理肠之功效。《针灸甲乙经》云："肠中常鸣，时上冲心，灸脐中。""绝子灸脐中，令有子。"《针灸铜人》云："神阙，治泄利不止，小儿奶利不绝，腹大绕脐痛，水肿鼓胀，肠中鸣状如流水声，久冷伤惫，可灸百壮。"由此可以看出，灸神阙可以针对消化系统、泌尿系统、生殖系统等多种病变有特殊的调整作用。古人称神阙为"先天之本源，生命之根蒂""脐为五脏六腑之本""元气归脏之根"。没有神阙，人的生命不复存在，是生命之起源。神阙穴古人禁针，只用灸法，用的最多的是隔姜灸、隔盐灸、悬灸，能治疗很多病证，主要的功能是补虚，以培补元气。脐 4 灸其中也包含了神阙穴悬灸，由此而产生的功效，对于补虚、升阳、扶正的作用是巨大的，但是很少被提及，所以说神阙穴是个无名英雄，默默地作着贡献。

当然，在腹部灸治过程中，还有许多的无名英雄，如关元、大赫、外陵、归来等（当脐 4 使用悬灸的时候，这些穴位的作用才会凸显出来），我们不能忘记它们的存在，在临床中，在意念里，殊路同归。

第三节　肾8

穴位组成：肾俞、气海俞、大肠俞、中空。
功效：补益先天、强腰壮骨、益肾填精、健脑生髓。
【针方简析】

肾俞、气海俞、大肠俞均属足太阳膀胱经，肾俞穴为肾脏经气输注之所，出自《灵枢·经脉》，补肾阴，益肾阳，促气化，利水湿，通脑生髓，滋补调整肾脏经气为主。《针灸大成》曰："肾俞穴主虚劳羸瘦，耳聋肾虚，水脏久冷，心腹膜满胀急，两胁满引小腹急痛，胀热，小便淋，目视䀮䀮，少气，溺血，小便浊，出精梦泄，肾中风，踞坐而腰痛，消渴，五劳七伤，虚惫，脚膝拘急，腰寒如冰，头重身热，振栗，食多羸瘦，面黄黑，肠鸣，膝中四肢淫泺……"《窦太师秘传》曰："治肾虚一切腰痛。"《大本琼瑶神书》曰："心虚，腰痛，遗精白浊，先泻后补，妇人带下赤白者，先泻后补，月经不调，补之。"《循经考穴编·上》曰："全女劳疸，肾虚泄，又治女人经病带漏，子宫久冷。"《太平圣惠方·针经》曰："里虚劳耳聋，肾虚，阴中疼，血精出，五劳七伤……"肾俞穴还具有增强记忆力的功效，也是醒脑、健脑的穴位。

气海俞出自于《太平圣惠方》，属足太阳膀胱经，气海即元气之海，气海俞内应任脉的气海穴，是人体原气输注之所，亦为多气多血之穴，可理气活血，疏通经脉。《太平圣惠方》曰："理腰痛，痔痛，泻血。"气海俞是补虚的常用穴。

大肠俞，足太阳膀胱经，出自《脉经》，主治大肠病证，常用于腹胀，腹痛，肠鸣，泄泻，便秘，腰痛。《黄帝明堂经》："主大肠转气，按之如覆杯，食饮不下，善噫，肠中鸣，腹腨面肿，暴泄，腰痛。"《千金要方》及《千金翼方》中记载："治风，腹中雷鸣，肠僻泄利，食不消化，小腹绞痛，腰脊疼痛，或大小便难，不能饮食。"《窦太师针经》曰："大便结不通，泻，大便泄不止，补，腰痛胁疼，腹胀痛者，看症补泻。"《太平圣惠方·针经》曰："理腰痛，腹鸣胀满，绕脐中痛，大小便不利，或泄痢，食不化，脊骨强。"《循经考穴编》曰："主脏腑邪热，大便闭塞，脏毒便血。"

中空穴为经外奇穴。《针灸大成·玉胜歌》有云："腰痛中空穴最奇。"诸穴相伍调整肾脏功能，补益先天之精。同时，也能治疗与调理腰部的病变，亦有温肾强腰之功效。亦能调整和治疗与肾脏相关的肢体病变。

肾为先天之本，肾气也称先天之精，补肾就是补益先天，肾8最突出的功效就是补益先天，肾气的盛衰直接影响全身的精、气、神。肾8中的每个穴位都有补肾、益肾的共性特征，将诸穴功能汇总，弥补之间不足，使得功能更加全面，使之能力加强，形成更加强大的补肾、滋肾、益肾能力，共同完成增强肾功能，补益先天之本的功效。

肾8是扶正的关键套穴，是与大、小扶正配合使用的重要套穴。"腰为肾之府"，肾8所处的位置就决定了它的功能主要与腰有关，这是古人"腧穴所在，主治所在"的理念，同时又补益肾脏，因此，在临床上，凡是与腰、与肾脏相关的病变，都有肾8的参与，肝肾同源，两脏之间关系密切，肾8有以水涵木的作用，所以能从另一方面疏解肝郁，对于肝阳上亢之证，还起着至关重要的调节作用和治疗作用。肾脏与肺脏是母子关系，同时肾脏与肺脏共同完成人体的呼吸，肺主呼气，肾主纳气，肾脏对人的呼吸也是至关重要的。所以在治疗肺脏病变的呼吸系统疾病，必须要有肾8的参与。肾司二便，肺为水上之源，与大肠相表里，所以治疗泌尿系统疾病，大便问题，咳喘10、肾8都要参与其中。

在治疗中要遵循古人"肾无实证"的理念，以滋补为主，严禁泻法。所谓肾虚，实际上就有2种形式，肾阴虚或肾阳虚，阴阳之分，补法不同，这是有严格界定的，肾8可以做到既能滋阴也能补阳。肾8在扶正中起着非常关键的作用，只要扶正，都要有肾8的参与，也是三通人必须熟练掌握的套穴之一。

取穴准确非常重要，尤其是肾俞穴，必须准，否则，一穴失准，其他穴位全部会错位，可见取准肾俞穴，非常关键。另外，肾8的使用还有一个关键的界定，肾 8 用不用灸法的问题，肾 8 加上灸法补肾阳，肾 8 不加灸法滋肾阴。在临床上一定要仔细辨证，来决定肾 8 用不用灸法。这是关乎疗效的重要问题。

在肾 8 套穴中有一个无名英雄必须着重提出，那就是"命门"穴。命门穴属督脉，出自《针灸甲乙经》，别名"属累"，为元气之根本，生命之门户，故曰"命门"，命门穴与神阙穴前后相对应，都是人体的生命之根，二穴均功于培元固本。在肾 8 灸的使用过程中，同时也悬灸了命门穴，悬灸命门穴可以培补元气，激发元阳，补益先天之精。尤其是肾俞单穴艾灸治疗各种肾病时，命门穴与肾俞穴相辅相成、水火既济补益着先天之精，提升人体正气，悬灸命门穴在治疗中默默地作着贡献。但肾 8 只有用灸法的时候，命门穴的作用才突出显现。

第四节　完全大扶正

穴位组成：大扶正加上肾 8，简称"完全大扶正"。

功效：补益先天、扶正后天、扶正补虚。主治各种阳虚之证，各种虚证、寒证。

【针方简析】

大扶正加上肾 8 称为"完全大扶正"，这套组穴旨在对后天之本（脾胃）和先天之精（肾）同时调补，是针灸临床中最为补益的针方。尤其针对亚健康人群、针对虚证、寒证、久治不愈的病证、大病初愈、气血双虚之证等。如贫血患者、低血压患者等的治疗都起到关键性作用。特别是针对那些体虚且不适于药补的人群，久病体虚的人群，大病初愈的人群，完全大扶正有着突出的疗效。完全大扶正特别适合形寒肢冷、四肢不温的虚寒证，也此套穴也适合亚健康人群。完全大扶正是人体扶正的基础针方，也是微通法、温通法并用，必须有灸法的介入。

完全大扶正属于温补套穴，阴虚、阳盛体质的人不太适于使用此套穴。因为脐 4 有非常强的升阳功能，不适于阳盛之证，对于阴虚病证使用肾 8 也不能加灸法，肾 8 灸补肾阳，肾 8 不灸滋肾阴。在临床上应该有严格的界定，必须根据辨证选择套穴，即使是补法，也不能滥用。

第五节　神 10

穴位组成：足三里、三阴交、太冲、头 8、内透、神门。

功效：疏肝理气、安神定志。

【针方简析】

神10这组套穴，保留了小扶正的某些功效：疏肝、理气。内透中内关穴属手厥阴心包经，出自《灵枢·经脉》，心之络穴，八脉交会穴，别于上焦，并可镇痉止痛，《针灸甲乙经》曰："面赤皮热，热病汗不出，中风热，目赤黄，肘挛腋肿，实则心暴痛，虚则烦心，心惕惕不安，失智，内关主之。""心憺憺而善惊恐，心悲，内关主之。"《窦太师针经》曰："治疗腹内一切疼痛，补，心虚疼。"《针方六集》曰："主心腹一切痛苦。""诸病宜吐不得吐者取此。"《循经考穴编》曰："主翻胃隔气，脾胃不和，脏腑胸胁一切疾病。"内关穴既调脾胃，也能补心，刺法不同，治病不同。

内关斜刺进针，经间使至郄门，一针贯三穴。间使穴手厥阴心包经五输穴之经穴，出自《灵枢·本输》，别名"鬼路"。《黄帝明堂经》曰："主心痛善悲，厥逆。悬心如饥之状，心憺憺而惊……"《铜人腧穴针灸图解》曰："治心悬如饥，卒狂，胸中憺憺……"《针灸甲乙经》曰："热病烦心，善呕，胸中憺憺，善动而热，间使主之。"

郄门穴，手厥阴心包经郄穴，出自《针灸甲乙经》。《黄帝明堂经》曰："主心痛，衄，哕，呕血，惊恐畏人，神气不足。"《铜人腧穴针灸图经》曰："治心痛，衄血，呕哕，惊恐畏人，神气不足。"一针贯三穴有效的加大了刺激量，使针感易扩散、传导，专治各种心疾。《针灸甲乙经》曰："心痛，衄哕呕血，惊恐畏人，神气不足，郄门主之。"《类经图翼》曰："主治呕血衄血，心痛呕哕惊恐，神气不足，久痔。"中医学认为，心主神明，是指心神，除了心脏的功能之外，也包括大脑和大脑功能，指的是人的精神、意识、思维是藏神的地方。所以《素问·灵兰秘典论》明确指出："心者，君主之官也，神明出焉。"《素问·调经论》言："心藏神。"神明是指高级中枢神经功能活动。因此，人体精神、意识、思维的正常，取决于神明。

加上神门穴，神门穴属手少阴心经，出自《针灸甲乙经》。《通玄指赋》云："神门去心性之呆痴。"《针方六集·卷五》云："主内心痴呆，癫痫发狂，健忘，喜怒不时……"《循经考穴编》云："主痴呆，癫痫，健忘怔忡。"《玉龙歌》曰："痴呆之症不堪亲，不识尊卑枉骂人，神门独治痴呆症，转手骨开得穴真。"神门主要针对神智方面的病变，功于安神定志。

在神10套穴中，内透与神门的配伍很关键，此2穴在疏肝、理气的基础上，施以安神养心之功，以调心神为要，内透与神门相伍使神10的治疗功用主要针对情志损伤造成的疾病，如癫痫、癫狂、失眠、抑郁、焦虑、更年期综合征等疾病，充分体现了安神定志之功效。此套穴中内透与神门，将此套穴的合力直引心神。

在疏肝理气的基础上具备了安神定志的功效，因此神 10 就成了养血安神、以血养心、安神定志的特定套穴。

此套穴的使用，根据病情有着单内透与双内透的不同用法，在三通法临床多以单内透治心（心气虚、心血虚、心血瘀阻等），双内透治神，凡是调治心神的（失眠、抑郁、焦虑、内分泌失调、更年期综合征等），要选用双内透。如何使用内透，临床上一定要在辨证的基础上来界定，必须精准辨证，准确选择穴位，精准施治。

神 10 还经常对于一些久治不愈、久病伤神的疾病有着特殊的治疗意义。"久病治神"是中医的一个治疗法则，古人认为久治不愈的人，情志必然受到损害，病程越久，伤害越大，病情的迁延，情志失和已成为疾病主要病因，或为当下的主要矛盾。还有一种情况，严重疾病也能影响到情志的失调，谓之"大病伤神"，大病、重症，甚至不治之症，必定伤及情志，造成情绪上的极大波动，这种不利病情康复的情绪波动，会导致病情加重，形成恶性循环，在治疗中关键时刻使用神 10，可以达到安抚情绪的作用，对于治疗是有利的。对于某些久治不愈的疾病适时转换一下治疗思路，进行针对性治疗，会出现意想不到的效果。久病治神、大病治神，安神定志，也能治疗一些神经症的病变，通过安神定志达到治疗的目的。

第六节 胃 12

穴位组成：头 8、足三里、三阴交、太冲、中脘、天枢、气海、内关。

功效：疏肝健脾、理气和胃。

【针方简析】

此套穴是治疗消化系统疾病的基础针方组合。这组套穴保留了小扶正某些功效：疏肝、健脾、理气，在此基础上加上脐 4，去掉了曲池、合谷，此套穴之经络，基本属于多气多血之经，均与气血生化有直接关系，也关系到人体正气的盛衰，胃 12 有养血和胃之功效，扶助后天之本，是提高人体正气的物质保证。

内关穴属手厥阴心包经，出自《灵枢·经脉》。《窦太师针经》云：内关"主腹内一切疼痛"。《循经考穴编》云：内关"主翻胃隔气，脾胃不和，脏腑胸胁一切疾病"。《针方六集》云："治病宜吐不得吐者取此。"总之，内关穴是治疗消化系统病变主要的穴位之一，任何消化系统疾病都有内关穴的参与。内关穴与足三里穴都是治疗胃脘病变的要穴，二者都具备治疗各种胃脘病变的能力，在临床中二穴相伍以促脾升胃降，调和脾胃，可疗胃脘诸疾。

诸穴相伍功于疏肝、健脾、理气、和胃，是治疗一切胃脘病症的基础套穴。针方中内关穴与足三里穴是降逆和胃的关键穴位，治疗任何消化系统疾病都离不开内关与足三里的组合，这种组合有效地促进升降有序，健中和胃，气血顺畅，经气有序。中医基础理论指出：肝与脾胃是一对"木克土"的关系，疏肝永远是治疗胃脘病变的前提基础，治疗胃脘病变，必须疏肝，太冲穴在针方中主要的作用就是疏肝，减轻木郁克土的危害，必要时太冲穴可以使用泻法。在临床中，脐4灸是治疗胃脘病的关键所在，邪遇寒凝滞，得温而散，胃脘病变多以寒邪客胃为主，所以脐4灸的温热功能在治疗胃脘病时是必不可少的。脐4可以火后毫，也可以直接毫火。严重的病变，还可以火针点刺胃脘部的穴位（关门、太乙、滑肉门、上脘、中脘、建里、下脘、天枢、气海等），火针的温热功效、祛瘀功效、消炎功效在治疗中都起着重要的作用，临床使用中要根据病情灵活运用。脐4本身也具有治疗局部病变的功效，对脾胃功能有促进与调节功能，这是古人的"腧穴所在，主治所在"的原则，对于穴位所在位置的病变也有治疗作用。脐4灸中神阙的作用也是至关重要的，悬灸神阙穴，对于治疗胃脘病变疗效是非常显著的。胃12主治一切胃脘病变，也是治疗各种胃脘病变的基础方。此套穴也是微通法、温通法并用，必须有灸法的参与，而且灸法在治疗中起着至关重要的作用。

需要提及的是，内关穴有两种针刺方法：一种是直刺，专以治疗脾胃病变；另一种是斜刺（透穴），擅长治疗心脏各种疾病。两种针法治疗不同脏腑病变，应在辨证的基础上针对性选择针法。

第七节　18 好

穴位组成：头8、曲池、合谷、中脘、天枢、气海、四满、水道、足三里、三阴交、太冲，简称"18好"。

功效：扶助后天、疏经活络、温经散寒、温暖胞宫、活血化瘀，治疗各种男科、妇科、泌尿系统、生殖系统疾病。

【针方简析】

18好是在大扶正的基础上加上四满、水道组成，在大扶正疏肝、健脾、理气、养血的功效基础上，加上了温经散寒、活血化瘀、调节冲任、温暖胞宫、祛瘀除滞的功效。这样的组合可以调动冲脉与肾经气血，通利下焦，温暖胞宫。适用于男科、妇科、泌尿系统、生殖系统病变。

　　四满穴属足少阴肾经，出自于《灵枢·经脉》。《黄帝明堂经》曰："冲脉、足少阴之会。"主治妇科、前阴病症。常用于月经不调、带下、腹中包块、遗精、遗尿、泄泻、腹痛、水肿。《针灸大成》曰：四满"主积聚，疝瘕，肠澼，大肠有水，脐下加痛，振寒，目内眦赤痛，妇人月水不调，恶血疞痛，奔豚上下，无子。"《针灸甲乙经》曰："脐下积聚疝瘕，胞中有血，四满主之。"《循经考穴编》曰："男子遗精，白浊，妇女血崩月病，及小便不禁，气攻两胁疼痛。"

　　水道穴归足阳明胃经，出自于《灵枢·脉经》，穴居下焦，可活血理气，清下焦湿热，利水消肿。《针灸甲乙经》曰："三焦约，大小便不通，水道主之。""小腹胀满，痛引阴中，月水至则腰脊痛，胞中瘕，子门有寒，引髌髀，水道主之。"《黄帝明堂经》曰："主小腹胀满痛引阴中，月水至则腰背痛，胞中瘕，子门有寒引髌髀。三焦约，大小便不通。"《铜人腧穴针灸图经》曰："治少腹满引阴中痛，腰背强急，膀胱有寒，三焦热结，小便不利。"

　　诸穴相伍可调和冲、任、胃、肾四经，能调气和中，扶助正气，通利下焦，温暖胞宫，使气血生化有源，以血生气，以气行血，补泻双向调节，使四经脉运行正常。男、妇科各种病变的病机基础均与血气有关，大扶正可调节人体血气，只有血足气旺才是治愈的保证，正气强才能逼邪自退。

　　套穴中的四满穴与水道穴有一个最重要的作用，就是把大扶正产生的疏肝、健脾、理气、养血的扶助正气的合力，引经，直达病所，同时四满、水道二穴本身也具有调节冲任之功效及通利下焦之功效，在治疗中有着突出的作用。血气的盛衰直接关系到人体正气的盛衰，调整男、女科病变，主要是调血气，补正气。大扶正的养血、升阳功效就是依赖于四满、水道的引经功能，直达病所的，是针对性极强的套穴。针方中脐4、四满、水道同在艾灸的温煦作用下，温阳之功直达脏腑，这正是古人"调经重在暖胞宫"理念的具体体现。严重的，久治不愈之症，还可以使火5，来达到活血化瘀，疏经通络的暖宫的效果。在18好中没有列属关元穴，但是在灸法中包含了悬灸神阙穴、关元穴的作用，这对妇科的治疗也起着很重要的作用。关元穴，属任脉，出自《灵枢·寒热病》，别名"丹田"，功于补肾培元，温阳固脱。悬灸关元对于治疗消化系统、泌尿系统、生殖系统病变起着重要的作用，是个无名英雄。

　　此套穴在临床中多用于治疗男科的不育、阳痿、早泄、精子（少精、死精、无精）问题。还有前列腺疾病、输尿管结石。妇科主要针对痛经（腺肌症、子宫内膜异位症等）、不孕，还有诸多妇科病如：阴道炎、宫颈炎、盆腔炎、盆腔积液、外阴瘙痒、外阴白斑、输卵管堵塞、多囊卵巢、巧克力囊肿、雌激素水平下降、闭经等。18好是治男科、妇科、泌尿系统疾病、生殖系统疾病的专属针方，属于三通法的专用"秘笈"。

此套穴是微通法、温通法并用，使用18好必须有灸法的参与，必要时火5也必须参与其中。中医学认为，妇科疾病最主要的病机就是"宫寒"，温阳扶正是治疗妇科病变的基础。18好本身就是微通法与温通法并用，火针与艾灸的温热功效对于妇科病的治疗有着举足轻重的作用，能达到"调经重在暖胞宫"的作用。

第八节 痛10

穴位组成：肾俞、八髎（上髎、次髎、中髎、下髎），简称"痛10"。

功效：疏经通络、化瘀止痛、调经暖宫、通利下焦、消瘀解滞。

【针方简析】

肾俞、八髎均属足太阳膀胱经，出自《灵枢·经脉》。《素问·骨空论》云"八髎在腰髎之间"，即八髎位于骶骨的八个孔中。肾与膀胱相表里，妇科、男科疾患又与肾有密切关系，肾俞为肾脏经气于腰部输注之所，肾失濡养也会导致冲任失固，月经失调。八髎能够疏导膀胱精气而消瘀解滞，调经止带，擅长治疗妇科、男科及二阴病变，包括月经不调、子宫病变、不孕不育、骶骨病变、肠梗阻等。此五穴十针再施以灸法，微通法与温通法并用，必须有灸法的参与，这样可使益肾调经之用更为彰显。《针灸甲乙经》卷十二曰："女子绝子，阴挺出，不禁白沥，上髎主之。"《针灸大成》卷六曰"次髎主小便赤淋，腰痛不得转摇，急引阴器痛不可忍，腰以下至足不仁，背腰寒，小便赤，心下坚胀，疝气下坠，足清气痛，肠鸣注泻，偏风，妇人赤白带下。"《针灸大成》卷六曰：中髎"主大小便不利，腹胀不利，五劳七伤六极，大便难，小便淋沥，飧泄，妇人绝子带下，月事不调。"《百症赋》曰："湿寒，湿热下髎定。"

古人论述八髎的各穴，均有主治，各髎均有各自的功效，但主要治疗妇科、泌尿系统病变，一般情况单独一髎使用的居多，将八髎综合使用，形成合力，使之功能极大加强，这是三通法的首创，并赋于八髎以新的生命力，同时将各髎的功能与功效集中起来，极大地加强了各个穴位的功效。肾俞与八髎相组合，使功效更有针对性，同时极大的扩大了八髎的治疗范围，针对大便问题、小便问题、妇科问题、男科问题，均在治疗中疗效显著。

痛10，顾名思义，具有镇痛作用，这一点是指两个方面，首先指的是痛经，其次就是痛10所在部位的骶骨痛，在这两方个方面都有很强的镇痛作用。痛10的主要功效还是以妇科、男科为主。另外，由于痛10的所在位置，还能对肠道病变有着重要的辅助治疗作用，尤其是排便无力、困难，功效显著，比如肠梗阻，痛 10 起到了促进肠道蠕动，通利下焦之功效。针对便干，还能起到润肠通便的作用。在治疗男科、妇科方面，痛 10 主要与 18 好配合来治疗各种疾病。此套针方必须有灸法的参与，属于微通法与温通法并用的针法，而且艾灸的温热功效、活血化瘀功效在治疗中起着至关重要的作用。

对于痛 10 的使用，在临床中的操作很关键，取穴一定准确，尤其是上髎穴一定要取准。上髎穴取准的标志就是一定要进孔（骶骨最上方的孔），其他三髎可以根据患者的身高成比例的排列，不必要每针都进孔。尤其是火针或毫火的操作，技术含量更高。穴位不准，事倍功半，这就要求我们一定要熟练掌握八髎穴的针刺操作，方能得心应手。

第九节　18 通

穴位组成：头 8、曲池、合谷、中脘、天枢、气海、足三里、三阴交、太冲、上巨虚、下巨虚，简称"18 通"。

功效：清利下焦，治疗相关肠道病变（便稀、便干、便秘）。

【针方简析】

上、下巨虚穴为大、小肠下合穴，能把大扶正疏肝、健脾、理气，养血之合力引经入大小肠而直达病所，主调大小肠之血气，调整肠道功能，清利下焦。

上巨虚穴属足阳明胃经，出自《千金翼方》。《内经》《针灸甲乙经》称之为"巨虚上廉"，有的经典医著还简称为"上廉"。《灵枢·邪气脏腑病形》曰："大肠病者，肠中切痛而鸣濯濯，冬日重感于寒即泄，当脐而痛，不能久立，与胃同候，取巨虚上廉。"《针灸甲乙经》曰："大肠有热，肠鸣腹痛，侠脐痛，食不化，喘，不能久立，巨虚上廉主之。"

下巨虚穴属足阳明胃经，出自《灵枢·本输》。《灵枢》曰："小肠病者，小腹痛……""合治内腑"这一特点就决定了下巨虚穴在治疗肠道疾病方面的作用。

18 通治疗相关肠道问题，在大扶正疏肝、健脾、理气、养血之基础上，加上上巨虚、下巨虚穴，这是在扶正的基础上，在扶助后天的基础上治疗大便问题，二便的正常，也离不开血气催动，血气亏虚也能造成二便出现问题，所以 18 通是在扶助正气的组合穴之上加上上巨虚、下巨虚，来治疗肠道问题。在治疗中上巨虚、下巨虚既能起到引经的作用，同时也具备促进大小肠蠕动和通利下焦的作用。上巨虚、下巨虚加入到大扶正之中，使其功效有明显的针对性，直接针对肠道病变，这是由上巨虚、下巨虚穴的功能所决定的，在大扶正温补正气的基础上，将正气输于肠道，调整了肠道血气、肠道功能，使肠道清利，下焦通畅，清除糟粗于体外。上巨虚、下巨虚既有固摄止泻的功效，也有通便促排之功能，双重作用，双向穴性，综合治理肠道问题。

通过 18 通这组套穴在临床中的使用也充分体现了针灸穴位的双向调节作用，18 通既治便稀（腹泻），也治便干（便秘），这种双向调节功能是其他药物疗法所不具备的，这是针灸这门古老技艺的独特魅力所在。与中医内科完全不同，主要是因为穴位的属性是双重或多重的。

18 通的功效主要是通利下焦，有学者说："生命在于肠道畅通"，实际上这句话是有重要的现实意义的，很多上逆之证，均是下焦不通造成的，正所谓"浊阴不降，清阳不升"，下焦不通可造成全身很多方面出问题，因此，18 通还具备全身调节的作用，使升降有序。尤其针对呃逆、呕吐、肠梗阻等上逆之证，通利下焦就显得尤为关键。

此套穴是微通法、温通法并用，其中必须有灸法的参与，艾灸的温热功效在治疗中起着至关重要的作用，尤其是对无名英雄神阙穴的悬灸，在治疗中也是作用突出的。治疗中有一点很重要，取穴要准确，关键是足三里穴，此穴失误，其他穴位全部失准，会严重影响疗效，而使治疗事倍功半。

第十节　降压套穴，偏瘫套穴

穴位组成：头 8、小扶正（曲池、合谷、足三里、三阴交、太冲）加上风池、阳陵泉、照海。简称"降压套穴""偏瘫套穴"。

功效：柔肝、潜阳、息风止痉、祛瘀阻、疏经通络、醒脑窍、开发神智。

【针方简析】

降压套穴的组成实际上就是小扶正加上阳陵泉、风池、照海组成的。在疏肝、健脾、理气的基础上完成疏肝潜阳、止痉息风的功能与功效。

风池穴属足少阳胆经，最早见于《灵枢·热病》，为手少阳三焦经、足少阳胆经、阳维脉、阳跷脉之交会穴，功善清头明目，用于肝阳上亢，风阳暴升所致头痛、眩晕、半身不遂、口眼㖞斜等证。"风从上受"，本穴又居于脑后，乃是风邪汇集入脑的要冲，本穴可通经活络，调和气血，疏风清热，醒脑开窍。现代科技已证实，风池穴有明显的降血压的作用。

照海穴属足少阴肾经，出自《针灸甲乙经》。擅长息风止痉，祛除腹中痞块，调理肝肾阴虚，与小扶正其他穴位相伍，不仅疏肝、平肝、柔肝、潜阳、清泻肝热，还可息风止痉，调肝肾阴虚。《针灸甲乙经》曰："目痛引眦，少腹偏痛，背伛瘘疭，神昏嗜睡，照海主之。""偏枯不能行，大风默默不知所痛，视如见星，溺黄，小腹热，咽干，照海主之。"《针灸大成》曰："痫病夜发灸阴蹻，照海穴也。"

　　阳陵泉为八会穴，筋会，主息风止痉，疏肝利胆，舒筋活络。《马丹阳天星十二穴》曰："阳陵居膝下，外廉一寸中，膝肿并麻木，冷痹与偏风，起坐腰背重，面肿满胸中，举足不能起，坐卧如衰翁，刺入六分止，神功妙不同。"《针灸甲乙经》曰："胆胀者，阳陵泉主之。"《铜人腧穴针灸图经》曰："阳陵泉治膝伸不得屈，冷痹脚不仁，偏风半身不遂，脚冷无血色。"《灵枢·九针十二原》曰："如人不欲行，疾高而外者，取之阳陵泉也。"《灵枢·邪气脏腑病形》曰："胆合入于阳陵泉。""胆病者，善太息，口苦，呕宿汁，心下澹澹，恐人将捕之，嗌中吤吤然数睡。""……筋急者，阳陵泉主之。"阳陵泉是治疗肝胆、膝关节病变的重要穴位。

　　风池、阳陵泉、照海的加入是在小扶正滋阴扶正的疏肝、健脾、理气的基础上，将三个穴的功能溶入到小扶正的功效之中，功在疏肝潜阳、息风止痉、舒筋通络、活血祛瘀、醒脑开窍、清热镇痉等，形成了降压套穴的独特功效。小扶正本身就是滋阴扶正的套穴，加上阳陵泉、照海疏肝的基础上增添了潜阳的功效，加之风池穴，更具有疏风（内风）潜阳之功效，诸穴相伍在临床上多用于一切阳盛、内风之证，如中风、高血压、眼疾、各种脑病、甲状腺疾病，以及肝阳上亢引发的疾病等，主要的功效就是疏肝潜阳。降压套穴在临床使用中，还可以在疏肝潜阳的同时，治疗其他的兼证，如牙痛、头痛、冠心病、面瘫、梅核气、眩晕等，是三通法临床上重要的套穴之一，也是三通人必须要熟练掌握的。

　　治疗中风后遗症所选择的套穴就是降压套穴。由于高血压与中风是因果关系，高血压是因，中风是果，病因病机基本相同，二者之间有着必然的联系，二者之间又相互影响，相互转化，因此，降压套穴也是治疗中风后遗症的套穴，因此也称为"偏瘫套穴"。只是在临床中根据具体病情进行加减变化。降压套穴在临床中主要用于肝阳上亢或肝气郁结疾病。也是治疗中风后遗症（半身不遂）的针方。在此方面三通法拥有很大的优势。

　　三通法治偏瘫不同于其他流派，患侧健侧同时施针，这是基于此证的病根（源）在脑，而不是在肢体，这种不同于古人的理念，是源于现代医学的理论。西医对此证的认识更明确，三通法是根据现代医学理论诊病，以古人的理念治病。走中西结合的路子，客观的认识疾病，用古人的理念辨证论治。

第十一节　咳　喘　10

　　穴位组成：大杼、风门、肺俞、肩井、风池。简称"咳喘10"。

功效：解表、宣肺、降逆、平喘、止咳、益肾。

【针方简析】

大杼穴属足太阳膀胱经，出自《灵枢·刺节真邪》，别名"背俞"，亦是督脉之别络，手足太阳之会，八会穴之一"骨会"。本穴位于项后脊背之首，其深部又是肺脏所居，亦是邪气侵入之门户，此穴可疏调手、足太阳经和督脉经气，宣阴阳，祛风散邪，解表退热，宣肺平喘，舒筋健骨。《针灸甲乙经》曰："颈项痛不可俯仰，头痛，振寒，瘈疭，气实则胁满，侠脊有寒气，热，汗不出，腰背痛，大杼主之。"是宣肺解表之要穴。

风门穴又名"热府"，出自《针灸甲乙经》，属足太阳膀胱经，又是本经与督脉的交会穴，为邪气侵袭之门户，刺之可疏风散寒，宣泄邪热，调理肺气，止咳平喘，具有退热之功，该穴是风邪入侵之门。《针灸甲乙经》曰："风眩头痛，鼻不利，时嚏，清涕自出，风门主之。"《会元针灸学》指出："风门者，风所出入之门也。"风门为风邪出入之门户。《针灸大成》曰："主发背痈疽，身热，上气喘气，咳逆胸背痛，风劳呕吐，多嚏，鼻衄出清涕，伤寒头项强，目瞑，卧不安。"《类经图翼》曰："此穴能泻一身热气。"在临床上，风门穴针对风寒、风热之邪均可调治，是调和营卫，祛风散邪最常用的穴位之一。

肺俞穴属足太阳膀胱经，出自《灵枢·背俞》，是肺脏精气输布于背部的背俞穴，可调肺气，止咳喘，清虚热，补劳损，和营血，实腠里。《针灸甲乙经》曰："肺气热，呼吸不得卧，上气呕沫，喘气相追逐，胸满胁膺急，息难，掘栗，脉鼓，气膈，胸中有热，支满不嗜食，汗不出，腰脊痛，肺俞主之。"《针灸资生经》明确指出肺俞专治"哮与喘"。风门与肺俞相伍，风门轻清升散，以疏风散寒，清热解表为主，肺俞肃降下行，以宣肺降气，补虚疗损，肃肺止咳为要，二穴一升一降，一清一补，相辅相成。

肩井穴属足少阳胆经，出自《针灸甲乙经》，别名"膊井""肩解"，为胆经和阳维脉之交会穴，其深部为肺尖所在，本穴可理气降逆，散结补虚，通经活络。《针灸甲乙经》卷十曰："肩背髀痛，臂不举，寒热凄索，肩井主之。"肩井用于治疗肺部病变，主要源于古人"腧穴所在，主治所在"的理念，肩井穴位于肺尖的上方，是距肺脏很近的穴位，故三通法临床将其配伍其他穴位治疗肺系病变。

风池穴属足少阳胆经，为手少阳三焦经、足少阳胆经、阳维脉、阳跷脉之交会穴。出自《灵枢·热病》。《谈谈穴位的命名》中这样说："风为阳邪，其性轻扬，头顶之上，惟风可到，风池穴在颞颥后发际线中，足少阳、阳维之会，主中风偏枯，少阳头痛，乃风邪蓄积之所，故名风池。""伤于风者，上先受之"，本穴居与脑后，乃是风邪汇集入脑的要冲。风池穴可通经活络，祛风解表，调和气血，疏风清热，醒脑开窍。《针灸大成》曰："主洒淅寒热，伤寒温病汗不出，目眩苦，偏正头痛，痎疟，颈项如拔，痛不得回顾，目泪出，欠气多，鼻衄衄，目内眦赤痛，气发耳塞，目不明，腰背俱痛。"

以上五穴十针，穴位本身都具有宣肺，平喘，清热之功，将这五穴组合在一起，所产生的合力要比单穴施治的威力大得多。诸穴组合所产生的合力功于宣发肺气，充分调动、激发肺之经气。《临证指南·卷四》指出："肺为娇脏，所主皮毛，最易受邪"，"其性恶寒，恶热，恶燥，恶湿，最恶火、风。邪著则失其清肃之令，遂痹塞不通爽矣。"《理虚元鉴》指出："肺气一伤，百病蜂起，风则喘，寒则嗽，湿则痰，火则咳，以清虚之府，纤芥不容，难护易伤故也。"正如古人所言，肺为娇脏，是人体面对外邪侵袭的第一道屏障。咳喘10主要针对呼吸系统疾病，调和营卫之气，加强卫外之功，同时又能宣肺定喘，宣发解表，促进肺的宣发与肃降，是治疗呼吸系统疾病最关键的套穴，包括呼吸、咽喉、声带、鼻部病变。凡是要宣肺的病变，都要有咳喘10的参与。同时咳喘10还是解表的重要套穴，由于穴位的双向调节作用，咳喘10即可以辛温解表，亦可以辛凉解表，同时也可扶正解表。是治疗感冒、咳嗽、发热的特效套穴。广泛的应用于临床，疗效显著。

咳喘10宣发、肃降肺气，使肺功能强劲有力，从"虚则补其母"的角度出发咳喘10亦能补益肾气。是"金生水"的关系，肺为肾之母，也是治疗肾病重要的辅助套穴，在治疗中也起重要的作用。肺与大肠相表里，所以咳喘10也可以治疗肠道病变，从源头治疗大便问题。"肺为水上之源"肺"通调水道"，具有"提壶揭盖"之功，所以还可以治疗小便问题，在这些治疗中咳喘10都必须参与其中。"肺主皮毛，司开阖"是肺的主要功能之一，因此人体的汗液也是与肺有直接关系的，临床中在治疗汗证时，也有咳喘10的参与（包括自汗、盗汗等），在治疗中也起着非常重要的调节作用。这也是综合治疗的体现，也是整体观、大局观的统畴理念的体现。这也中医治病的特色，也是将中医基础理论落实于临床的具体表现，这体现了中国针灸的魅力和古人的智慧。

咳喘10在临床使用中，通过反复验证发现，在宣肺解表方面，快针点刺（不留针）的效果要好于、快于留针的效果，在临床中解表时，一般都采取咳喘10不留针的快针疗法。正像古人在《灵枢·官针》中所论述那样："凡刺有五，以应五脏。一曰半刺，半刺者浅内而疾发针，无针伤肉，如拔毛状，以取皮气，此肺之应也。"古人提倡治疗呼吸系统外感病变，针刺不留针，《内经》称为"半刺"，适用于解表宣肺之用（尤其治疗少儿感冒等外感病变时）。其他呼吸系统疾病，还是要留针的，有时还要火后毫或直接毫火，比如哮喘、慢阻肺、支气管病变等。

需要注意的是，毫火咳喘 10 时，操作一定要慎之又慎，背部肌肉较薄，毫火不易操作，避免出错为要，如果技术没有把握，最好不用毫火，火针的操控性要好于毫火，安全第一。

第十二节　鼻 5

穴位组成：迎香、上迎香、印堂。简称"鼻 5"。

功效：清利鼻腔，疏通鼻道，增强肺卫功能。

【针方简析】

口鼻是肺卫的重要门户，为肺之外窍，是抵御外邪的第一道屏障。很多呼吸系统疾病，包括人体的过敏问题，外邪从皮毛侵入之外，均是从口鼻而入的。而且鼻子本身也有病变（各种鼻炎）也需使用鼻 5 来治疗。所以鼻 5 是治疗外感病很重要的套穴。凡是呼吸系统病变，过敏性病变，基本都有鼻 5 的参与。

迎香穴属手阳明大肠经，出自《针灸甲乙经》，是手足阳经交会穴，可通鼻窍。散风邪，清肺泻火，还有助于增加嗅觉功能，肺开窍于鼻，迎香穴位于鼻旁，脉气直通鼻窍，故通经活络，通利鼻窍功能甚强，是治疗各种鼻疾的要穴。《玉龙歌》有云："不闻香臭从何治，迎香两穴可堪攻。"迎香穴是手阳明大肠经与足阳明胃经的交会穴，是多气多血之穴，虽属大肠经，按古人"腧穴所在，主治所在"的理念，迎香穴位近鼻窍，具有宣肺通窍之功，可以促进鼻周围的血液循环，使气血畅通，外邪不易侵入机体，抵抗病菌侵入。治鼻病及嗅觉不敏，极有效。《古今图书集成医部全录》曰："鼻鼽不利，窒洞气塞，嗝僻，多涕，鼽衄有痈，迎香主之。"

上迎香穴又名"鼻通"，属经外奇穴，出自《银海精微》。主治鼻疾，能够清利鼻窍，通络止痛，治疗鼻塞、多涕、鼻中息肉、鼻窦炎、能够增强鼻部的嗅觉。尤其针对顽固的、久治不愈的鼻炎，效果突出。施刺时手法一定要轻柔，切忌手法过重而造成人为不必要的伤害。操作时针尖稍向外倾斜一点，避免伤及骨膜。

印堂穴位于两眉之间，虽在督脉，却属于经外奇穴，出自《扁鹊神应针灸玉龙经》，《千金翼方》称之为"曲眉"。可清脑安神，明目通鼻。《素问·刺疟篇》云："刺疟者，必先问其病之所发者，先刺之。先头痛及重者，先刺头上两额两眉间出血。"《玉龙经》："子女惊风皆可治……"印堂穴最接近于鼻根部，当有鼻疾时也最接近病灶，由于穴位位于鼻梁上部，所以针刺此穴一般都采取针尖向下斜刺的方法，入针五分为宜。诸穴相伍，可以促进鼻部周围的血液循环，畅通气血，抵御外邪侵入，祛除鼻部病疾。同时也证明了古人的"腧穴所在，主治所在"的理念是正确的。

鼻5的使用可以毫针，也可以火后毫，也可以直接毫火。治疗效果最好的还是毫火（关于鼻5毫火的问题，后面还要详细论述）。另外，迎香穴在三通法临床上还常用于美容、美白、祛斑，也是一个美容的重要穴位。

第十三节　脑 12

穴位组成：百会、哑门、大椎、心俞、譩譆、肾俞、腰齐（长强）、照海。简称"脑12"。

功效：醒脑开窍、开发心智。

【针方简析】

百会穴属督脉，出自《针灸甲乙经》，别名"三阳五会"，是手足三阳经、肝经、督脉之交会穴，位于巅顶，能清利头目，醒脑开窍，升益阳气，有升阳举陷的作用，主治各种脑病。《本草纲目·辛夷·发现》曰："脑为元神之府。"元神即是指人体的高级中枢功能活动。百会穴可以调节中枢神经系统功能。《针灸甲乙经》曰："顶上痛，风头重，目如脱，不可左右顾……"《备急千金要方》曰："狂痫不识人，癫病眩乱。"《太平圣惠方》第九十九卷曰："主疗脱肛风痫，青风心风，角弓反张，羊鸣多哭，言语不清，发时即死，吐沫，心中烦热，头风，多睡心烦，惊悸无心力，忘前失后。"现代医学实验证明，针刺百会穴具有舒张血管，调整动脉，改善血管弹性，降低血液黏稠度和细胞聚集的作用。从而改善脑血液循环，增加脑血流量。是养脑、调脑的要穴。百会具有升阳举陷之功，故能疗脱肛、胃下垂、阴挺等证。

哑门穴属督脉，出自《素问·气穴论》，督脉与阳维脉的交会穴，能开窍醒神，利舌增言，散风息风，可治疗脑性瘫痪，舌强不语，颈项强直，聋哑，癫痫，脏躁等证。《针灸甲乙经》曰："舌缓，喑不能言，刺哑门。"哑门穴不宜针刺过深，过深有危险，少儿2分，成人不超过半寸。百会、哑门同用，可使醒脑开窍功能加强，同时加强针对语言障碍的调整。

大椎穴，为督脉穴，别名"百劳"，出自《素问·气府论》，为手三阳与督脉之会，有明显的双向调节作用，可调动督脉之经气，宣通诸阳经之经气，振奋阳气，疏风散寒，祛邪外出，镇惊安神。另外，大椎穴的清热功效也是很强大的，《类经图翼》指出："主泻五脏之热。"

心俞穴属足太阳膀胱经，出自《针灸甲乙经》。此穴为心气转输，输注于部的特定穴位，疏通心络，调理气血，清心安神。《针灸甲乙经》曰："寒热心痛，循循然与背相引而痛，胸中悒悒不得息……心俞主之。"针方中的心俞穴，在此的作用并不只是用于调整心脏功能，而是调整心神、心智的，与心俞配伍的穴位就是譩譆穴，共同开发心神与心智。二穴有相辅相成之功效。

譩譆穴，别名"五胠俞"，出自《灵枢·骨空论》，为足太阳膀胱经，是督、冲、任脉三脉交会的部位。此穴内气血为纯阳之气，体内的纯阳之气由此穴外输膀胱经，本穴所受的纯阳之气即是五脏六腑的纯阳之气，故名"五胠俞"。因此譩譆穴能激发经之阳气以助醒脑开窍之功。

肾俞可强健脑髓，心俞与肾俞相伍可滋阴平阳，交通心肾，心主神明，肾通脑生髓，有助醒脑开窍之功，也可促进大脑正常发育。

腰奇穴虽在督脉上却属于经外奇穴，是近代所创建的。长强穴属督脉，二穴均功善镇痉止痛，治疗癫痫有奇效。在临床中使用有区别，少儿多用腰奇穴，成人用长强穴，相比腰奇穴，长强穴的刺激量较大，对比较严重的病情，长强的治疗作用较强。长强穴还能治疗脑部病变，小脑病变、摇头等。另外，腰齐穴还有特殊的功效，如可以治疗肛肠病变、大便问题，腰齐穴放血，对于经血到时不下，有奇效。

照海穴归足少阴肾经，八脉交会穴之一，通阴跷脉，为滋阴要穴，可息风止痉，调肝肾阴虚，善治神志类疾病。针方中照海穴主要用于少儿脑瘫、智障、多动症、老年痴呆等。同时，照海穴还有祛除腹中痞块的作用。

脑12诸穴均以醒脑、通脑、养脑为主要功能的穴位，又共同拥有开发心智的功效，诸穴相伍，以脏腑、八纲辨证为基础，结合病情，更需要结合现代医学的诊断，来判断病情，审视病情，搞懂病情。将诸穴的功效汇总以达到醒脑开窍，养脑生髓，调神益智，祛痫除癫，养心定痉之作用，开发心智，安定心神。此套穴多用于脑瘫、智障、多动症、自闭症、五迟、五软、癫痫、痴呆、癫狂等症，是开发心智的主要套穴，多用于心神损伤之证。

临床中使用脑12，少儿采用的腰奇穴，而此套穴在治疗一些成人脑病的时候，经常会以大椎穴与长强穴以三寸针对刺的方法，简称"大长对刺"使用方法将在下面章节中详细论述。

在大量的临床实践中发现，在治疗少儿脑病的时候，这组套穴还有增加身高的作用。在促进大脑正常发育的同时，身高也能增长很快。其中的道理，还有待研究。

第十四节　椎8

穴位组成：风池、天柱和天柱上下各一的阿是穴。简称"椎8"。

功效：主治颈部疾病，包括周围型、脊髓型颈椎病，落枕、颈椎间盘病变。

【针方简析】

风池穴属足少阳胆经，为手少阳、阳维脉交会穴，功善祛风，为解表散寒之要穴。可缓解颈项疼痛，《针灸甲乙经》曰："颈痛，项不得顾，目泣出，多眵蔑，鼻鼽衄，目内眦赤痛，气厥，耳目不明，喉痹伛偻引项筋挛不收，风池主之。"风池穴的作用是多方面的，在咳喘10，降压套穴，椎8中都有风池穴的参与，在各个套穴中的作用不尽相同，都与风寒湿热、内风有关，在各个套穴中都起着突出的作用。

天柱穴属足太阳膀胱经，出自《灵枢·本输》，《穴名释义》载："人体以头为天，颈项犹擎天之柱，穴在顶部方肌起始部，天柱骨之两旁，故名'天柱'。"位于斜方肌的起始处，本穴功效善祛风寒而强筋骨。《针灸大成》曰："主足不任身体，肩背痛欲折，目暝视，头眩脑痛，头风，鼻不知香臭，脑重如脱项如拔，项强不能回顾。"与其上下的两个阿是穴配伍用，直接作用于病灶，是针对颈部痛点及颈椎病变引发的各种症状进行重点治疗。

椎8的针刺方法在使用中可以毫针，可以火后毫，也可以直接毫火。但需要注意是，颈椎部位属于比较复杂而危险的部位，因此，切忌针刺过深，半寸以内属于安全深度，确保安全很关键。

此四穴八针组合对于颈部疾病进行综合治疗，也是基于古人"腧穴所在，主治所在"的原则，多用于周围型颈椎病、颈椎间盘突出、脊髓型颈椎病等。从病因、病机上和病变部位上进行针对性的治疗。针对绝大多数周围型颈椎病变，针刺部位即是病灶部位，直接针对病灶进行治疗。治疗其他类型颈椎病，椎8也是距病灶最近的部位，都能进行针对性治疗。椎8根据病情可以发展为椎11和椎14，椎11是在中间督脉加三针，与椎8平成三排，椎14是椎11的基础上三排每排加一针，形成每排4针，这种改变是针对严重的、久治不愈的颈椎病所设置的，加大了治疗力度，增强了针的刺激量，是有针对性的变化，完全根据病情而变化，也是法无定法的具体体现。

在三通法临床上采取的是"颈腰同治"的原则，颈椎病变与腰椎病变同时治疗的原则，这是基于腰椎与颈椎之间的必然联系所决定，二者本身就在于同一脊柱（督脉）上，又同在膀胱经上，无论生理与病理上都有不可分割的关系，关键是病理上相互影响，相互转化。也就是说颈椎病变会影响到腰椎，腰椎病变也会影响到颈椎。因此，任何部位的病变都采用上下呼应的配穴形式来治疗，称为"颈腰同治"。这也体现了三通法临床治疗的大局观、整体观。在治疗中，针对严重病情或久治不愈病情，火针的介入是非常关键的，火针以它强大的温热功能，活血化瘀功能，强大的镇痛除痞的功能，有效的缓解及祛除症状，达到治愈的目的。

第十五节　胛6

穴位组成：在肩胛缝隙两个半圆形弧线上，每边各三个阿是穴（不考虑经络与穴位），简称"胛6"。

功效：祛除肩背疼痛、发凉、畏寒与不适、落枕、肩周炎等症。

【针方简析】

在治疗肩背疼痛、发凉、不适时，还有严重的颈椎病、肩周炎，落枕累及肩胛时，这三穴六针，能够起到活血化瘀，散风祛寒，舒筋通络之功效。这组套穴，根据病情可以毫针，可以火后毫，也可以直接毫火。需要注意的是，如果针法不熟练，建议慎用毫火，由于毫火的深度不易控制，背部肌肉比较薄，须谨慎使用，以免发生危险。

肩背病症在临床上是常见的症状，可由多方面引起，所谓的背痛，实际上往往都是表现在肩胛的半圆缝隙的弧线上，无论是风寒邪气，还是劳损外伤，总是集中反映在这个部位的，胛6的参与，也是古人的"腧穴所在，主治所在"理念的具体体现。胛6的使用，实际上是起辅助的治疗作用，一般都是在治疗其他方面病症时，针对背部症状兼顾治疗。

第十六节　颈6

穴位组成：颈部喉结与颈动脉之间的狭长部位，双侧各三针阿是穴，简称"颈6"。

功效：主要针对甲状腺病变，咽喉病变，包括声带病变，也可以治疗急、慢性咽炎。

【针方简析】

颈6套穴主要针对甲状腺疾病、咽喉病变，穴位直接作用于病灶，祛瘀散结，通经活络，软坚散结。也是古人"腧穴所在，主治所在"的具体实施。根据不同病情，此套穴可以毫针，可以火后毫，也可以直接毫火。尤其针对较明显的占位性病变，如纤维瘤、囊肿甚至包括甲状腺癌，火针的介入也是非常必要的，也是有效的。技术含量较高的是毫火，要做到稳、准、柔，不能动作过猛，以巧取胜，切忌刺到喉结。

病情不同，颈6也不是一成不变的，根据不同的病情而变化。比如甲状腺囊肿，甲状腺纤维瘤与甲状腺结节、甲亢、甲减等针法有所不同。甲状腺囊肿、纤维瘤要火针密刺或毫火密刺，要根据病灶的体积、面积来决定扎多少针，并不是仅局限于6针，完全根据病情，体积、面积越大扎的针数越多。甲状腺囊肿、弥漫性肿大与甲状腺纤维瘤，针法也不一样，纤维瘤的质量密度要比囊肿大，所以火针密制的密度也要大。弥漫性肿大也要根据病灶的体积、面积来决定扎多少针，这也是根据病情来决定的。甲状腺结节、甲亢、甲减可以执行只扎6针的规定，这也是法无定法的体现。火针的深度一般半寸为宜。火针的温度采取一，二，三秒的匀速进针，不必烧的过红，做到"针下有声，针后有晕"即可。

当下时代，医学的高速发展，产生许多新的理念和观点。比如不孕症，现代医学将甲状腺功能指标列为不孕的病因之一，由此，胛6又增添了一项新的功能，在治疗不孕的套穴基础上加上了胛6，成为治疗不孕症的辅助治疗套穴。

所针刺部位，在颈动脉与喉结之间的狭长区域内，针刺时主要要避开喉结，进针不得于0.5寸，是比较安全的。颈6的使用，在治疗中起着重要的作用，不可忽视，在临床治疗中套穴既有引经直达病所的功效，同时还有直接针对病灶治疗的作用，因此，要重视这组套穴的使用，具体施针时要严格遵守操作规程，慎之又慎，安全为上。

第十七节　三　大　俞

穴位组成：肾俞、脾俞、膈俞。简称"三大俞"。

功效：疏降血糖。

【针方简析】

《黄帝内经》将消渴病分为"膈消，消中，肾消"，上、中、下三消，统称消渴。

膈俞穴，足太阳膀胱经，出自《灵枢·背腧》，八会穴之"血会"。位于心之下，肝脾之上，可补血益阴，理气降逆。个人认为，血热也是糖尿病的主要原因之一。膈俞穴有凉血的作用，这对血糖有良好的调节和促进作用。

脾俞穴同归足太阳膀胱经，出自《灵枢》，可健脾和胃，祛湿化痰，益气摄血，通络止痛。胃热也是糖尿病的原因之一，因此脾俞在此套穴的作用，就是清胃热，泻胃火。实际上也是滋阴的寓意。

肾俞穴亦属足太阳膀胱经，出自《灵枢·经脉》，可益气，壮元阳，利水湿，强腰脊。《针灸大成》云："主虚劳羸瘦，耳聋肾虚，水脏久冷，心腹胀满急，两胁满引少腹急痛。"中医学认为肾虚也是造成糖尿病的原因之一。使用此套穴，需要使灸法，单灸肾俞穴，补益肾脏，培补先天，不要灸其他穴位。这也是微通法与温通法并用的针法。三穴同用有疏降血糖，止渴生津，滋阴调血，清热除湿之功效。

三大俞把三个穴位的功效集中使用，在治疗中各负责一消针对治疗，在针刺时，我们的意念里一定清楚每一个穴的功效与作用，根据病情来意念助功。此治法也是微通法与温通法并用的针法。灸法的介入，需要有严格的界定，三个穴只灸肾俞，这是由于病因病机所决定的，灸法有效，但不能滥用，正确使用，效果斐然，否则事倍功半。

糖尿病有着非常复杂的病因病机关系，涉及几个脏腑，不能孤立的认识疾病，一定要有大局观，整体观。要综合考虑病情，糖尿病的发生，不是一脏一腑的问题，在诸多致病因素中抓主要矛盾，总病机还是肾虚为要，血热为先，阴虚为上。三大俞虽然只有三个穴位，但是根据糖尿病的病机，是非常精准的，针对性极强，面面俱到，在治疗中起到四两拨千斤的作用。

套穴本身就区区三个穴位，针刺时需要特别注意的就是一定要取穴准确，才能保证疗效。如果一个穴失准，疗效就会大打折扣而事倍功半。另外，临床上使用三大俞，一定随时检测患者的血糖水平，尤其是服用药物及注射胰岛素的患者，根据血糖值的变化，及时调整用药量和注射量，因为三大俞的降血糖的作用明显，避免出现低血糖的现象，这一点很重要。

第十八节　环中至昆仑　委中至昆仑

穴位组成：环中、承扶、殷门、风市、委中、承山、三阴交、绝骨、昆仑。简称"环中至昆仑"。

功效：通经活络、强腰壮腿、松筋舒骨、祛湿除痹、散寒化瘀、活血止痛。

【针方简析】

环中穴属经外奇穴，出自《中国针灸学》，作用与功能等同于环跳穴。《针灸孔穴及其疗法便览》曰："环中，奇穴。环跳与腰俞穴中间……主治坐骨神经痛，亦治腰痛、股、膝部疼痛或组织炎。"此穴能激发阳气，可通经治络，祛风除湿，宣利腰髀，强健腰腿，主治腿骨风痹，腰胯痛，下肢痿痹等症。此穴俯卧取穴，所以称为"环中"，而侧卧取穴则为"环跳"。二穴作用功能主治相同，甚至针感都相同，只是取穴体位的区别。《针灸甲乙经》曰："腰胁相引，痛急髀筋瘈，胫痛不可屈伸，痹不仁，环跳主之。"《铜人针灸腧穴图经》曰："环跳治冷风湿痹风疹，偏风半身不遂，腰胯痛不能转侧……"《马丹阳十二穴歌》曰："环跳在髀枢，侧卧屈足取，折腰莫能顾，冷风并湿痹，腿胯连臑痛，转侧重欷歔，若人针灸后，顷刻病消除。"

委中穴为足太阳膀胱经之合穴，别名"腘中""血郄"，出自《灵枢》，是四总穴之一，"腰背委中求"。可舒筋活络，强腰健膝，凉血活血，清热解毒。《针灸甲乙经》曰："热病侠背而痛，委中主之。"《素问·刺腰痛篇》曰："足太阳脉令人腰痛，引项脊尻背如重状，刺其郄中，太阳正经出血，春无见血。"《针灸大成》曰："主膝痛及拇指，腰侠背沉沉然，遗溺，腰重不能举，小腹坚满风痹，髀枢痛，可出血，痼诊皆愈。"胆经循行于下肢外侧，膀胱经循行于下肢后侧，环中以疏髀畅通下肢为主，委中以调腰气机为要，两穴伍用，疏通经气，行气活血，宣痹痛止痛疗效明显。

承扶、殷门、承山均归足太阳膀胱经，承扶穴，出自《针灸甲乙经》，主要用于医治由寒凝膀胱经而致的腰骶、腰背疼痛。《针灸大成》曰："主腰脊相引如解，久痔尻臀肿，大便难，阴胞有寒，小便不利。"殷门穴擅长治疗经脉运行不畅或跌打损伤所致的经脉瘀阻，腰脊强痛，股外则肿痛。《针灸甲乙经》曰："腰痛得俯不得仰，仰则恐仆，得之举重，恶血归之，殷门主之。"《针灸大成》曰："主腰脊不可俯仰举重，恶血泻注，外股肿。"《素问·刺腰痛篇》曰："衡络之脉腰痛，不可以俯仰，仰则恐仆，得之举重伤腰，衡络绝，恶血归之，刺之在郄阳、筋之间，上郄数寸，衡居为二痏出血。"

风市穴属足少阳胆经，擅长疏通经络，散风寒，清风热，祛风湿，搜风毒。《医学纲目》曰："两足麻及足膝无力，取风市针五分，补多泻少，留五呼。"《玉龙赋》曰："兼风市，能驱腿脚之乏力。"《景岳全书》曰："风市……此风痹疼痛之要穴。"《针灸大成》曰："主中风腿膝无力，脚气，浑身骚痒，麻痹，厉风疮。"《玉龙歌》云："膝腿无力身力难，原因风湿致伤残，尚知二市穴能灸，步履悠悠渐自安。"

绝骨穴，也称悬钟穴。属足少阳胆经，出自《针灸甲乙经》，八会穴之髓会。可充髓强骨，疏调肝胆气机，通经络，祛风湿。《针灸甲乙经》曰："悬钟足三阳络。"即足少阳、足太阳、足阳明三阳经的大络穴，可补阳。《此事难知》曰："百节酸疼，实无所知，三棱针刺绝骨出血。"《素问·脉要精微论》指出："骨者髓之府，不能久立，行则振掉，骨将惫矣。"所以绝骨穴为髓之会，能治骨病。绝骨穴经贺普仁先生挖掘整理，并在《一针一得治百病》书中推出，在三通法临床经常用此穴治疗颈椎病。

昆仑穴属足太阳膀胱经，出自《灵枢·本输》，别名"下昆仑"。为经火穴，可疏通经络，消肿止痛，强腰膝壮筋骨。《针灸甲乙经》曰："痉，脊强，头眩痛，脚如结，腨如裂，昆仑主之。"《针灸大成》曰："腰尻脚气，足腨肿不得履地，尻䯊，腘如结，踝如裂，头重，肩背拘急，咳喘满，腰脊内引痛，伛偻，阴肿痛，目眩痛如脱……"绝骨、昆仑二穴伍用，其气直通巅顶，以疏解少阳、太阳二经之气，共奏舒筋治络，理气止痛之功。

三阴交穴，属足太阴脾经，首见于《黄帝明堂经》，出自于《针灸甲乙经》，足三条阴经交会之处。常用于治疗各种妇科疾病，在三通法临床上，在各种套穴中赋予了三阴交新的生命力，凸显了三阴交的多种用途。《黄帝明堂经》曰："主足下热，胫痛不能久立，湿痹不能行。"《外台秘要·卷三十九》曰："腹中热若寒，膝内痛，……足痿不能行。"《铜人腧穴针灸图经》曰："治疝癖，腹中寒，膝股内痛。"《针灸甲乙经》曰："足下热，痛不能久坐，湿痹不能行，惊不得眠。"《千金翼方》云："产难，月水不禁，横生胎动，牙车失欠蹉跌，脚疼。"三阴交穴在环中至昆仑套穴中，承担承上启下的作用，而且善治各种男科、妇科、泌尿系统疾病。

诸穴的功效主要针对下肢病变，绝大部分是经络循行路线的穴位，同时也是病灶部位，因此诸穴相伍，既舒经通络，又祛除症状。既有远端的经络调节，也有局部的治疗，所以有很强的针对性，这也是古人"经脉所过，主治所及"的理念。主要用于颈椎病变、胸椎病变、腰椎病变引起的腿部麻痛，痿软，肌肉萎缩，也可以针对小脑病变、截瘫、神经元损伤、股骨头病变、强直性脊柱炎等引起下肢系列症状。常见于腰腿痛病。治疗中此套穴可以根据病情选用毫针、火后毫和直接毫火。

委中至昆仑主要的功效是配合肾8、椎8的远端配穴，上下配穴，专以治疗腰腿痛、股骨病变、痿证、截瘫、震颤、帕金森病等。对于局部症状也有治疗作用，比如腘窝囊肿、腓肠肌痉挛、足跟痛、下肢冷、抽筋、怕风畏寒等。委中穴在"四总穴"歌里是专门治疗腰背病变的特定穴，尤其对于腰部病变有着重要的治疗意义。针刺此穴时，手法一定要轻、缓，避免产生强烈的电流感，容易引起患者的恐惧。但是，具体情况具体分析，针对痿证、截瘫时，还需要这种强烈的针感以激发经气，加强治疗的效果。

环中至昆仑这组套穴，在临床上经常用于各种病因引起的下肢病变，下肢病变中也经常会伴有麻木、疼痛、肌肉萎缩等症状的发生，因此需要施以火针，火后毫，直接毫火等火针疗法，凡是需要火针介入治疗的，环中穴一定要施以三寸毫火，因为普通火针的长度不够，达不到治疗的深度，所以必须以三寸毫火来弥补火针的长度不够。必要时承扶穴、殷门穴均可使用三寸毫火来施刺，以更好的提高疗效。临床治疗中针刺委中穴的手法一定要轻柔，莫强刺激，切勿令人产生恐惧心理。

第十九节　肩4

穴位组成：肩髃、肩髎、肩关节前方的阿是穴（俗称肩三针）、臂臑。

功效：主要用于肩关节病变，如肩周炎、偏瘫的单臂不举等症。

【针方简析】

肩髃穴属手阳明大肠经，出自《灵枢·经别》，别名"肩尖""尚骨"。《针灸大成》云："背及肩臂肿痛""臂细无力，手不得向头。"《针灸逢源》："隐疹"。《简易普济良方》："瘰疬"。《针灸甲乙经》："肩中热，指、臂痛，肩髃主之。"

肩髎穴属手少阳三焦经，出自《针灸甲乙经》，常用于肩痛，活动受限等症状。《黄帝明堂经》云："主肩重不举，臂痛。"《铜人腧穴针灸图经》卷中："治肩重不可举臂肘。"主要针对肩周炎及单臂不举。

肩关节前方的阿是穴，能够配合肩髃、肩髎起到活血化瘀，舒经通络的作用，三穴相合，对于肩关节病变有着很好的治疗和调整作用。

臂臑穴属于手阳明大肠经，出自《针灸甲乙经》，别名"头冲""别阳"等。主要用于肩关节病变的治疗。《针灸甲乙经》云："寒热，颈疬，适肩臂不可举，臂臑主之。"《类经图翼》云："臂痛无力，寒热瘰疬，颈项拘急。"臂臑穴除了治疗肩臂关节病变之外，在三通法临床上，还是治疗眼疾的重要穴位。

四穴的组合针对性极强，是为肩关节病变量身定制的，也是古人"腧穴所在，主治所在"的治疗原则的体现。肩4涵盖了肩关节的所有病变（肩周炎，中风后遗症的单臂不举、庭软无力等）。肩4中各穴均有调整肩关节病变的功能，将四穴功能合成，形成针对肩关节病变的特定套穴，使治疗肩关节病变的力量倍增。四穴相伍，疏经络，祛风湿，利关节，调气血，通瘀滞，强筋骨。严重的肩关节病变，肩4可以火后毫，也可以直接毫火，对于久治不愈或严重的肩关节病变，还可以采用三寸毫火"肩透"（肩髃透臂臑），疗效突出，需技术娴熟方能顺利完成。

第二十节　带2

穴位组成：带脉、带脉上方或下方的阿是穴。带脉、上方阿是穴称为"上带

2"。带脉与下方的阿是穴称为"下带2"。

功效：主要用于妇科、两胁病变、瘦身塑形等。

【针方简析】

带脉穴出自《灵枢·癫狂》，属于足少阳胆经。《黄帝明堂经》曰："主妇人少腹坚痛，月水不通。"《太平圣惠方·明堂》曰："主带下赤白，两胁下气转连背痛不可忍也。"《循经考穴编》曰："主逆气攻冲如筑，男子七疝偏坠。"《针灸聚英》曰："主腰腹纵，溶溶如囊水之状，里急后重。"是足少阳胆经和带脉的交会穴。《针灸甲乙经》："妇人少腹坚痛，月水不调，带脉主之。"《针灸大成》曰："妇人小腹痛，里急后重，瘦疯，月事不调。"《医宗金鉴》曰："主治疝气，偏堕木肾，及妇人赤白带下。"

带2组穴可活血理气，排毒瘦腰，调节冲任，调和脾胃，也可温补肝肾，通利下焦。带脉有两种组合：①上带2，由带脉穴和带脉上方的阿是穴组成；②下带2，由带脉穴和带脉下方的阿是穴组成。上带2主要于两胁病变，如胁间神经痛，两胁痞满胀痛，下带2主要用于妇科疾病、消化系统疾病之外，还能对人体紧腰塑身，而且效果明显。但不属于减肥，因为体重变化甚微，只是形体的变化，使人松弛的肌肉变得紧实，是广大的女性特别喜欢的治法而受喜爱。

第二十一节　三　　阳

穴位组成：阳溪、阳池、阳谷。

功效：针对腕部各种病变。

【针方简析】

阳池穴属于手少阳三焦经原穴。《黄帝明堂经》曰："肩痛不能自举，汗不出，颈痛。"《千金翼方·卷二十六》曰："主或因损后把捉不得。"《铜人腧穴针灸图经·卷下》："或折伤手腕捉物不得，肩臂痛下得举。"《循经考穴编·下》曰："主腕痛无力，或红肿不可屈伸。"

阳谷穴属手太阳小肠经，五输穴之经穴，《黄帝明堂经》曰："……手腕痛，肩痛不可自带衣，臂腕外侧痛不举……"《铜人腧穴针灸图经·卷下》曰："……臂腕外侧痛不举……"

阳溪穴属手阳明大肠经，五输穴之经穴。《循经考穴编·上》曰："治手腕疼肿……又主五指拘挛，腕痛彻肘……"

三阳套穴涉及三焦经、小肠经和大肠经三条经络，三穴均有治疗腕部病变，调节腕功能的作用，三穴同用，将三穴整合为一，极大的提高了疗效，使之功能更为全面，专以治腕部各种病变，包括风湿病、偏瘫病、劳损病、外伤病等。此套穴可以火后毫，也可以直接毫火，根据不同病证采用不同的针法。

第二十二节　软　坚　灸

穴位组成：曲池、合谷、照海、痞根四穴，也称"软坚散结灸"。

功效：软坚散结，主要针对腹内的占位性病变（包块）。如子宫肌瘤、卵巢囊肿以及其他占位性病变等。

【针方简析】

曲池、合谷穴同属手阳明大肠经。曲池，出自《灵枢·本输》，别名"鬼臣""肘尖"等。手阳明大肠之合穴，与合谷是原合之配。曲池为五输穴之一，本经之合土穴，功善解表清热，既可清外在之风热，又能泻在内之火邪，是表里双清之要穴，曲池五行属土，"合治内腑"故可清泻阳明，清利湿热，调理大肠之气血，调和营血，降逆活络，是三通临床常用之穴。

合谷为本经原穴，气能升降，血能宣通，补之益气理中，泻之升阳降浊。出自《灵枢·本输》，别名"虎口"。可疏风散寒，阳明经多气多血，本穴为手阳明经经气出入留止之处，故有较强的经气开闭之作用，用于治疗气机闭塞之疾。

痞根穴为经外奇穴，出自《医经小学》，古人认为痞根穴灸之可消腹中痞块。《医学入门》曰："专治痞块，十三椎下，各开三寸半。……"《类经图翼》专有一章论述痞根专治痞块的篇章叫《积聚痞块》。《景岳全书·杂证谟·积聚》卷二十二云："凡灸痞者，须灸痞根，……亦效。"文中"痞者"即是腹内患有包块的患者。

照海穴属足少阴肾经，为八脉交会穴之一。通于阴跷脉，功善滋阴，可清热利湿，滋补肝肾。《玉龙赋》曰："合照海能医腹疾之块。"照海穴亦有祛除腹中包块之功。

以上穴位配伍，共奏软坚散结之功。套穴中曲池、合谷穴的介入是非常关键的，旨在加强气血调整，扶助正气，提升人体功能，对于痞根穴和照海穴的软坚散结功能给予血气支持起到促进和推动作用，以助软坚散结。软坚灸针对一些占位性病变和疑难之症（以治腹中痞块为主，如子宫肌瘤、卵巢囊肿、乳腺疾病等），包括腹部癌症都能有效治疗。此套穴也是微通法与温通法并用，要有灸法的参与，要对痞根穴实施重灸。临床中使用软坚灸，必须痞根穴取穴要准确，这一点很重要，直接关系到疗效，取穴失准，疗效顿减。

第二十三节　膝 5

穴位组成：鹤顶、犊鼻、膝眼、阳陵泉、阴陵泉。

功效：调理气血、疏通经脉、散寒除湿、通利关节、祛瘀除痹。

【针方简析】

鹤顶穴别名"膝顶"，经外奇穴。《外科大成》曰："膝顶穴治鹤膝风。"《针灸集成》曰："鹤顶，主两足瘫痪无力。"

犊鼻穴为足阳明胃经经穴，出自《灵枢·本输》，又名"外膝眼"，有除痹行血的功能。《灵光赋》曰："犊鼻治疗风邪痛。"《针灸大成》曰："主膝中痛不仁。"《灵枢·杂病》曰："膝中痛，取犊鼻。"

膝眼穴，为经外奇穴。《玉龙赋》曰："膝头红肿不能行，必针膝眼膝关穴，功效须臾病不生。"《扁鹊神应针灸玉龙经》曰："髌骨能医两腿痛，膝头红肿一般同，膝关膝眼皆须刺，针灸堪称劫病功。"《外科大成》曰："膝眼穴，治鹤膝风，……"

阳陵泉穴，属足少阳胆经，五输穴，本经之土合穴，为八会穴之一"筋会"。可舒经活络，疏肝利胆，息风止痉，本穴为筋穴，多用于下肢痿痹、麻木等症。阴陵泉穴属足太阴脾经，五输穴，本经之合水穴，主治脾肾二经证候，有温蕴中焦，利水，消肿之功，故可清热利湿，健脾理气，通经活络，可消膝痛、膝肿、麻痛等症。二陵相伍可以消除膝关节的肿痛。膝 5 可以火后毫，也可以直接毫火。

阴陵泉穴属足太阴脾经，出自《灵枢·经脉》，脾经合穴，五行属水，功于排渗脾湿，具有健脾利湿之功效，《百症赋》中言："阴陵水分去水肿之脐盈。"《杂病穴法歌》中云："心胸痞满阴陵泉，小便不通阴陵泉。"可此可见阴陵泉是治疗水肿之症的特效穴。此穴的位置决定了针对局部病变有着很强的治疗作用，膝关节病变，离不开阴陵泉的参与治疗。

膝 5 的组合，实际应该 6 个穴，还有足三里穴，只因基础套穴中本身就有足三里穴，所以没有列在其中，完成膝关节病变的治疗，是 6 个穴完成的。诸穴相互为用，以通为补，而达到调理气血，疏通经脉，散寒除湿，祛瘀通痹，消除肿痛之目的。这也是古人"腧穴所在，主治所在"的理念，膝 5 适用于膝关节的各种病变，包括风湿、滑膜病变、增生及各种膝关节痛等。五穴相伍，直接针对局部病灶进行治疗，除毫针外，根据病情可施以火针或毫火，不同的病情，不同的针法。

另外，针方中双膝眼穴应该是屈膝取穴（教科书上是这样规定取穴的），但是在三通法临床上采取是仰卧伸直双腿取穴。因为还有其他穴综合治疗，患者不可能屈膝时间过长。必须仰卧直膝取穴，这就需要我们严格执行操作规范：45°角向斜上方进针，动作不要过猛，尤其是毫火更要角度准确，动作流畅舒缓，越是复杂的部位越要严格执行两步进针法，只有这样才能将患者的痛苦降到最低点。

第二十四节　膻3

穴位组成：膻中六，膻中至天突之间的两个阿是穴。

功效：主治心、肺、胃气滞、气逆、气结。

【针方简析】

膻3是在单穴膻中的基础上发展而来的。膻中穴属任脉，出自《针灸甲乙经》，别名"上气海""元儿穴"。是足太阴、少阴，手太阳、少阳，任脉之会，八会穴之一"气会"，心包经募穴，早在《灵枢·根结》就指出："厥阴根于大敦，结于玉英，络于膻中。"历代针灸医家对本穴的主治病症论述颇多，但大都集中在"气病"范畴。《针灸聚英》云："上气短气，咳逆，噎气，喉鸣喘嗽，心胸痛，风痛，肺痈，唾脓……"在三通法临床膻中穴常用于心、肺、胃的气滞、气逆、气郁、气结之症。针对严重的、久治不愈的病症，发展为膻3，自膻中穴向上均衡排列（不计穴位，但一定要在经上）3针，以加强排除气滞、气逆、气郁、气结于胸的症状，尤其针对心脏病变，作用非常明显。在三通法临床膻中或膻3的操作，一般都采取针尖向下斜刺的方式，因为此处肌肉较薄，不宜深刺，以免发生危险。

第二十五节　廉3

穴位组成：上廉泉穴与两旁各一的阿是穴。

功效：清咽利舌、疏风泄热，主治咽喉病变、舌强、失瘖。

【针方简析】

上廉泉穴，经外奇穴，出自《新医疗手册》。位于颌下部，颈前正中穴线上，甲状腺软骨直上1寸位置，此穴主治舌强，舌面溃疡，舌下神经麻痹，流涎，语言不清，哑证，失语等，对于口腔炎，咽炎等也有治疗作用。加上此穴旁开的两个阿是穴，加强了治疗效果，扩大的治疗作用。

第二十六节　背五（背五其中包括背五 1、背五 2、背五 3）

穴位组成：

背五 1：大椎、心俞、脾俞。

背五 2：大椎、心俞、肝俞。

背五 3：大椎、肝俞、胃俞。

功效：此套穴的使用属于强通法，以清瘀泄热为主要功能，针对性极强，专治脏腑病变。采取三棱针点刺，拔罐放血的方法，所以也称为"背五罐"。

背五 1：主要配合治疗各种心血不畅，心血瘀阻，心火上炎造成的各种疮疡痛肿，口舌生疮，荨麻疹以及面红，面部红血丝，各种皮肤过敏症等。

背五 2：主要用于治疗肝胆病变，肝阳上亢，肝气郁结，如高血压，各种眼疾，皮肤病，脂肪肝，高血脂等。

背五 3：主要治疗各种病变引起的内分泌失调，情绪波动，烦躁不安，更年期综合征，以及由内分泌失调引起的面色晦暗、黄褐斑、青春痘等。

【针方简析】

大椎穴属于督脉，出自《素问·气府论》，别名"百劳"穴。大椎穴为清热要穴，手足三阳与督脉的交会穴。可通调督脉，宣通阳气，清热、镇惊、安神，可清五脏之热。

心俞穴为心气转输，输注于背部的特定穴。心俞穴属于足太阳膀胱经，出自《针灸甲乙经》，心俞放血可疏通心络，调理血脉，清心安神，使心之热得以清降。《针灸甲乙经》曰："寒热心痛，循循然与相引而痛，胸中悒悒不得息，心俞主之。"心俞放血，可降心火，可以调治心火上炎诸症，也可解心郁、祛疮疡、安心神。

肝俞穴属足太阳膀胱经，为肝的背俞穴，本穴内应肝脏，既可泻肝胆之火，又能养肝肾之阴，疏肝利胆，养血明目。《针灸甲乙经》曰："痓，筋急痛，互引，肝俞主之。""咳而胁满急，不得急，不得及侧，腋胁下与脐相引，筋急而痛，反折，目上视，眩，目中循循然，眉头痛。……肝俞主之。"肝俞放血，泻肝热、解肝郁、疏肝阳、凉肝血。

脾俞穴为脾之背俞穴，为脾气输注之处，是治疗脾疾的要穴，可祛湿化痰，健脾和胃，益气摄血。《针灸甲乙经》曰："热痓，脾俞及肾俞主之。""大肠转气，按之如覆杯，热引胃痛，脾气寒，四肢急，不嗜食，脾俞主之。"脾俞放血，清脾胃之热，复脾运之机。

胃俞穴为胃之俞穴，为胃之转输之处，是治疗胃疾之要穴。脾俞健运脾阳，胃俞滋养胃阴，健脾和胃，通络止痛。《针灸甲乙经》曰："胃中寒胀，食多身体羸瘦，腹中满而鸣，腹膜，风厥，胸胁榰满，呕吐，脊急痛，筋挛，食不下，胃俞主之。"胃俞放血，主要清解胃脘郁热，以促胃降。

此套穴是属三通法中的"强通法"范畴，放血疗法，也称"刺络疗法"，所放之血都是络脉之血而得名。通过放血，使血中热毒与病邪随血排放而出，同时，调整脏腑功能，激发经气，清热、解毒、疏泻心、肝、脾胃之火，从而有效调整内分泌，有效治愈疾病。背五放血系列放的都是络脉之血，络脉是人体皮表、内脏和遍及全身内外，交通气血，输布精微，最浅最小的通道。久病之后，气滞血瘀，阻于络脉之中，从而出现局部或全身气血失畅、失养和血溢为主的证候。正如《灵枢·百病始生》所说："阳络伤则血外溢，血外溢则衄血，阴络伤则溢，血内溢则后血，肠胃之络伤则血溢于肠外。"清代叶天士进一步肯定"经几年宿病，病必在络。"这就是古人所说的"久病入络"理念。我们通过络脉放血的方法，来治疗陈旧或顽固之疾。这也是三通法不同于其流派的放血方法。再有一点，三通法临床的刺血疗法（即强通法），只是微量出血，一般不超过3～5毫升，这是遵循古人的理念，《素问·长刺节论》指出："刺大脏，迫脏刺背，背俞也，刺之迫脏，脏会，腹中寒热去而止，与刺之要，发针而浅出血。"这也是放血于背五的理论依据，脏腑之疾，刺脏腑之俞穴，使邪气随血而出，此种方法有极强的针对性，证脏对应明确，作用直接。同时古人也告诫我们，少量出血即可达到治疗的目的。

大椎可泻五脏之热，热在人体有两种涵义，首先是体感热度，属于外感发热，大椎泻这种体感发热之症，效果明显而突出。另外一种热，指的是体内的热象，一是阳盛发热，一是阴虚发热，这种热象是体内阴阳失调的表现，有时是症状表现，有时是病因病机，这种失调不同程度都有热象存在，因此，背五放血，具有祛除体表和体内之热的功效，所以几组背五系列放血疗法，均有大椎穴的参与。三组背五放血系列，每组治疗病候不同，各组背五所清脏腑之热，各有所属，也各不相同，背五1适用于心火，背五2适用于肝火，背五3适用于胃火。这里所指的火，实际上就是脏腑的热象，或者说由于某些脏腑的内热，或是实热，或是虚热所造成的症状。背五1多用于心火上炎的病症，如口舌生疮，面红、红血丝，皮肤过敏等证。脊五2多适用于肝郁气滞，肝阳上亢之病症，如眼病，高血压等证。背五3多适用于脾胃、肠道病变，如内心分泌失调、青春痘、黄褐斑等。在临床上根据病情选择套穴是有明显界定的，这就需要我们辨证准确，精准论治。不同脏腑病变，选择不同的背五放血，是有法可依的。

此法虚证（低血压患者、贫血患者）不适使用，多用于热证和实证，还有一些本虚标实之证。以上穴位根据辨证组成几组针方，根据病因、病机分别治疗不同的病症。背五，这组套穴，治疗不同脏腑病变时，有时是辅助治疗，有时是直接治疗，因此，必须在辨证的基础上使用，根据症状准确选择套穴。

背五的使用一般都是组穴使用，对于一些特殊病例也可以单独背俞穴放血使用，如单穴心俞放血，治疗各种疮疡痛痒，面色红、面部红血丝、口舌生疮、皮肤过敏等症状。单穴肝俞放血，专门治疗各种眼疾，如青光眼、眼底出血、虹膜炎等。单穴放血一般都是在其他套穴基础上使用，有着极强的针对性，有时起到画龙点睛之妙，作用明显。

第二十七节　大 长 对 刺

穴位组成：大椎、长强。大椎穴三寸以上针，针尖向下刺，长强穴三寸以上针，针尖向上刺，谓之"大长对刺"。

功效：醒脑开窍。针对脑部病变，神经元系统病变，如癫痫、脑瘫、震颤、小脑萎缩、摇头风、老年痴呆等症。

【针方简析】

大椎穴，隶属督脉，别名"百劳"穴，可通调督脉之经气，宣通阳气。《黄帝明堂经》曰："三阳，督脉之会。"《针灸学》《针灸学讲义》曰："羊痫惊风、五劳七伤、疟疾、寒热、咳嗽，肺胀胁痛，……"主要于醒脑开窍，通督脉，镇痉止痫，在临床上也经常用于发热等症。

长强穴，督脉络穴，出自《灵枢·经脉》，又名"尾翳"。《铜人腧穴针灸图经》曰："足少阴、足少阳所结会。"《灵枢·癫狂》曰："治癫疾者，常与之居，察其所当取之处。"《灵枢·经脉》曰："督脉之别，名曰长强……实则脊强，虚则头重，高摇之，挟脊之有过者，取之所别也。"《灵枢》明确指出长强穴对于治疗摇头有特效。

大椎穴与长强穴三寸针以上相对刺，产生较强的刺激量，极大的调整了督脉的气血，激发振奋了督脉之阳气，与经气，有较强的醒脑开窍之功，同时又有益脑生髓，安神定志之力，因此，大、长对刺经常用于三通法临床上的癫痫、癫狂、震颤、摇头、抽动症等病症。有时是辅助治疗，有时直接治疗，在辨证的基础上，正确使用此套穴。

大、长对刺要求针灸功力相当深厚，技术娴熟，而且要严格遵守操作规程，熟练操作，尤其是长强穴的操作更要细心、谨慎，安全为上，确保安全。长强穴位于尾骨尖端与肛门之间，施针时三寸毫针，针尖向脊柱方向，成30°，沿尾骨下缘，向斜下方流畅而舒缓进针，中间不得停顿，一气呵成。必须掌握好 30° 的进针角度，否则会扎入直肠。

第二十八节　火 5

　　穴位组成：腹部（主要是脐以下）任脉、肾经、胃经五条线上的穴位或阿是穴。

　　以火针点刺为主要治疗方法。火 5 是火针点刺腹部五条线的简称。火针点刺的原则是"宁失其穴，不失其经"。在针刺过程中一定要避开"石门穴"，伤及石门穴会导致终身不孕。古代称不育之女为"石女"，《黄帝明堂经》云：石门"女子禁不可灸"。孙思邈又曰"针关元主妇无子，针石门，则终身绝嗣"，后世针灸典籍则曰："女子禁不可刺灸，令人绝子。"我们在没有科学论证的情况下，只能先遵循古人的论断。所以，在火 5 时，一定要避开石门穴。

　　火 5 在临床中主要针对严重的肠道病变、妇科病变、男科病变、泌尿病变、生殖病变等。对于严重病情或久治不愈之证，有着特殊的疗效。由于火针强大的温热功效，强大的活血化瘀功效，强大的舒经通络功效，强大的消炎作用以及强大的软坚散结功效，在治疗中起着至关重要的作用，对于某些疾病是无法替代的。在治疗中有火 5 的参与，极大的提高了疗效，尤其是针对疑难杂症以及严重病情。

　　功效：活血化瘀、温经散寒、软坚散结、除痞止痛、温经通络。

【针方简析】

　　五条经脉中任脉起于胞中，主治下腹部和泌尿、生殖系统病证。"任者，妊也。"任脉为生养之本，故对妇科诸疾意义非凡。任脉与冲脉同出一源，二者有千丝万缕的联系，任脉又为阴脉之海，凡精、血、津、液等皆属阴，所以火针点刺腹部任脉，可促使精血荣达于胞宫。任脉中关元穴是任脉与足少阴肾经的交会穴，可见任脉与肾经的内在联系密切，关元能温肾，通调冲任，任脉中的中极穴可调理经血，气海穴可升阳补气益肾，二穴可调理下焦，补肾调经，通调冲任。肾主生殖，为先天之本，下腹部诸穴对妇科问题、肠道问题、泌尿问题、生殖问题有很好的疗效。

　　脾胃为后天之本，气血生化之源，足阳明胃经为多气多血之经，更可荣润胞气血，亦有活血瘀之功效，祛除腹中痞块，如子宫肌瘤、卵巢囊肿、妇科炎症、消化系统炎症，泌尿系统炎症等，且具有治疗急腹症之功效。

　　肾经主生殖，司二便，为先天之本。所有妇科问题均与肾经密切相关，此经的很多穴位（大赫、四满等）都是直接治疗男科、妇科、消化系统、泌尿疾病的穴位。

　　在火 5 套穴中所针刺的经络为多气多血之经，火针点刺腹部 5 条线（5 条经络），对血气的调整，对五条经络调整，对脏腑功能的调整，是普通针所达不到的，火针所产生的温热刺激，极大的激发了经气，极大的调动调整了血气。同时也针对腹部消化系统、泌尿系统、生殖系统病进行了调治，舒经活络，活血化瘀，祛湿除痞、软坚散结。在治疗中起着至关重要的作用，火5既可以针对实证，也可以针对虚证，既可针对寒证，也能针对热证，只要病情严重，或久治不愈均可使用，尤其针对某些重大疾病，火5是不可替代的。关键时刻，果断出手。

火针点刺以上三经5条线，极大的激发经气，振奋下焦之元阳，通利下焦作用极大。可具有滋阴益阳，荣养胞宫气血，通调冲任，暖宫散寒，润肠通便，祛瘀除痞之功效。操作过程中切记要避开石门穴。在临床中具体操作时，最关键的问题，就是火5起于何穴（处）？止于何穴（处）？这就需根据病情来决定它的长度，病情不同长度不同。在临床上无论何病都是起于中脘、天枢，然后针对病证不同来决定止于何处，如泌尿系统，排泻系统脐下五条线止于水道穴的水平线上，针对妇科病变，比如宫颈炎、阴道炎、子宫肌瘤、卵巢囊肿等止于耻骨联合水平线上，这是根据临床需要来决定的，而且这一点非常重要，直接关系到疗效。还有一个重要的问题：火5的深度？这就需要根据人体的胖瘦，根据具体的病情来决定。无论何种病情，深度不能少于0.5寸，针对一些占位性病变（子宫肌瘤、卵巢囊肿等）火针点刺的深度不能少于1寸，根据临床的具体情况来决定扎多深，须灵活掌握。还有一点很重要，治疗腹水类，梗阻类病证时，切忌火针深度过深，以免伤及脏器。关于火5的火针温度，也是根据病情而定，不同病情，火针温度不同。针对泌尿系统、生殖系统、消化系统疾病，采取一、二、三秒的匀速进针，要做到"针下有声，针后有晕"即可。治疗占位性病变（如肌瘤、囊肿类疾病）火针一定要烧红，匀速进针，动作流畅，垂直于皮肤进针，不要进出针过快。关于这些要求（细节），在临床上是至关重要的，直接关系到疗效。熟练掌握火5，是每一个三通人必须要做到的。

第二十九节 火 点 督

穴位组成：督脉诸穴，或称整条督脉。以火针点刺的形式，称为火针点刺督脉，简称"火点督"。

功效：激发阳气、激发经气、振奋元阳、醒脑、开窍、通髓。

【针方简析】

督脉，总督全身之阳气，为阳脉之海。《素问·骨空论》指出，督脉起于会阴，并于脊里，上风府，入脑，上巅，循额。督脉的经气与各阳经都有密切联系，督脉行于脊里，入络于脑，与脑、脊髓有着密不可分的联系。《医学入门》云："脑者髓之海，诸髓皆属于脑，故上至脑，下至尾骶，皆精髓升降之道路也。"可见督脉与脑、与髓关系密切。因此一切脑病（如小脑病变，神经元病变，脊髓病变等）均与督脉有关。督脉统一身之阳气，络一身之阴气，若督脉经络之气受阻，则清阳之气不能上输，督脉不通不仅发生腰脊病变、痿证等，也能导致癫疾惊痫，小脑病变，脊髓病变，神经元病变。火点督，顾名思义必须有火针的参与，火针以它强大的温热功效，活血化瘀功效，作用于督脉，因此，火点督能激发人体阳气，激发经气，振奋元阳，强骨通髓，疏通经络，同时也有强大的活血化瘀功能，且又具奋强大的消炎作用。因此，火针在治疗上述诸病方面是至关重要的和不可替代的。

在临床中如痿证、骨痹（强直性脊柱炎），以及一系列小脑病变、神经元病变都是以通督脉为主要治疗手段，也是三通法临床常用的治疗方法。此针法的原则也是"宁失其穴，不失其经"，操作中一定要扎在经络上，偏离督脉，会使疗效打折扣，要注意针距要整齐划一，深度、力度要均匀、平稳。要做到"针下有声，针后有晕"，这种红晕，在针后不久，连成一串，整个督脉都是红晕，这样扎出的火针效果，疗效才会突出。其实"宁失其穴，不失其经"的原则，让我们在治疗中少了不少的穴位位置的束缚，使得取穴变为简单，可以放松的去操针，注意力全部集中在经络上，凡是用火点督治疗的疾病大多为疑难杂证，病程都较长，火点督每次施针都不重复上次的针孔，每次都错开，基本扎遍督脉的所有位置，这样实际上既不离经也没离穴。这也是大道至简、大医至简的体现。

因为治疗上述病证，都需要长期治疗，为了皮肤不至于受损严重，一周保持火针治疗两次以上即可。以使皮肤有恢复的过程，不至造成人为的伤害。

第三十节　火针　毫火　毫针火针

【火针】

火针刺法是贺氏针灸三通法的代表性针法。火针刺法历史悠久，针法独特，疗效神奇，在三通法临床上占有重要的地位。火针自贺普仁先生挖掘、整理出来以后在临床中使用非常广泛，治疗的病种也非常多，尤其是针对顽症、疑难杂症、皮肤病、疮疡、风湿以及占位性病变、包括癌症都有着显著的治疗效果，属于贺氏针灸三通法"温通法"的范畴。火针发明于古代，发展于当代（尤其是毫火针），是针法与灸法鬼斧神功般的巧妙结合。火针的临床使用极大的扩大了针灸的治疗范围，极好的提高了针灸的疗效。

贺普仁先生根据临床中具体情况，从实际出发，对于火针操作时的温度、深度、力度都有着明确的规定，通过实践打破了火针操作的误区，即：火针操作针烧的越红越好，行针要快进快出等，实际上火针的温度要根据病情而定的，火针烧红时，温度可达 600℃以上，对于一些疮、疡、脓肿、结节、肿瘤、囊肿的治疗必须要将针烧红刺入，才能达到治疗的效果。但是对于一般性疾病，则采用烧针 2 秒后进针的温度，就是一、二、三秒匀速进针，烧针 2 秒后进针，关键是要做到"针下有声"，即针入肌肤发出"嗞"的一声，针后数秒，针眼泛起红晕，这叫"针后有晕"，这就证明火针的温度适中，治疗效果最佳。进出针的速度也没必要太快的进出针，与毫针的进针速度相同即可，大可不必盲目的快进快出。这样操作首先是难度大，取穴失准，容易伤及人体，而且降低火针疗效。在临床使用火针时，严禁烧一次扎几针的做法，这样看似娴熟，实际上完全丧失了火针的特性意义。火针最大的特性就是温度，失去温度就失去了火针的温热特性，凡此扎法都不是贺氏针灸三通法所规定的扎法。要严格执行扎一针烧一次的原则，充分利用火针温度的特性，进行有效治疗。在三通法临床，有一种常用的针法，在经穴上扎完火针后，再施以毫针，这种针法称为"火后毫"，一般针对寒证和顽症经常使用。

【毫火】

"毫火"，是以毫针为工具的火针疗法（简称毫火），将普通毫针烧红扎入皮肤，它的特点是疼痛轻微，不留瘢痕，适用面部疾病的治疗和一些久治不愈的病症，如陈旧性的面瘫、三叉神经痛、黄褐斑、类风湿骨性关节病变，占位性病变及囊肿类疾病。由于疼痛轻微，所以患者容易接受。但是，毫火的操作难度很高，只有技术娴熟才能应用于临床。因为毫针很细（三通法临床用的毫针直径为0.25 毫米的毫针），又必须烧红方能进针，稍有失误就会烫伤患者。所以必须熟练掌握毫火技术，严格执行操作规范。三通法临床要求自针尖以上必须烧红，还要垂直于皮肤进针，这些操作要求尤为重要。稳、准、柔，手法一定轻，流畅，一气呵成，扎出节奏感。这是每一个三通人必须熟练掌握的技术。

【毫针火针】

"毫针火针"也是以毫针为工具的火针疗法，与毫火的区别就是，毫火留针，毫针火针不留针，扎入即出。主要适用于人体面部，如青春痘、黄褐斑、病毒型面瘫、上眼睑下垂、面肌痉挛等。毫火、毫针火针操作都有一个共同的关键点，那就是一定要垂直于皮肤进针，而且针尖必须烧红。才能保证顺利进针。为了确保安全，在使用毫针火针时，由于毫针需反复使用，这就需要扎几针后，及时更换毫针，根据自己的技术水平和针的质量来决定扎几下后更换毫针，避免烫伤，才能保证操作安全。

　　贺普仁先生根据临床中的反复实践，多次论证，总结出 4 种临床上常用的火针针法：点刺法、散刺法、围刺法和密刺法。这 4 种火针方法在临床中要灵活运用，不同的病情，不同的部位，不同的体质运用不同的火针刺法，一切从实际出发，法无定法。

　　点刺法就是根据临床中的具体情况，辨证归经，在经络上选择相应的穴位，施以火针，或选择病灶部位最明显的痛点，在阿是穴施以火针，这是临床中比较常用的一种火针刺法。要求扎在经、在穴。这种火针针法经常运用于火后毫（同一个穴位先扎火针再扎毫针），所以一定要扎在经络上、穴位上。

　　散刺法是将火针疏散的刺在病灶上的刺法，通过火针的温热作用，温阳益气，改变局部气血运行不畅的局面，使经络畅通，从而达到祛邪的作用。比如：弥漫性肿大，肌肉萎缩部位，脏腑的占位病变，囊肿、包块、结节、瘤体、皮肤病等。

　　围刺法是以火针围绕病灶周围点刺的一种方法，火针点刺多在病灶与正常组织的交界处，这种火针刺法经常用在疮疡、皮肤病的治疗方面。此法可温经通络，改善局部气血环境，活血化瘀，达到祛邪之目的。

　　密刺法是火针密集的点刺在病灶上的一种火针刺法，火针点刺的密度要大于散刺法。此法是借助火针之热力，激发经络之气，促进气血调和，养血生肌，祛除病邪。比如重点的病灶部位：囊肿、肌瘤、结节、痛证的痛点等。

　　这四种火针针法要在临床中根据病情辨证后综合选择使用，不可偏废，灵活运用，又缺一不可，根据不同病情，不同部位，不同的患者体质，采用不同的火针刺法。在临床上要根据辨证来决定采用什么样的火针方法，不能墨守成规，灵活运用，一切从实际情况出发，从临床效果出发。所以各种火针针法，我们都要熟练掌握，做到运用自如，应对临床上的千变万化。

　　火针在三通法的温通法中，作用凸显，在临床中经常使用先火针后毫针的方法，对于严重病情，久治不愈的病情经常使用火后毫，还有一些人体面部疾病，毫针火针有奇效且效果显著。不论是火针，还是毫火及毫针火针共同的操作要点就是一定要垂直于皮肤进针，只有这样，才能保证针法的进针质量，不至于烫伤患者。

　　总之，火针的开发、使用，扩大了针灸的治疗范围，极大的提高了治疗的疗效，尤其是针对一些难以治愈的顽症、疑难病取得了巨大的突破，用好火针，让火针为人类健康做出巨大贡献。

第三十一节　透　　穴

　　在三通法针灸临床实践中，经常使透穴来治疗一些疑难杂症。透穴可以一针透2～3个穴位，透穴的使用极大地加强了对穴位的刺激量，使针感容易扩散、传导更有利于催气导气，起到了分别刺2～3个穴位不能起到的作用。透穴可以沟通穴与穴，经与经之间的联系，同时也能调节阴阳之间的平衡。

在针灸临床中的透穴很多，使用的人也很多，但是在三通法经常使用的透穴只有：内透、丘透、丝透、地透、蠡透、球透、肩透、条山等。对于一些疗效不明显，对人体伤害较大的，针后人体有严重后遗感的，已被三通法弃用。只保留了疗效明显的，没有副作用的几个透穴。而且这些透穴，在临床实践中，已被反复验证后是行之有效的，并证实为疗效突出的，广泛的应用于临床。

1. 内透

【针方简析】

内关透郄门，专功各种心脏病，如心气虚、心血虚、心阳不振、血不养心、心肾不交、心神失养、心火上炎等，也是临床上使用最多的透穴。有些没有心脏的器质性病变，但是有症状，比如胸闷气短，比如口唇青紫等，都可以用内透来调整。中老年患者是内透的适应人群，应用的也最为广泛，而且疗效明显。

内透一针贯三穴，内关、间使、郄门。这三个穴均为手厥阴心包经穴位。内关穴属手厥阴心包经之络穴，出自《灵枢·经脉》，八脉交会穴之一，交会之阴维脉，别于上焦，可以通气，并可镇痉止痛。《针灸甲乙经》曰："面赤皮热，执病汗不出，中风热，目赤黄，肘挛腋肿，实则心暴痛，虚则烦心，心惕惕不能动，失智，内关主之。"《百幽赋》曰："……内关扫尽胸中之苦闷。"《标幽赋》曰："胸满腹痛刺内关。"《针灸甲乙经》云："心澹澹而善惊恐，心悲，内关主之。"内关穴有两种刺法，直刺治胃，斜刺治心。是治疗胃与心脏疾病的常用穴与常备穴。也是贺氏针灸三通法在临床上治疗胃与心脏疾病的关键用穴。

间使穴，手厥阴心包经之经穴，出自《灵枢·本输》，别名"鬼路"。内关和间使均可治疗心痛、心悸、胸闷等问题。《针灸甲乙经》曰："卒心中痛，瘈疭互相引，肘内廉痛，心敖敖然，间使主之，胸痹引背时寒，间使主之。""热病烦心善呕，胸中澹澹，善动而热，间使主之。"

郄门穴，为手厥阴心包经之郄穴，出自《针灸甲乙经》，有很强的宽胸理气、宁心安神的功效。《针灸甲乙经》曰："心痛，衄哕呕血，惊恐畏人，神气不足，郄门主之。"《类经图翼》云："主治呕血衄血，心痛呕哕惊恐，神气不足，久痔。"《备急千金要方》云："呕血，大陵及郄门主之。"

内关、间使、郄门3个穴位均有治疗心气、心血、心神之功能，将三个穴位的功效汇总合一，一针贯三穴，有效的调整了对穴位的刺激量，使针感更容易扩散，传导，更容易催气、导气，起到了分别刺三穴不能起到的作用。将 3 个穴的功效有机的整合，将产生无比巨大的能力，所以能有效的调治心脏的各种疾病。这组套穴在三通法临床上使用几十年，充分的显示出它的有效性和科学性，成为治疗心脏病变的首选套穴。有立竿见影的效果，获得广大患者的认可。在日常生活中，内透对于晕车、高山反应等紧急症状也有着针到病除的神效，常用于紧急情况的救治。在心脏重症的救治方面，也有突出的效果，比如房颤，内透的除颤效果可谓是立竿见影，如心肌梗死发作，针刺内透，有可能不能根治此症，但是却给西医救治，赢得了宝贵的抢救时间，是功不可没的。

3 个穴位分别对心脏疾病均有治疗作用，将 3 个穴的功效综合起来，共同完成对心脏疾病的治疗与调整，3 个穴的合力大大的超过单穴的作用，所以内透是调整心脏功能、治疗心脏病最有力的套穴，属于三通法临床上的杀手锏，是使用最多的套穴之一。

内透在临床上一般采用左侧穴位，不同的病情有时也会采用双侧内透，必须根据辨证来决如何使用。单内透与双内透的使用有明显的界定，单内透治心（心气虚、心血虚等），双内透治神，治的是心神、情志损伤类疾病，如失眠、癫痫、癫狂、神经官能症类疾病。

内透施针时不要动作过猛，要沿皮下浅刺，过深、过猛、过大极易产生电流感直冲中指，这样会有严重的后遗症，数天不适，而且会使患者产生恐惧感，造成心理阴影，而且影响治疗。三通法在临床上追求的是针下无感觉，针后逐渐出现针的存在感、胀感、流动感，这种针感才是针灸得气的表现，也是针灸的最高境界。

2. 丘透

【针方简析】

丘透，丘墟透照海，三通法临床上用的比较多的透穴。可以治疗一切肝胆疾病，无论是肝病，还是胆病，还是肝胆同病，丘透都能有效的治疗。既治疗肝胆本身病变，如肝硬化、脂肪肝、肝腹水、各类肝炎等。丘透还能治疗肝胆的占位性病变，如肝囊肿、胆结石、胆囊息肉等，是三通法临床治疗肝胆疾病的专用透穴。

丘墟穴为足少阳胆经原穴，首见于《灵枢·本输》。主治口苦、胸胁支满、目赤肿痛等。《针灸甲乙经》曰："胸满善太息，胸中膨膨然，丘墟主之。""大疝腹坚，丘墟主之。""目视不明，振寒，目翳，瞳子不见，腰两胁痛，脚酸转筋，丘墟主之。"《针灸大成》曰："胁痛，针丘墟……"

照海穴归足少阴肾经，为八脉交会穴之一，出自《素问·气穴论》。通于阴跷脉，本穴可清热利湿，调肝肾阴虚，主治痫证、下肢痿痹等。《通玄指要赋》："四肢之懈惰，凭照海以消除。"《玉龙赋》白童子曰："合照海能医腹疾之块。"照海也有祛除腹中包块的作用。同时也能治疗和调整神明之疾。

丘透不但加强了两穴之间的联系，同时还加强了两经之间的联系，起到两穴扎两针起不到的作用，这种合力直接针对肝胆疾病，是三通法临床治疗肝胆疾病的最有力、最有效的透穴。

丘透的施针难度很大，丘墟透照海，顾名思义，是丘墟进，照海出，但是，如果这样扎永远透不过去，应该是丘墟穴最凹陷处进针，针尖的角度一定要指向太溪穴，然后很怪异的从照海出，只有这样才能透过去，扎到照海穴皮下即可，不用透出。针刺丘透，必须技术技法娴熟，如果针感过强、过痛，患者会高度紧张，而增加进针难度，也容易让患者产生心理恐惧，从此而惧怕此针，只有严格把握进针的位置（点）和角度，才能顺利通过，只有将患者痛苦降至最低点，使其坦然接受，才能产生出奇特的治疗效果。

3. 丝透

【针方简析】

丝竹空透率谷，简称"丝透"主要用于治疗偏头痛。出自《玉龙歌》。

丝竹空穴属于手少阳三焦经，出自《灵枢·经脉》。脉气为足少阳所发，可散风止痛，清头明目，《针灸甲乙经》曰："反目憎风，刺丝竹空主之。""眩，头痛刺丝竹空主之。"

率谷穴属足少阳胆经，出自《针灸甲乙经》，为交会穴之一。也是足太阳，少阳之会清脑息风之力较强，是治疗偏头痛的要穴。《玉龙歌》中专门讲到了丝竹空透率谷曰："偏正头风痛难医，丝竹金针亦可施，沿皮向后刺率谷，一针两穴世间稀。"

丝竹空透率谷，有效的沟通了头侧面三焦经和胆经的深层关系，加大了对两穴的刺激量，遵循古人"腧穴所在，主治所在"的原则，对于所处位置的病变，进行针对性的有效治疗，可疏泄壅滞，通调气血，活血化瘀，更快缓解偏头痛或头部双侧疼痛。是治疗偏、正头痛的重要穴位。丝透的操作必须使用三寸以上的针来完成，所以，进针时配合左手才能顺利完成，左手一直要按压住皮下的针尖，随进针而移动前行，使针行轨迹呈弧形行进，才不至扎出皮外或刺入骨膜。另外，丝透起（拔）针时，还有技术要求，起针时，需要患者用自己手的大、小鱼际按在丝竹空与率谷之间，然后徐徐将针拔出，再按 2～3 分钟即可。这样做是为了避免皮下出血而造成皮下血肿或面部乌青。

4. 地透

【针方简析】

地仓透颊车，简称"地透"。主要用于治疗面瘫、面肌痉挛、三叉神经痛等症。地透之套穴出自《玉龙歌》。

地仓穴和颊车穴都属于足阳明胃经，胃经"入上齿中，还出夹口环唇，下交承浆，却循颐后下廉，出大迎"。可见面部所病之处正是胃经所经过之处，地仓、颊车均是足阳明经腧穴，可祛风通络，清热治僻，地仓穴是足阳明、阳跷脉、任脉之交会穴，出自《针灸甲乙经》。可祛风通络，善治口㖞、流涎、眼睑瞤动、面肌痉挛、颜面神经麻痹、三叉神经痛。《针灸甲乙经》曰："口缓不收，不能言语，手足痿躄不能行，地仓主之。"

颊车亦属足阳明胃经，出自《灵枢·邪气脏腑病形》，具有通络开关之功，可治疗风中经脉之口眼㖞斜及齿痛肿，口噤不开等症。《针灸大成》卷六曰："主中风牙关不开，口噤不语、失音、牙车疼痛、颔颊肿，牙不可嚼物，颈强不得回顾、口眼㖞。"

地透功效主要治疗面部诸疾（如面瘫、面肌痉挛、三叉神经痛等），是治疗面部疾病的重要的针刺方法，早在《玉龙歌》中就有"口眼歪斜最可嗟，地仓妙穴连颊车"之说。地透能调和气血，疏风通络，有着突出的治疗效果。是专门治疗面瘫、面肌痉挛、三叉神经痛的透穴，针对性比较强。此针法有较高的技术要求，要认真操练才能掌握。运用地透时需要左手配合，压按住针尖向前进针，靠左手控制进针的运行轨迹，要扎出弧形状。地透拔针时也需要避免皮下出血的问题，需要患者用自己的大、小鱼际按在地仓与颊车之间，然后徐徐将针拔出，稍按片刻，避免由于皮下出血而造成面部乌青。临床上地透须根据病情的发展来决定使用与否，比如在治疗面瘫时，如果嘴的恢复快于眼睛时，要及时停用地透套穴，改用普通针法，这个细节在治疗中是非常重要的。

5. 蠡透

【针方简析】

蠡沟透中都，简称"蠡透"，可治五淋，主要治疗"石淋"（输尿管结石）及泌尿系统疼痛类疾病。蠡沟、中都都是足厥阴肝经的穴位，蠡沟为肝经络穴，出自《备急千金要方》，别名"交仪"。《太平圣惠方》云"……主卒疝，小腹痛，小便不利，及妇人漏下赤白，月水不调。"《铜人腧穴针灸图经》指出蠡沟穴："治卒疝少腹肿，时少腹暴痛，小便不利如癃闭，数噫，恐悸，少气不足，腹中痛，悒悒不乐。"可清肝胆经之湿热，通利下焦，治疗小便不利，并可缓和小腹胀痛，腰背拘急等症状。《针灸甲乙经》曰："阴跳腰痛，实则挺长，寒热，挛，阴暴痛，遗溺，偏大，虚则暴痒，气逆，肿睾，卒疝，小便不利加癃状，数噫，恐悸，气不足，腹中悒悒，少腹痛，嗌中有热，如有息肉状，如著欲出，背挛不可俯仰，蠡沟主之。"《类经图翼》云："主治疝痛，小腹满痛，癃闭脐下积气如石，数噫，恐悸少气，足胫寒酸，屈伸难。"

中都穴又称"中郄"穴，出自《针灸甲乙经》，是足厥阴肝经之郄穴，可疏肝理气，治疗小腹痛。《针灸甲乙经》曰："崩中腹上下痛，中郄主之。"

输尿管结石最突出的症状就小腹疼痛，这种疼痛的程度是严重的，因此，现代医学治疗此症，是允许使用"杜冷丁"来镇痛的。蠡沟、中都是输尿管结石之症最有效的止痛穴位，和其他穴位组合能够专门治疗输尿管结石，并能立刻止痛、有效排石、迅速排石。

蠡沟部位肌肉层比较薄，所以针一定要沿皮下平刺，深浅度要严格把握，深了会刺入骨膜，而且非常痛，浅了会刺出皮外，所以蠡透进针需要左手配合，按住针尖沿皮下运行，稳定的控制针运行的深度，最大限度地降低疼痛和避免强烈的针感。这就需要反复实践，熟练掌握才能正确操作。

6. 球透

【针方简析】

球后穴透承泣穴，简称"球透"。主要用于治疗眼疾，承泣穴属阳明胃经，出自《针灸甲乙经》。《千金方》中记载承泣穴能够治疗"目不明，泪出，目眩瞢，瞳子痒，远视漠漠，昏夜无见，目瞤动，与项口参相引，僻口不能言。"由此可见承泣穴是用来治疗眼科疾病的专用穴位。功于目赤肿痛，流泪，夜盲，近视，眼睑瞤动，口眼㖞斜，斜视，青光眼，白内障等眼疾，效果突出。

球后穴，现代新开发的经外奇穴。主要功于清热明目，主治视神经萎缩、虹膜炎、视网膜色素变性、眼底出血、青光眼、白内障、近视等。对于眼睛及眼周的病变（干眼症、眼压高、结膜出血、眼睑下垂等）均可以治疗。

球透对于治疗眼疾效果突出，同时又弥补了一个技术上的难题。承泣穴治疗眼疾，疗效非常明显，但是由于承泣穴的位置在眼球与眼眶之间，针刺深度不易把握，此穴比较危险，极易造成皮下出血而造成面部乌青。因此，在临床上经常用四白穴来替代承泣穴，以确保安全，但是效果却大打折扣，治疗眼病的效果远不如承泣，由于有了球透，就有了很好的弥补，既保证了安全，又保证了疗效，使三通法临床上又多了一种治疗眼病的有效针法。球透进针不能过深，沿皮下横刺至承泣穴，起（拔）针时如遇皮下出血，及时用棉球按压，以免造成皮下瘀青。

7. 肩透

【针方简析】

肩髃透臂臑，简称"肩透"。主要用于肩周炎、中风后遗症的单臂不举。针方中肩髃穴属手阳明大肠经，出自《灵枢·经别》，手阳明，阳跷之会。《素问·骨空论》曰："举臂肩上有陷者"是也。《千金翼方·卷二十六》肩髃穴主治："主偏风，半身不遂。……挽弓不开，臂冷酸痛无力。"《铜人腧穴针灸图经》曰："疗偏风半身不遂，热风瘾疹，手臂挛急，捉物不得，挽弓不开，臂细无力，筋骨酸痛。"肩髃穴主要用于肩部病变，如疼痛、无力、麻木等。

臂臑穴亦属手阳明大肠经，出自《针灸甲乙经》，手阳明络会，手足太阳，阳维之会。《针灸大成》云："主寒热臂痛，不得举，瘰疬，颈项拘急。"《针灸甲乙经》云："寒热，颈疬，适肩臂不可举，臂臑主之。"《类经图翼》云："臂痛无力，寒热瘰疬，颈项拘急。"臂臑穴还是三通法临床用以专门治疗各种眼疾的重要穴位，亦可以治疗少儿斜颈。

肩髃穴与臂臑穴都有治疗肩关节痛变的功能，肩髃透臂臑一针贯两穴，极大提高针的刺激量，同时加强了两穴之间的联系，更有效的治疗肩部的各种病变。此透穴主要用于肩周炎、半身不遂的治疗。此透穴可用三寸毫针，如果技术娴熟，可以直接三寸毫火，操作时要准确把握进针的角度，针尖稍向外倾斜，动作要舒缓流畅，一定要一气呵成，中间不能停顿，进针点、角度、力度是操作的关键。三寸毫火肩透，治疗各种肩关节病变效果异常突出。如果针法不熟练，慎用三寸毫火。此透穴对于陈旧性的，严重的肩关节病变，治疗效果突出，也是三通人必须熟练掌握的透穴之一。

8. 条山

【针方简析】

"条山"，是由条口透承山组成，简称"条山"属于经外奇穴。这是一组专以治疗肩周炎的透穴。

条口穴属于足阳明胃经，出自《针灸甲乙经》，《黄帝明堂经》曰："条口，在下廉上一寸，足阳明脉之所发。"（经文中的下廉，即指的下巨虚穴）。能理气舒筋祛风活络，善治肩背痛。在现代针灸临床上多用于治疗肩周炎。

承山穴属于足太阳膀胱经，《医心方·卷二》有云："痔，胫不仁。"《太平圣惠方·针经》云："主脚弱无力，偏固不遂。"《铜人腧穴针灸图经·卷下》云："治腰背痛，脚腨重，战栗不能立，脚气，膝下肿，霍乱转筋，大便难，久痔肿痛。"《针灸甲乙经》云："胫痛，足缓失履，湿痹，足下热不能久立，承山主之。"承山穴除治腿部疼痛诸证外，还能治疗肛肠病变。

阳明经为多气多血之经，刺之能驱风散寒，祛瘀止痛。故刺条口穴能鼓舞脾胃中焦之气，令其透达四肢，濡筋骨，利关节，驱除入袭之风寒湿邪，使滞泣的筋脉畅通。条口穴本身就具备了这种功能，而条口透承山更加强了祛邪的力量，疏通阳明、太阳两经。一针两穴，前后相配合，加强了两穴、两经之间的联系与沟通，使祛邪能力更为突出。

条口透承山，属于经外奇穴，简称"条山"。在三通法临床上主要治疗治疗肩周炎，三寸针直刺，条口至承山，如果技术娴熟还可以三寸毫火直接刺入。这组透穴可以是主要治疗穴位，也可以是辅助治疗穴位。在治疗肩周炎的过程中有着举足轻重的作用。使用条山套穴，必须取穴准确才能有良好的疗效。另外，进针时针尖稍向外倾斜一点，方能顺利进针。

第三十二节　小　结

套穴的产生，是临床实践的积累，是将临床中成功的病例的穴位组合记录、汇总和提炼，是临床成功经验的不断总结、归纳，是针灸临床技术的升华。它源于临床，同时又指导并作用于临床，对针灸治疗的量化、标准化有着举足轻重的作用，同时也是对传统针灸技术的总结与提高。套穴的产生，是中国针灸有史料记载以来，第一次出现，是前无古人的，它是中国针灸的"汤头歌"，它给古老的中国针灸医术注入了新的生命力，必将载入中国针灸的史册，永世流传。

第三章 治 疗 篇

在临床上，疗效是硬道理，这是真理，是放之四海而皆准的。所有的医疗技术、技法必须经过临床的检验，才能得知技术与技法是否有效，所有脱离临床的技术、技法都是无本之木，无源之水。

套穴在临床上的成功运用，是经过反复总结、归纳、反复验证的，三通法的理论体系，核心学术思想，技术与技法都是源于临床，源于古人的经典，源于各家学说，经过临床实践检验是行之有效的。在临床上使用套穴治病，是有法可循的，是有规律性的。临床上选择使用套穴，一定要在四诊八纲辨证的基础上进行选穴配穴，因人治宜，因病治宜，因地治宜。临床上又是复杂的，人体的疾病也是千变万化的，因此，在临床上使用套穴有法可循，但又法无定法。这就需要我们技法娴熟，辨证准确，认真配穴，细微施针，仔细观察，要有大局观，整体观，既严格执行套穴，又要机动灵活，不拘谨、不死板，将细节把握好。针灸临床处处都是细节，只有把握住细节才能使用好套穴，才能针到病除。

在前面已经论述过，中医基础理论用一句话来概括，它论述的就是脏与脏之间，腑与腑之间，脏与腑之间的关系。疾病的产生就是脏腑之间的关系出现了问题，我们面对的套穴是什么？实际上套穴就是解决脏腑之间关系问题的方法，或者称为能力。在经过辨证，判明脏腑之间的关系发生了什么问题，然后根据套穴的功效来选择什么用什么方法（套穴）来解决问题，这就是我们在治疗前要完成的内容。临床上的流程就是：辨证、选针方（套穴），施治。辨证是首位的，辨证准确，临证取穴，对证取穴，正确选择对证的方法（套穴），才是疗效最根本的保证。

第一节 头8 小扶正

头8（四神聪、本神、攒竹），具有醒脑、清目、开窍、镇痉、安神之功效，配用于各组套穴之中，与之相辅相成，共同完成扶正祛邪之功。头8是各组套穴必不可少的配伍要穴。在使用套穴过程中，大、小扶正、降压套穴、18好、18通、胃12、神10等套穴都有头8的参与，在下面的论述中不再提及（这是为了简单方便阅读）。

小扶正在临床上使用比较广泛，多用于邪实且正不虚之证，多用于实证、热证（阴虚证），主要功效为疏肝、健脾、理气。小扶正是治疗各种疾病的基础针方，在临床上加减变化很多，如热证（包括阴虚证），热证中常见的有发热（感冒），肝阳上亢，还有各种郁证及情志类疾病也掺杂有热象。一些来势猛的急症，也属于小扶正的治疗范围。还有一些慢性疾病，阴虚严重，神伤严重，都适合用小扶正为基础方来治疗。小扶正是扶正祛邪的基础方，也是滋阴扶正的基础方，所有疾病治疗的针方都是在小扶正的基础上发展起来的。因此，准确熟练掌握小扶正套穴非常重要。离开小扶正，三通法临床治疗将无从谈起。

1. 感冒（发热、咳嗽）

感冒是多发病、常见病。临床多以恶寒、发热、头痛、咳嗽、咽痛、全身不适、有汗或无汗、鼻塞、或流涕为主要表现。《素问·骨空论》云："风为百病之始也，……风从外入，令人振寒汗出，头痛，身重，恶寒。"这都是感冒的临床特点。《金匮要略·腹满寒疝宿食病脉证治》也指出："夫中寒家，喜欠，其人清涕出，发热色和者，善嚏。"巢元方《诸病源候论·风热候》指出："风热之气，先从皮毛入于肺也，……其状使人恶风寒战，目欲脱，涕唾出……有青黄脓涕。"古人对外感风寒、风热的临床特点认识的非常清楚，首先阐明了风寒、风热之邪侵袭的主要是肺脏，首先侵犯的是肺卫。古人又把感冒证型又分为风寒、风热、暑湿、气虚等，治法又分辛凉解表、辛湿解表、扶正解表等。《素问·咳论》曰："皮毛者肺之合也，皮毛先受邪气，邪气以从其合也，……肺寒则外内合邪因而客之，则为肺咳"。古人认为感冒主要因为外感与内因共同致病。主要病因、病机为机体素虚，表疏腠松，身受风寒湿邪束缚，邪郁肺卫，不得肃降。《灵枢·百病始生》明确指出："风雨寒热不得虚，邪不能独伤人。"《证治汇补·伤风》亦云："有平昔元气虚弱，表疏腠松，略有不慎，即显风症者，此表里两因之虚症也。"古人认为人体虚弱是感冒的重要病因基础。《杂病源流犀烛·感冒源流》指出："风邪袭人，不论何处感受，必内归于肺。""肺主皮毛"，风寒之邪气首先犯卫，侵袭的是肺。所以，三通法治疗感冒主要以宣肺、降逆、理气、扶正为治疗原则，加强肺卫功能和扶助人体正气两方面入手，综合调理。

治以宣肺解表，扶助正气，选择套穴：快针（不留针）点刺咳喘10、小扶正，鼻5。加强肺卫功能套穴常规使用咳喘10，以宣肺、降逆、疏散邪（风、寒、湿）气，扶助人体正气以小扶正为主疏肝、健脾、理气。鼻5是治疗呼吸系统疾病必须施针的组穴，这是因为口鼻是人体的门户，外邪经常会通过口鼻进入体内，所以口鼻也是抵御外邪进入体内的第一道屏障。

中医从病因、病机出发，根据临床表现，将感冒分成若干证型，如风寒感冒、风热感冒、暑湿感冒、气虚感冒等，从而在治法上也确实有多种治疗原则，如辛温解表、辛凉解表、扶正解表等。三通法治疗感冒，不同于中医药物治疗，由于穴位的双向调节作用，三通针方可以针对任何证型的感冒，这是三通法不同于其他学科的优势。

在治疗中要根据感冒的临床症状增加穴位，针对性的选穴，进行针对性的治疗。咽痛少商放血，咳嗽痰多加上丰隆穴，咽干加上承浆和上廉泉。鼻塞、流涕属于鼻5的治疗范围。对于高热患者，可以大椎、耳尖放血，以降温，大椎穴有"主泻五脏之热"的功效。在大量的临床实践中，总结出宣肺解表时，快针点刺（不留针）咳喘10的治疗效果要比留针效果好，这是根据《灵枢·官针》的"半刺"理论所论述："半刺者，浅内而疾发针，无针伤肉，如拔毛状，以取皮气，此肺之应也。"因此，宣肺解表时咳喘10的使用均是不留针的。

长期咳嗽，或久治不愈的咳嗽，还有同期性的咳嗽，都是咳喘10、小扶正的治疗范围。大家都知道感冒基本没有什么免疫力，可以反复发作，因此，提高人体素质，增强免疫能力，就显得尤为重要。小扶正，作为扶正基础针方本身就具备这个能力。

少儿感冒发热，快针点刺咳喘10，大扶正。针方中在小扶正的基础上加上了脐4，这是因为很多少儿感冒的病因，大多是停食着凉引发，解表的同时调整脾胃消化功能，能够达到标本兼治的效果，同时，少儿正在生长发育节段，调节脾胃的消化功能，对于少儿的健康发育是有益处的。如果少儿感冒，伴有发热，不必单独处理，咳喘10足以解决。

综上所述，治疗感冒的针方为：快针点刺（不留针）咳喘10、小扶正（少儿大扶正）、鼻5，咳嗽痰多加上丰隆，由于扁桃体问题引起发热、咽喉疼痛针刺少商放血即可。鼻5专以治疗鼻塞不通，或流清黄涕等症（少儿为鼻3：迎香、印堂）。口干、咽干加上承浆、上廉泉。

强调一下针刺咳喘10需要注意的地方。当我们针刺咳喘10解表时，需要注重针刺的准度与深度。这个很关键，尤其针治婴幼儿时，当你面对一个幼小的生命，往往不敢扎深，将将破皮的深度治疗效果会打折扣，这样的治疗往往事倍功半。无论病孩年龄大小，进针都不能低于2分深（0.2寸）的深度，而且要根据胖瘦来决定进针深度。再有就是取穴要精准，尤其是婴幼儿，虽然扎针时会哭闹，但也要尽量取穴准确。只有保证深度与准度，才能保证疗效。

感冒作为常见病、多发病会反复发作，尤其体质较弱者，人的体质决定着感冒病程的长短，对于体质虚弱的人，及早治疗尤为关键。在临床中，在治疗其他病证时，发现感冒征兆，便可点刺咳喘10，伴有咽痛的少商放血，伴有鼻塞的鼻5，将感冒扼杀在初始阶段，这是三通法的特点和优势。

2. 咽炎

咽炎，是当今社会常见、多发的一种病症。以咽干、咽痒、干咳及咽部有异物感为主要症状。在临床上极易与咳嗽混淆，由于咽部的炎症也会分泌黏液，使人产生干咳和异物感。笔者认为临床上久治不愈的成人干咳，基本都是咽炎造成的。这就需要医者仔细辨证，抓住重点症状的特点，果断出手。其实咽炎与咳嗽病变都属于呼吸系统疾病，因此，在治疗上方法基本相同，但是仍须仔细辨证，从认识上、意念上有严格的区分，施针时要做到心中有数（术）。

急、慢性咽炎中医称之为"喉痹"这是中医的泛指，其实和中医的"乳蛾"症是有区别的。咽炎不是扁桃体病变，不会有咽喉的严重肿痛，症状更像咳嗽，而且又往往被误认为是咳嗽，按咳嗽治疗又会久治不愈。咽炎的发生，病因主要是外感和内伤，外感主要是感受六淫之邪，以致腠理闭塞，肺气不宣，郁久化热，壅滞于咽喉部所致。内因主要由于劳逸失调，起居失控，房劳过度，烟酒无度等耗伤阴血，克伐元气，致肺肾亏损，津液不足所致。

咽炎属于中医"虚火喉痹""喉痹"范畴。喉痹一名首见于《内经》，如《素问·阴阳别论》曰："一阴一阳结，谓之喉痹。"其含义较广，《喉科心法》指出："凡红肿无形为痹，有形是蛾。"古人根据临床表现的不同，又有"喉闭""嗌痛""风热喉痹"等不同的称谓。《太平圣惠方·卷三十五》云："若风邪热气，搏于肺脾，则经络痞塞不通利，邪热攻冲，上焦壅滞……"现代中医对喉痹的概念已逐渐统一，专指急、慢性咽炎。并且根据病因、病机，以及临床表现，将咽炎分为为"风热喉痹"与"风寒喉痹"。不同的病因病机会引发不同的证候。

急、慢性咽炎亦属于呼吸系统疾病，作为整体考虑，全局出发，宣肺仍是治疗此症的主要方法。首选针方：快针点刺咳喘10、小扶正、鼻5、少商（毫针直刺）。针方中快针点刺咳喘10治以宣肺、益气，治病求本。小扶正疏肝、健脾、理气，滋阴扶正，扶助人体正气。鼻5的作用主要是扼守口鼻这一御邪屏障，严防邪从口鼻而入。咽干加上承浆、上廉泉，干咳严重的加上丰隆。关键是少商穴的使用，少商穴属手太阴肺经，五输穴为井穴，出自《灵枢》，别名"鬼信"。《灵枢·本输》有言少商穴："肺出于少商，少商者，手大指端内侧也，为井木。"少商穴经贺普仁挖掘整理，并在《一针得治百病》中推出，在三通法临床专以治疗咽喉病变。少商穴主治咽部、鼻部肺部病症。少商穴将咳喘10、少扶正形成的合力直接引至病所（咽部），作用于病灶，达到治疗的目的，同时少商穴本身对咽喉病变就具有明显的抑制和治疗作用。

值得提及的是少商穴有两种扎法，少商穴毫针直刺，专治急、慢性咽炎，梅核气、音哑等，少商穴三棱针点刺放血，专门治疗咽喉肿痛（扁桃体疾病，古称"乳蛾"）、流鼻血等。《窦太师针经》有言少商主治"喉中一切乳蛾等症。"《针灸大成·玉龙歌》曰："乳蛾之症更稀奇，急用金针病可医，若还迟滞人难救，少商出血要伸提。"《针灸学》（4版，5版）：少商穴主治"咽喉肿痛，咳嗽，鼻衄，发热，昏迷，颠狂。"少商穴的位置，我们要遵循古人的规定："少商如韭叶"，距拇指甲角一韭菜叶宽的位置（一分左右，这一点与教科书不同），穴位准确疗效最佳，也很重要。

3. 鼻炎

鼻炎的症状主要表现为鼻塞不通，遇到温差则喷嚏不断，睡眠时张嘴呼吸，严重者不闻香臭，清黄涕，伴有头蒙、头痛，有的患者受季节影响很明显，也是社会上的常见病，而且高发。

鼻炎属于中医"鼻鼽""鼻渊""鼻窒"范畴。此病最早见于《内经》，《素问·至真要大论》云："少阴之夏，燠热内作，烦燥鼽嚏……甚则入肺，咳而鼻渊。"病因为外感内伤所致。《医学入门》云："新者偶感风寒，鼻塞声重，流涕喷嚏，宣以风寒治之，久则略感风寒，鼻塞等证便发，乃肺伏火邪，郁甚则喜热恶寒，故略感冒而内心更发，宜清金降火兼通气之剂。"《济生方·鼻门》云："风寒乘之，阳经不利，则方壅塞，或为清涕。"《素问·玄机原病式·六气为病》云："嚏，鼻中因痒而气喷作于声也，鼻为肺窍，痒为火化，必火邪热于阳明，发于鼻，而痒则嚏也。"《灵枢·本神》云："肺气虚，则鼻塞不利少气。"《证治准绳·杂病一》云："若因饥饱劳役所伤，脾胃发生之气不能上升，邪害空窍故不利而不闻香臭。"《寿世保元》云："夫鼻者肺之候，时常和则吸饮香臭矣，若七情内郁，六淫外伤，饮食劳役之过，则鼻气不能宣调，清道壅塞，即为病也。为衄血，为流清涕，为疮疡，为窒塞不通，为浊涕不闻香臭。"古人阐述了鼻炎的主要病因与病机，并为治疗指明了方向。

鼻为人体之门户，是肺脏的外在的第一道屏障，鼻为肺之外窍，风寒袭肺，蕴而化热，乃至肺气失宣，客邪上干清窍而至鼻塞涕，风邪解后，郁热未清，酿为浊液，壅于鼻窍，化为浓涕，迁延而发为急、慢性鼻炎。

现代医学将鼻炎分为两大类：急性鼻炎、慢性鼻炎。其中又分出很多类型：过敏性鼻炎、萎缩性鼻炎、鼻窦炎等。中医将此证分成：肺气虚寒证、肺经风热证、脾气虚弱证、肾阳亏虚证、肺肾阴虚证。不同的病因病机会引发不同的证候。

鼻为肺窍，是肺的门户，是人体抵御外邪侵入人体内的关口，也是整体呼吸系统的重要组成部分。因此，治疗鼻炎治宜宣肺、清热、解表、通窍。治疗急、慢性鼻炎的配穴首选：快针点刺咳喘10，配伍小扶正、鼻5。针方中快针点刺咳喘10主要用于培补、宣通肺气，通调营卫，小扶正疏肝、健脾、理气，培补后天之本，以化生气血，扶助正气。鼻5疏通鼻窍，清热利窍，同时增强抵御外邪的能力。根据病情，鼻5分别可以使用毫针、火后毫或直接毫火。火针具有温热之功，活血化瘀，祛除壅滞，清利鼻窍，功能强大。而且火针还具备强大的消炎功能，能够祛除鼻腔炎症。根据大量的临床实践观察，毫火的治疗效果是最明显和突出的，但在治疗中有一点值得注意，女性患者慎用毫火，这是因为毫火针后针孔痕迹不易消退，比较明显，女性对自己的面容非常注重，针孔的痕迹容易让女性患者产生紧张心理（尽管无大碍），因此，尽量少用毫火。当然，有时为了疗效，也顾及不了这么多，毫火留不下瘢痕，所以根本没必要担心，尽量与患者沟通好，放下包袱，安心治疗。

治疗中鼻5中的印堂穴的针刺深度是很关键和重要的，在施刺中一般采取针尖向下斜刺的方法，扎0.5寸以上，才能达到预期的效果。鼻5的施针方法还有一种形式，迎香透上迎香加印堂，以三针完成鼻5，这种方法专门治疗鼻息肉，疗效非常突出。

在使用毫火针刺印堂时，要格外注意，稳、准、柔、轻巧、舒缓、流畅进针，一气呵成，面部施以火针或毫火，动作不容迟疑，尽快完成治疗，因为面部施以任何针法尤其是火针系列，都会引起患者心理上的高度紧张，因此面部施针一定要技术熟练，这很关键。

4. 音哑

音哑《内经》称为："喑""暴瘖""无瘖"等。《内经》说："五邪所乱，搏阴则为瘖。"后世医家又有称为"音瘖""失音""声不出""不能言"等，也就是现代医学的"声带麻痹"。多见于甲状腺、声带术后后遗症。

此症多因感受外邪，肺气壅遏，声带失于宣畅、或精气耗损，肺肾阴虚，声道失于滋润所致。《灵枢·忧恚无言》提到："喉咙者，气之所以上下者也，会厌者，音声之户也，口唇者，声音之扇也，舌者，声音之机也，悬雍垂者，言声之关也，颃颡者，分气之所泄也，横骨者，神气所使，主发舌者也。"说明人之所以能发声与多个器官密切相关。外邪之中风寒之邪最容易侵犯肺卫。失于宣畅，会厌开合不利，音不能出，导致发音不利。由于失声，很大一部分患者是由于咽部（声带、甲状腺等）的手术造成的后遗症。此症久治不愈，极易引起情绪上的烦躁，虽然不是致命的病，但也严重影响生活质量。关于音哑《内经》指出了两种不同的情况，一是感受外邪，《灵枢·忧恚无言》中提到"人卒然无音者，寒气客于厌，则厌不能发，发不能下，至其开阖不致，故无音"。另一种说法，《素问·宣明五气论》云："五邪所乱……搏阴则为瘖。"五脏为邪所扰而失音。《灵枢·邪气脏腑病形》云："心脉……涩甚为瘖。"《素问·大奇论》云："肝脉鹜暴，有所惊骇，脉不至若瘖，不治自已。"《素问·脉解篇》提出："内夺而厥，则为瘖痱，此肾虚也，少阴不至者，厥也。"宋代杨士瀛《仁斋直指方》指出："心为声音之主，肺为声音之门，肾为声音之根。"因此证实此症与心、肺、肾三脏有关，同时也说明五脏之邪均可致瘖。总之音哑的主要病机为外邪犯肺，肺肾阴虚，气机郁闭，声道受损等。中医将此证分为：风热壅肺证、痰凝血瘀证、阴虚火盛证。不同的病因病机会引发不同的证候。

声带，也是呼吸系统的组成部分，所以首选基础针方：快针点刺咳喘10，配伍小扶正、液门、上廉泉、迎香、颈6。在临床中会经常出现患侧或双侧淋巴结肿大，可以火针点刺。针方中咳喘10宣肺益气，培补肺气，祛壅止遏，加强肺卫。小扶正疏肝、健脾、理气，扶助后天之本，化生气血。液门穴属手少阳三焦经，五输为荥，出自《灵枢·经脉》。《针灸集要·盘石金直刺密传》说液门穴："中风失音，舌缩……"宣畅声道，助会厌开合。液门穴经过贺普仁先生挖掘整理，在《一针一得治百病》中推出，在三通法临床上，专以治疗声道病变。液门穴可以用补法，也可用先补后泻的平补平泻法，手法得当，针下后喉间有股清凉感，症状顿减，是治疗音哑的重要穴位。此证属于邪实正且不虚之证，故适用小扶正治疗。颈6在治疗中也起着关键性的作用，它是将诸穴组合后的合力引向病所，同时又在病灶局部辅助治疗。诸穴相伍，标本兼治，扶正祛邪。

在临床中，久治不愈之症，或严重的病症，极易引起情绪上的波动，也会出现情志失和的症状，烦躁、郁闷，遇到这种情况，就要加上内透、神门以安抚情绪，辅助治疗，也可以加上背五3，以调节内分泌失调，更有利于病情的稳定恢复。此症的治疗时机非常重要，病程越长越难治愈。如果及时治疗，此套针方有立竿见影的效果。

5. 哮喘

哮喘又名支气管哮喘，是由多种细胞及细胞组分参与的慢性气道炎症，此种炎症常伴随引起气道反应性增高，导致反复发作的喘息、气促、胸闷和咳嗽等症状，多在夜间或凌晨发生，此类症状常伴有广泛而多变的气流阻塞，可以自行或通过治疗而逆转。

中医将哮喘分为哮证和喘证，哮证主要以突然发作，以呼吸喘促，喉间鸣鸣有声为临床特征。喘证主要表现为气喘、喘息，以气息迫急为主要临床特征。由于哮必兼喘，二者有密不可分的联系，常合而发之，相互影响，无法孤立成病，相互转化，所以临床上统称哮喘。《内经》虽无哮喘之病名，但在许多篇章里都有哮喘相关的症状，病因病机的记载。《素问·阴阳别论篇》说："阴争于内，阳犹于外，魄汗未藏，四逆而起，起则熏肺，使人喘鸣。"《素问·太阴阳明论》云："犯贼风虚邪者阳受之……，阳受之则入六腑……，入六腑则身热不时卧，上为喘乎。"

古人认为哮喘的总病机就是痰伏于内、肺失宣降、六淫外感、七情所伤、饮食不节、肝肾亏虚等。哮喘临床主要表现为咳嗽，气喘，胸闷，喘促短气，短气，咳痰稀薄，久治不愈或病情严重者，不能平卧，蹲卧，呼吸急促，张口抬肩，按照西医理论，心与肺共同完成人体的呼吸，久病及心，这就是西医所述的"肺心病"。此理念有助于认识和治疗现代的哮喘之证。

中医学认为哮喘的发生，主要由于脏腑功能失调，以致津液凝聚成痰，伏藏于肺，成为发病潜在"夙根"。《景岳全书·喘促》有言："喘有夙根，遇寒即发，或遇劳即发者，亦名哮喘。"《病因脉治·哮病》曰："哮病之因，痰饮留伏，结成窠臼，潜伏于内，偶有七情之犯，饮食之伤，或外有时令之风寒束其肌表，则哮喘之症作矣。"《证治汇补·哮病》有言："哮即痰喘之久而常发者，因内有壅塞之气，外有非时之感，膈有胶固之痰，三者相合，闭拒气道，搏击有声，发为哮病。"古人对哮喘的病因、病机、病理分析的非常清晰明了，这就为治疗此证指出明确的方向。中医将哮喘分为实喘和虚喘两大类，实喘又分为风寒壅肺证、表寒肺热证、痰热郁肺证、痰浊阻肺证、肺气郁痹证。虚喘分为肺气虚耗证、肾虚不纳证、正虚喘脱证。不同的病因病机会引发不同的证候。

治疗此证需宣肺平喘、润燥降逆，祛痰除湿，养心益气选择套穴：咳喘 10 火后毫，肾 8（根据具体病情决定灸与不灸）、小扶正、内透、中脘、膻中、中府、云门、丰隆、鼻 5。针方中所用咳喘 10，不同于解表时的快针点刺法，而是采用火后毫，或者直接毫火，这是病情所决定的。火针以它温煦之功，消炎之功，宣肺平喘，除湿祛痰，宣通肺气，增强营卫之气，以御外邪，助肺以促宣降。治疗中使用毫火时，操作要格外慎重，由于毫火的深度难以把控，背部肌肉又薄，技术不熟练者，慎用。肾 8 温肾益精，增强"肾主纳气"之功能，平喘益气，提高呼吸质量，可以明显缓解症状。小扶正疏肝、健脾、理气滋阴扶正，使气血化生有源，扶助人体正气。内透养心益气，助肺呼吸，以解气喘。中脘穴为胃之募穴，八会穴之一，腑会，脾胃与肺脏属"土生金"的五行母子关系，"虚则补其母"是古人的治病原则之一，况且肺经起于中焦，脾胃乃肺经的发生、发展之地，针刺中脘穴培土生金，促进肺脏功能的调整。古人言"脾胃为生痰之源，肺为贮痰之器"，人体之痰大多由脾胃湿气而生。因此针刺中脘在治疗中也是从源头治理肺的痰涎壅盛问题。膻中穴，别名"上气海"，功于气喘、心悸、胸闷、气短。丰隆穴属足太阳膀胱经，功于治疗咳嗽痰多，痰饮等，中府、云门均为肺经之穴，中府穴别名"府中俞"，出自《素问·离合真邪论》，功于肃降肺气，止咳平喘，清泻肺热，专治哮喘的痰结壅盛，是祛痰的首选穴位。云门穴出自《素问·水热穴论》，功于宣肺止咳，化痰散结。中府、云门与膻中相伍，宣肺、平喘、祛痰，是治疗呼吸系统病变的有效组合，同时在治疗中起着治疗和引经的作用。口鼻是人体的外窍，是抵御外邪侵袭的屏障，鼻5的功能就是疏通鼻道，抵御外袭入侵，有些过敏性哮喘，过敏源也是从口鼻而入的。所以鼻5在治疗中有着重要的作用。

　　哮喘病属于慢性病，疑难病，一般病史都较长，而且往往发生于体虚的人，因此，扶正是至关重要的，所有的祛邪治疗，都是在扶正的基础上进行的。此证需长期治疗，欲速则不达。哮喘证有寒热之分，热证一般都是以小扶正或降压套穴为基础针方，如果是寒证，可采用大扶正为基础针方，肾8还要加上灸法。根据具体病情选择基础套穴，对症治疗。

　　治疗哮喘的方法，也可治疗其他呼吸系统疾病，比如支气管炎、支气管扩张、慢阻肺、肺炎等。由于这些病同哮喘的病因病机大同小异，基本病机几近相同，都与气、痰相关，所以治法相近，咳喘10可针对呼吸系统疾病均能有效的治疗，同时针对大便问题、泌尿问题均能起到重要的辅助治疗作用。根据中医基础理论，由于"金生水"的母子关系，咳喘10还有促进肾功能的作用。

　　6. 口舌生疮（口腔溃疡）

　　口舌生疮在《黄帝内经》中首称"口疮"，《素问·气交变大论》说："岁金不及，炎火乃行……民病口疮。"历代医著中又称"口疳""口糜""口破"。西医称"口腔溃疡"，是一种常见的发生于口腔黏膜的溃疡性损伤病症。多见于唇内侧、舌头、舌腹、颊黏膜、前庭沟、软腭等部位。此症发作时疼痛剧烈，食入刺激性食物，疼痛尤甚，局部灼痛明显，可并发口臭，慢性咽炎，便秘、头痛、头晕、恶心、乏力、烦躁、发热、淋巴结肿大等症状。

　　中医的理论，"心开窍于舌""舌为心之苗"，认为舌体的病变与心密切相关，"诸疮痛痒皆属于心"，口舌生疮的病因主要与心火上炎与脾胃郁热有直接关系。脾胃伏火，邪热熏蒸，肝经郁热，阴虚阳盛、气血两虚等均是诱发原因。巢元方

《诸病源候论·口舌疮候》云："手少阴，心之经也，心气通于舌，足太阴，脾之经也，脾气通于口，腑脏热盛，热乘心脾，气冲于口与舌，故令口舌生疮也。"唐·王焘《外台秘要·口疮方》云："心脾中热，常患口疮，乍发乍差，……"宋·《圣济总录·口舌生疮》云："口舌生疮者，心脾经蕴热所致也，盖口属脾，舌属心，心者火，脾者土，心火积热，传之脾土，二脏俱蓄毒热，不得发散，攻冲上焦，故令口舌之间生疮肿痛。"又指出："口疮者，由心脾有热，气冲上焦，熏发口舌，故作疮也。"心脾积热，上炎龈口，心开窍于舌，脾开窍于口，过食辛辣之物，脏腑失调，热积心脾，不得宣滞，循经上炎于口，灼腐肌膜，遂成口疮。《杂病源流犀烛·二十三》云："心脾有热，亦口糜。""阴亏火泛，亦口糜。"总之心脾内热是此症的总病机。口腔溃疡，虽然不是什么大病，却严重影响人的生活质量，让人很痛苦。长期久治不愈，也会影响人的情绪，造成心神损伤。中医将此证分为：心脾蕴热证和阴虚火旺证，不同的病因病机会引发不同的证候。

治疗口腔溃疡以泻心脾之火为要，扶正祛邪。选择套穴：背五1或单穴心俞放血、小扶正、劳宫、内透、承浆。针方中背五1、或心俞单穴放血以泻心脾之火，清除郁热，治病求本，古人云："诸疮痛痒皆属于心"，心火过盛是口疮的主要病因、病机，因此疏降心火，是重要治疗原则，况且"心开窍于舌""舌为心之苗"，舌的病变，各种疮痒均与心火炽盛有关，背五1或心俞单穴放血，是疏降心火的有效手段。背五1除降心火外，还能清降脾胃之郁热，治病溯源，从病之源头治起。小扶正疏肝、健脾、理气，滋阴扶正，提升人体正气。内透调整心气功能且舒通经脉。劳宫穴属手厥阴心包经，出自《灵枢·本输》。善治口疮、口臭、鹅掌风、口渴等症。《备急千金要方》曰："主大人小儿口中肿腥臭。"第2版《针灸学讲义》："劳宫穴主治心痛、癫狂、呕吐、口疮、口臭。"《黄帝明堂经》有言劳宫主治"……口中烂，掌中热……"劳宫穴是治疗口腔溃疡的专用穴位。劳宫穴经贺普仁先生挖掘整理，在《一针一得治百病》中推出，在三通法临床上专以治疗心火上炎引起的口舌生疮、口臭等症。承浆穴属任脉，足阳明与任脉之交会穴。《铜人腧穴针灸图经》有言承浆"疗偏风口僻，面肿，消渴，口齿疳蚀生疮。"劳宫穴与承浆穴从一上一下，一远端，一局部，以二穴之功效针对性治疗。临床上严重的、久治不愈的口腔溃疡，可以火针直接点刺病灶处，针刺时少量出血，邪热随血而出，症状明显改善或缓解。所以火针点刺病灶，关键出击，效果更突出。

轻微的，初得的口腔溃疡，两个劳宫穴，一个承浆穴足以解决问题。或者在治疗其他病症之时，伴有轻微的口腔溃疡，就可以加此二穴进行随症治疗即可。诸穴相伍，标本兼治，扶正祛邪。

7. 盗汗

盗汗是人入睡后汗出异常，醒后汗泄即止为特征的一种疾病。"盗"有偷盗的意思，古代医学家用盗贼每天在夜里鬼祟活动来形容病证，恰当而形象。即每当人们入睡，或刚一闭眼而将入睡时，汗液像盗贼一样偷偷的泄出来。患者醒来汗出即止，就像盗贼作案，事主惊醒，盗贼即遁。中医对盗汗早就有所认识，《黄帝内经》中称盗汗为"寝汗"，即入睡后出汗。《明医指掌·自汗盗汗心汗证》云："盗汗者，睡而出，觉而收，如寇盗然，故以名之。"医圣张仲景首先在《金匮要略》一书中形象的用盗汗来命名这种病征。自此以后，历代医家均沿用此病名。

中医学认为盗汗的病因病机为血虚、肾阴虚造成的。《丹溪心法》认为："盗汗属血虚、阴虚。"阴虚则阳盛，虚热内生，阴气空虚，睡则卫气乘虚陷入阴中，表无护卫，肌表不密，荣中之火独旺其外，蒸热，迫津外泄则汗，醒则气固于表，玄府密闭而汗止阴。《医学正传·汗证》云："盗汗者，寝中而通身如浴，觉来方知，属阴虚，营血之所主也。……盗汗宜补阴降火。"，"汗为心之液"，汗的问题一定与心密切相关，《素问·宣明五气篇》云："五脏化液，心为汗。"血汗同源，心主血脉，与汗密切相关。心气、心血、心神都能引起汗液的异常。因此，治心是治疗盗汗的关键，调整心脏功能是在治病求本。肾主五液，故汗与心肾关系密切，滋补肾脏也是关键的，故汗证的调治，离不开调治心与肾。所以《医宗必读·汗》云："心之所藏，在内者为血，在外者为汗，汗者心之液也，而肾主五液，故汗证未有不由心肾虚而得者。"古人明确阐述了盗汗主要与心肾关系密切，而且是心肾阴虚所致。另外，人体汗液与肺脏有密切关系，古人认为"肺主皮毛，司开阖"，肺气不充，也可造成开阖失司。古人的智慧，让我们清晰的认识到盗汗的主要病因病机，从而也给我们指出了明确的治疗方向。

盗汗较轻者，一般在凌晨汗出，汗量较少，无不适感，稍严重些的，入睡后不久汗液即出，甚至可以将睡装湿透，醒后汗止，再入睡不再汗出，这种盗汗者，常有烘热感，醒后有口干咽燥的感觉。严重盗汗者，汗液极易泄出，入睡后即出汗，汗后即惊醒，醒后汗液即可收敛，再入睡再次汗出。出汗量大，汗液常带有淡咸味，或汗出伴有汗臭，这种病人常伴有烘热感，心情也比较烦躁，汗后口干舌燥，喜欢凉水，平时可伴有低热或潮热，五心炽热，颧红，头晕，消瘦，疲乏不堪，尿色深，尿量少，大便干燥，严重盗汗者，常会使病情恶化，向"脱症"发展，严重危胁着患者的生命安全。中医将汗证分为几个证型：肺卫不固证、心血不足证、阴虚火旺证、邪热郁蒸证。不同的病因病机会引发不同的证候。

患此症者多为先天禀赋不足，身体素虚，或久病，凡此种种，总以阴虚为总病机，凡是阴虚诸症，都有热象的征兆，所以滋阴是重中之重。治以疏肝，健脾，理气，养心神，滋肾阴，补正气。选择套穴：小扶正、双内透、肾8（不灸）、咳喘10（快针点刺，不留针）。方中小扶正疏肝、健脾、理气，滋阴扶正，扶助正气。双内透以养心神，一般治心都是单内透，盗汗之症因与心神有关，一般此证多为久虚、久病之人，中医学认为"久病伤神"，长期久治不愈，心神肯定受损，所以采用双内透来调心神以达治疗之目的。咳喘10的介入，主要源于"肺主皮毛，司开阖"的理论，汗液的排泄与肺脏密切相关，此时增强肺功能，加强肺的开阖之功，对敛汗是有帮助的。肾8（不灸）滋肾阴，固肾本，治病求本，扶正祛邪。严重的、久治不愈的盗汗，也可以采用神10治疗，久病伤神，安神定志实属必然。阴虚病证，宜滋阴扶正，不宜温补，故选用套穴小扶正来滋阴扶正。用滋阴扶正的补法适用于盗汗，而不适用自汗之证。辨证施治，准确把握，方能克敌制胜。

8. 荨麻疹

荨麻疹是由于皮肤、黏膜小血管扩张反渗透性增加而出现的一种水肿反应。常先有皮肤瘙痒，随即出现红色或皮肤色风团。严重的荨麻疹会影响呼吸道、消化道及免疫系统，现代医学属于"变态反应"。出现严重过敏反应者会有生命危险，如过敏性休克、窒息等。

本病由于遇风易发，时隐时现故古人称荨麻疹为"瘾疹""鬼风疙瘩""瘾疹"，明显的发生在眼睑、口唇等部位，水肿明显者则称为"游风"。瘾疹之名首见于《素问·四时刺逆从论》："少阴有余，病皮痹隐疹。"中医学认为荨麻疹的发病多因先天不足，禀赋不耐的基础上，复感风、寒、湿、热之邪，或因饮食不节、情志不畅等而诱发。六淫致病，以风邪为主，常兼挟寒、热、湿、燥之邪。隋代巢元方对本病有了进一步的认识，把本病称为"风痦瘟""丹轸"。《诸病源候论·卷三十一》云："丹轸者，肉色不变，又不热，但起隐疹，相连而微痒，故谓之丹轸也。"《诸病源候论》又云："夫人阳气外虚则多汗，汗出当风，风气搏于肌肉，与热气并，则生痦瘟。"《风瘙隐疹候》言："风入腠理，与血气相搏，结聚相连，成隐疹。"《千金要方·风毒脚气》云："风邪客于肌中则肌虚，真气发散，又挟寒搏皮肤，外发腠理，开毫毛，淫气妄行，则为痒也，所以有风疹瘙痒，皆由于此。"《医学入门·卷四·外感类》亦云："赤疹因天气燥热乘之……似赤似微黄，隐于肌肉之间，四肢重着，此风挟湿也，多因浴后感风，与汗出解衣而得。"古人认为瘾疹与风密切相关。《诸病源候论·风瘙身体瘾疹候》曰："邪气客于皮肤，复逢风寒相折，则起风瘙瘾疹。"总之，古人认为荨麻疹病因虽然复杂，溯本求源终归于"风"。《金匮要略》说："风气相搏，风强则为瘾疹，身体发痒。"另外情志内伤也是主要致病因素之一。情志内郁，可以化火、化热、化燥伤阴，以致腠理不密而发此病。饮食不节也是诱发此病的重要原因，古人的智慧，早就发现食物过敏的危害。《证治要诀·发丹》云："瘾疹……病此者……有人一生不可食鸡肉及章鱼动风之物，才食则丹随发……"由此可以看出，食物（发物）过敏也是此症的致病因素。

　　荨麻疹根据病因病机，临床表现可分为风寒证、风热证、肠胃湿热证、气血两虚证、冲任失调证、血虚风燥等，不同的病因病机会引发不同的证候。

　　治以疏肝、理气、清热、滋阴、祛风。选择套穴：小扶正、内透、血海、鼻5、背五1。火针是治疗皮肤病的有力武器，但是，由于荨麻疹在人体发病位置并不固定，所以，火针的效果不是很突出。因此，如果不是症状特别严重，建议不使用火针。小扶正疏肝、健脾、理气、滋阴扶正，内透与背五1都是基于"诸疮痛痒皆属于心"的古人理念，治病求本。中医学认为此症的主要病机是心脾积热，外感风邪所致，所以背五1或心俞单穴放血，以强通法祛除心脾之热（主要是心之热），这在治疗中的作用是至关重要且行之有效的。鼻5的选用是由于患者有的过敏源来自于空气之中，从口鼻这个人体门户进行调治，从源头治起，也是非常关键和重要的，也是必需的，将邪气阻断于人体之外。血海穴在治疗中的作用，主要调整全身之血，祛除血中之邪热，主要是凉血的作用，血海穴是调整人体血液的重要穴位，具有引血归经的功能，凡是血液之症的治疗均与血海穴有关。

　　有些人由于食用鸡、鱼、蛋、牛、羊肉类食品，俗称"发物"易诱发荨麻疹。往往很多医者要求患者治疗期间忌口，禁食这类能引发过敏的食品，我不同意这种观点，我个人认为治疗期间忌口虽然是对治疗有帮助的，但是，愈后再食用这类食品就会复发（因为人体并没有摆脱对这些食品的过敏），不能根治此症。因此，在治疗期间不应忌口，应该将治疗过程作为一个"脱敏"的过程，边治疗，边发作，再治疗，再发作，再治疗，直至完全脱离对这些食物的过敏反应，使得愈后不会对这些所谓的"发物"产生过敏现象，这才是真正的痊愈。

　　本章讨论的是浅在皮肤的荨麻疹，是我们能观察到的，有一种荨麻疹发生在人体内，这是比较严重，比较危险的，会造成人体器官功能障碍，比如发生在气管，很容易造成窒息，严重的会有生命危险。这种病变还是采用西医抢救比较好。

　　9. 静脉曲张（单纯性下肢浅静脉曲张）

　　静脉曲张是指由于血液瘀滞，静脉血管壁薄弱等因素，导致静脉迂曲、扩张。

身体多个部位的静脉均可发生曲张，最常发生的部位在下肢。值得强调是，静脉曲张是其他病变（如毛细血管扩张等）的继发表现。

导致下肢静脉曲张的原因很多，最多见的为单纯性下肢浅静脉曲张，其主要病因为股隐静脉瓣的功能不全。因其大隐静脉瓣膜功能不全，表现出浅表静脉的迁曲扩张。多发生于从事持久站立工作和体力劳动者的人群，寒湿环境工作的人群，有明显寒凉史的人群，下肢深静脉血栓形成后综合征，因为深静脉回流不畅，发生浅静脉代偿性的迁曲扩张，而形成下肢浅静脉曲张。

静脉曲张属于中医"筋瘤""脉痹"范畴。亦称"蛇丹""蜘蛛疮"等。《外科正宗》指出："筋瘤者，坚而色紫，垒垒青筋，盘曲甚者结若蚯蚓。"本病未破溃前中医称为"筋瘤"，破溃后称为"臁疮"。中医学认为，本病乃因先天禀赋不足，筋脉薄弱，加之久行、久立、久坐，受过大寒、过度劳累而致，进一步损伤筋脉，气滞血瘀、气血亏虚、热毒炽盛，以致筋脉不和、气血运行不畅、血壅于下，瘀血阻滞脉络扩张充盈，日久交错盘曲而成。日久类似瘤体之状。亦有因远行、劳累之后，涉水淋雨，遭受寒湿，寒凝血脉，瘀滞筋脉络而为病。瘀久不散，化生湿热，流注于下肢经络，复因搔抓、虫咬等诱发，则腐溃成疮，日久难以收敛。

中医学认为此症的病因病机多由为情志内伤、肝气郁结、久而化火、肝经火毒蕴积、夹风邪而发。临床多表现为下肢酸胀不适及钝痛感，易乏力，多在久站、长距离行走后上述感觉加重，通过平卧、肢体抬高则可缓解。病变中后期，静脉壁受损，静脉隆起、扩张、迁曲，呈蚯蚓样外观，以小腿内侧大隐静脉走行区明显。病程长者，肢体皮肤则出现营养性改变，如脱屑、瘙痒、色素沉着等，甚至形成湿疹及溃疡。久治不愈，可伴随血管走向的疼痛，下肢肿胀、瘀积性皮炎，浅静脉血栓等症状。

治以活血化瘀，温通经脉，选择套穴：小扶正、内透、血海、病灶部位火后毫。针方中小扶正疏肝、健脾、理气，滋阴而扶正，配合内透调整全身血气，心主血而藏神，人体的血之病变均与心有关，所以必须有内透的参与。血海穴主管全身之血，是引血归经的穴位，也是治疗中不可或缺的。火针密刺曲张部位，然后毫针密刺。毫针的密刺对于治疗也是很重要的，针毕起针时，还会有一定量的血液与黄色液体流出（有的患者会流48小时以上）对于病情的恢复是有益处的，会进一步缓解症状。在治疗过程中一定要注意火针的深度，不能将血管扎穿，否则会造成皮肤的大面积瘀青，这需要有熟练的操作技巧。

治疗静脉曲张，病灶的火针密刺是关键性治疗，火针以强大的活血化瘀功能与强大的消炎止痛功能，作用于血管壁上，起着非常重要的治疗作用。在以往治疗静脉曲张使用火针时，都是采取患者站立姿势施以火针，这样就会使血液喷射而出，而且出血量很大，每次治疗都是喷射状的出血。但笔者认为放血不是目的，治疗静脉曲张不是依赖于放血，而是将火针的温热、化瘀、消炎的功效作用于血管壁上，因此，我们要采用卧姿行针，这样只有少量出血或不出血，来达到治疗的目的。只要火针刺到血管壁，火针的功效作用就能作用到血管壁，便达到了治疗的目的。不以是否出血，或出血量的多少来达到治疗的目的和效果。

对于此症采用小扶正，主要因为静脉曲张属于本虚标实之症，以疏肝、健脾、理气扶助正气，此病不宜温补，因为此病病因与内热有关，所以选择小扶正这组套穴。心主血脉，内透的使用主要是针对于此，主要为了增强心主血脉功能。凡治疗血脉之症，均要调整心脏功能，因为静脉曲张与心有密切关系。血海穴属足太阴脾经，是治疗血症的要穴，具有活血化瘀，补血养血，引血归经之功效，人体血的生化、输布均与血海穴有关。《针灸甲乙经》曰："若血闭不通，逆气胀，血海主之。"《针灸大成》曰："暴崩不止，血海主之。"《医学入门·卷一》云：血海"主一切血疾及诸疮。"在治疗中血海穴有着非常重要的治疗和引血归经作用。

如果患者症状严重、胀痛、水肿、酸沉，适当的火针放血，对缓解症状作用还是非常明显的。尤其针对一些肿胀严重的症状，弥漫性肿胀，而且很硬实，基本摸不着，看不到血管，皮肤发黑的患者火针后会流出黑黑的血，还会流出黄色液体，而且黄色液体会流 48 小时以上，这对缓解症状的作用是非常明显的。经过阶段性治疗后，肿胀的部位会明显变软，黑色的皮肤明显颜色变淡，迂曲的血管也会显露出来。火针后要保护好火针眼，避免感染而加重病情。针刺此症，不能火针治疗过于频繁，皮肤表面需要濡养和恢复，每周 2 次火针治疗为宜。其他治疗时间可以采用毫针治疗，步骤相同。

10. 内分泌失调

内分泌是负责调控人体内各种生理功能正常运作的两大控制系统之一，由分泌激素的无导管腺体（荷尔蒙与内分泌腺）组成。正常情况下各种激素是保持平衡的，如果因某种原因打破了这种平衡（某种激素过多或过少），就会造成内分泌失调，引起相应的临床表现。男性和女性都可能出现内分泌失调的问题。

根据激素失衡的不同，会出现很复杂的内分泌失调的临床表现。一般表现为肌肤恶化、面色发暗、色斑等，脾气急躁，情绪变化较大。妇科疾病，如痛经、月经不调、黄褐斑、乳腺疾病，以及肥胖、体毛过多、白发、早衰、耳鸣，还可引起严重的甲状腺功能低下或甲状腺功能亢进和不孕与不育。

内分泌失调属于中医"脏躁证"范畴。《金匮要略·妇人杂病脉证病治第二十二》指出："妇人脏燥，喜悲伤欲哭，象如神灵所作，数欠伸……"中医学认为女人"七七"之年，肾阴不足，天癸将竭，若素体阳虚，或多产、房劳伤肾耗精，或数脱于血致精血不足，复加忧思恼怒，营阴暗耗，肾阴益亏，脏腑失养，"任脉虚，太冲脉衰少，天癸竭"，热扰心神，神明不安，出现心肾不交之症。我个人认为，内分泌失调的主要病因多为情志失和所引起，情志的损伤对人体内分泌影响最直接也最严重。

由于此症临床表现过于复杂，必须针对不同的症状采取不同的治则和方法。更年期综合征患者，最易出现内分泌失调的症状，甲状腺疾病患者也极易出现内分泌失调的症状，产后的女性也容易出现内分泌失调的症状，抑郁症的患者更有明显的内分泌紊乱的症状，还有些妇科病也极易产生内分泌紊乱，如乳腺增生、子宫肌瘤等，会出面部色斑，面色晦暗。严重的失眠，也能使内分泌紊乱，出现情绪上的波动。

内分泌失调的症状是复杂的，多样的病因、病机基本都是与情志失调有关。根据不同的临床表现，采取不同的治疗方法，具体情况具体分析。背五3是专门治疗内分泌失调的套穴，因此治疗任何形式的内分泌失调，背五3都是首选。情绪异常波动导致的内分泌失调：背五3、神10。痛经、月经不调导致的内分泌失调：背五3、18好。甲状腺疾病导致的内分泌失调的：背五3、降压套穴、颈6。黄褐斑、面色晦暗导致的内分泌失调的：背五3，降压套穴、面部毫针（四白、颧髎、下关、迎香等）。总之，调整内分泌，必须治神，"久病伤神，久病治神"所以必须调整人的情绪，调整心神，使心有所养，同时必须调整人的精神状态。神10就是调整人体精神状态的首选套穴。

在临床上单纯治疗内分泌失调是比较少见的，都是由于一些病证而引发的，或者在其他疾病的基础上伴有内分泌失调的症状，需要兼顾治疗，在治疗中针对内分泌的症状结合现有的病情综合考虑，在准确辨证的基础上，进行针对性的治疗。要有大局观，整体观，治病求本，标本兼治，掌握扶正祛邪的原则，因人治宜，因病治宜。

11. 三叉神经痛

三叉神经痛是脑神经疾病，是以一侧面部三叉神经分布区内反复发作的阵发性剧烈疼痛为主要表现的疾病。患者女性略多于男性，发病率可随着年龄增长而增加，三叉神经痛多发于中老年人，右侧多于左侧。该病的临床特点为：在头部三叉神经分布区域内，发病骤发、骤停，呈放电样、刀割样、烧灼样、顽固性、难以忍受的剧烈性疼痛。说话、洗脸、刷牙、甚至微风拂面，甚至走路的时候都会导致阵发性的剧烈疼痛，使人苦不堪言，这个病可严重影响人的生活质量。

三叉神经痛属于中医"面痛"的范畴。清代陈士铎在《辨证录》中云："人有患半边头风者，或痛在左或痛在右，万药治之罔效，此症得之郁气不宣，有加风邪袭之于少阳之经络，遂致半边头痛也……大约遇顺境则痛轻，遇逆境则痛重，遇拂郁之事而更加之，风寒之天则大痛而不能出乎……"非常明确的指出：气候、情绪、心情对此病的影响。全面而详细的阐述了三叉神经痛的疼痛性质。《张氏医通》云："面痛……不能张口言语，手触之即痛，此是阳明经络受风毒，传入经络，血凝滞而不行。"古人明确的指出本病为风寒或风热之邪袭于阳明、少阳经脉，致气血运行不畅，血气凝阻而致经脉不通而致面痛。

中医学认为风寒外袭侵犯阳明，风阳升发，易犯头面，寒为阴邪，其性凝滞，致血脉收引，气血闭寒，而产生疼痛。肝火上炎多因七情内伤，肝气郁结，郁而化火，或肾阴不足，水不涵木，阴虚加亢，肝胆之炎升腾，循胃络上扰面颊而发病。久治不愈，脾虚运化失常，痰浊内盛，阻塞脉络，或久病入络入血，瘀血内阻，络脉不通，不通而痛。此症疼痛严厉，痛苦异常，情绪的异常波动，造成家庭氛围紧张，严重影响生活质量。

在诸多病因中，寒邪致病是最关键的致病因素，因此，火针治疗此病是克敌制胜的。治以疏肝、健脾、理气、舒经通络、祛瘀除痛。选择套穴：小扶正、面部诸穴火后毫。治三叉神经痛的火针点刺不同于治疗其他病证，火针点刺时，既不考虑经络，也不考虑穴位，而是沿着三叉神经的循行路线点刺，然后再施以毫针，此时的毫针完全按照经络和穴位扎。此针法是参照了现代医学的理论，按神经循行路线火针直接作用于病灶。治疗此病基本与治疗面瘫的穴位相同：阳白、瞳子髎、颧髎、下关、迎香、人中、承浆、地仓、颊车、翳风、风池等穴。也可以直接毫火。毫火也是按然三叉神经的循行路线扎，重点疼痛部位（区域）可以密刺。如果患者体质过于阳虚，基础套穴就改成大扶正，如果患者属于阳盛体质，基础针方可改成降压套穴，情绪波动严重者或抑郁，基础针方可以改成神10，面部穴位、扎法相同，完全是根据患者具体情况具体分析用什么套穴作为基础针方。此症病程越长越难治愈，所以及时治疗很重要。

此症疼痛严重、尖锐、剧烈，痛苦异常，为了加强疗效，每次治疗都要有火针或毫火的参与，"急则治其标"，祛除症状，减轻症状，当下止痛是当务之急。只有减轻或消除症状，患者的紧张情绪才能得以平复，治疗效果才好，疗效才是硬道理。

12. 肱骨外上髁炎（肘劳）

肱骨外上髁炎，中医称"肘劳"，属"伤筋""痹证"范畴。临床表现为肘部外侧疼痛无力，不能提取重物（比如提壶倒水、拧毛巾等），较重者，可反复发作，疼痛呈持续性，甚至持物掉落。多属于劳损性病变，与职业、习惯动作有密切关系。其主要病因病机为肘关节长期劳作，以致劳伤气血，血不荣筋，筋骨失去濡养，风寒之邪乘虚侵袭而致。因此，中医将此症归属于"伤筋"范畴。此症是网球运动员容易发生的职业病，所以俗称"网球肘"。此症多见于女性，多由劳损与外伤引起。

临床上此症起病缓慢，初起劳累后偶感肘外则疼痛，休息后减轻或消失，日久则逐渐加重，如提水、拧毛巾、扫地等动作均感疼痛乏力，疼痛甚至向上臂及前臂放射，呈持续性。重者，肘关节僵硬、活动受限、无力，肘劳的病因主要是长期劳作及寒邪侵袭有关。此症还有一个特点，都是由于人的侥幸心理，不重视，或认为会自愈，治疗不及时，以致耽误最佳的治疗时机。

治以疏肝、健脾、理气、化瘀。选择套穴：小扶正、局部火后毫。在扶正的基础上对病灶重点调治，利用火针的温煦、消炎作用，直接作用于病灶。火后毫的要求是针（火针与毫针）的深度一定要达到骨膜，不要力度过大，触及骨膜即可，否则骨膜会受到伤害。另外，火针一定要烧红，才能达到治疗的目的。临床上此症多以兼症治疗，纯粹治疗此症的患者并不多见。

此症虽然不是多么严重的病，但由于患者的侥幸心理，没有及时治疗，以至于错过最佳治疗时机，成为顽症。因此对此症一定要重视，要以疑难杂症来对待。千万不能掉以轻心。而且要有长期治疗的思想准备。此症虽不大，但是一般都病程较长，不能操之过急。坚持治疗，必能痊愈。

13. 干燥综合征

干燥综合征是一个主要累及外分泌腺体的慢性炎症性自身免疫病，又名自身免疫性外分泌腺体上皮细胞炎或自身免疫性外分泌病。临床上除有唾液腺和泪腺受损功能下降而出现口干、眼干外，尚有其他外分泌腺及腺体外其他器官的受累而出现多系统损害的症状。

临床主要表现为口干舌燥、干燥性角结膜炎、眼干涩、异物感、泪少。除口、眼干燥表现外，患者还可出现全身症状，如乏力、低热等。皮肤可出现过敏性紫癜样皮疹。久治不愈还会出现肾损害，消化系统可出现萎缩性胃炎等一系列病证。

干燥症中医属于"周痹"证范畴。《素问·阴阳应象大论》曰："燥胜则干。"《素问·玄机原病式》说："诸涩枯涸，干劲皴揭，皆属于燥。"中医学认为干燥证涉及肺、胃、肝、肾，其中以肾为主。因为肾为先天之本，肾之阴阳为各脏阴阳的根本，肾阴亏虚，则肝阴不足，肝失涵养；肺失肾阴濡润，津伤肺燥，可见肺肾阴虚之象；脾胃为后天之本，有赖于肾阴之滋养补充，若肾之精血不足，脾胃失充则脾胃阴虚，脾不能为胃行其津液，气血亏虚，使肢体筋脉失养，肌肤干涩，可见胃燥津枯之象。以上病机，究其根本还在于肾。阴虚为本，燥热为标。本虚标实，治以阴虚为本。《素问·六元正纪大论》云："天气急，地气阴，阳专其令，炎暑大行，物燥以坚，淳风乃治，风燥横运，流于气交，多阳少阴。"此病的成因多为先天禀赋不足，阴虚燥热之体，后天劳倦，久病失养，外感风、暑、燥、火四邪，阳热亢盛，导致津伤液耗，阴血亏虚，清窍失于濡润，病位在口、眼、鼻、咽等清窍，继则涉及全身，内舍五脏。

治以疏肝、健脾、理气、滋阴、润燥。选择套穴：小扶正、内透、咳喘10、迎香、瞳子髎、四白、球透、地仓、迎香、承浆、上廉泉、臂臑、液门、肾8（不灸）。此症病机以阴虚为主，属于本虚标实的特点，治疗以滋阴润燥为主。首先以肾8（不灸）滋肾阴为要，小扶正疏肝、健脾、理气，滋阴扶正，扶助后天之本。内透养心安神，平复患者心态。咳喘10的选用是根据"肺主皮毛，司开阖"的理论，濡润肌肤，缓解肤燥。其他穴位针对各种症状，对症治疗。方中液门穴对于口干有明显的改善与治疗作用，上廉泉、承浆穴也是治疗口干的重要穴位，对于缓解症状，效果突出。眼周穴位加上臂臑穴，治以眼睛干涩，眼干是干燥症最突出的症状，先解决主要矛盾，是当务之急。臂臑穴经过贺普仁先生挖掘整理，在《一针一得治百病》书中推出，在三通临床上专门治疗各种眼疾（小儿斜颈）。干燥症的几个突出症状得以祛除，治病求本，以小扶正滋阴扶正，以扶助后天，肾8（不灸）滋阴以补益先天，滋阴润燥，疏散风、暑、燥、火之邪，濡润清窍，综合调理，诸症可解。

14. 重舌

重舌（重复的重），此病出自《灵枢·终始》。又名"子舌""重舌风""莲花舌"。《儒门事亲》卷三："热结于舌下，复生一小舌，名曰子舌胀。"即重舌。《诸病源候论》云："重舌之状，附于舌下，生形如舌而短之物，故曰重舌。"《幼幼集成》云："重舌者，心脾有热。"《诸病源候论》卷四十八认为："心脾有热，热气随脉冲于舌本，血脉胀起变生，如舌之状，在于舌本之下，谓之重舌。"古人对于重舌从病因到病机进行了高度概括的论述。症见舌下血脉肿胀，状似舌下又生小舌，或红或紫，或连贯而生，或状如莲花，故又称"莲花舌"，饮食难下，热痛，言语不清，口流清涎，日久溃腐。严重影响生活质量。

重舌的治法《灵枢·终始第九》说："重舌，刺舌柱以铍针也。"认为刺血可使邪热随血而出，可解此症。此症多由心脾湿热，复感风邪，邪气相搏，循经上结于舌而成。亦可由虚火上灼舌本，热结血瘀，湿热停聚所致。现代医学重舌属于"舌下腺炎""舌下间隙感染"等。

重舌的临床表现为舌卷短缩，舌下血脉肿起，质软，形似小舌之状，其色或红或紫，或见肿物连贯而生如莲花，脉管怒张，肿大压痛，或见舌腹肌膜溃破，流涎流血。舌体转动不利，语言不清，吞咽受阻，颊下多呈浮肿，饮食时剧痛，口流热涎，咽干口臭，全身发热，烦躁多梦，腹胀便秘等。中医学认为此症的病因为心脾积热，阴虚阳盛，湿热蒸舌，血瘀舌下，过食辛辣热毒之物引起，此症也可见于儿童，多由胎毒内蕴而致。此病严重影响生活质量。

治以疏肝、健脾、理气、清心、解毒。选择套穴：小扶正、内透、劳宫、火针点刺病灶、心俞放血。《灵枢·始终》所述的"刺舌柱以铍也"是用"铍针"（九针之一）刺病灶出血的方法，这是古人的治法，当代火针点刺病灶，此法更有优势（火针还有强大的消炎作用），治疗时火针点刺病灶既消炎，又清热化瘀，火针点刺病灶时会有出血现象，利用火针的优势，所以出血这是好现象，不必惊慌，热邪随血而出，此症可解。心开窍于舌，因此心俞放血，治病求本，属于从源头治疗，舌与心关系极为密切，清泻心火，是治疗此症的关键。内透、小扶正疏肝、健脾、理气，目的都是清泻心火。劳宫穴，手厥阴心包经，荥穴。《黄帝明堂经》曰："心出于中冲……溜于劳宫，火也……手心主脉之所流也，为荥。"《黄帝明堂经》劳宫穴主"口中烂，掌中热"。是三通法临床中经常使用的治疗由于心火引起的口舌生疮、疮疡的专用穴位。治疗重舌以疏、泻并用，治疗此症的重点手段是心俞放血和火针点刺病灶，与其他针法、治法综合使用，诸穴相伍，标本兼治，全面调理，共疗此疾。

15. 痤疮（青春痘、粉刺）

痤疮属于现代医学名称，也称为"寻常痤疮"，是皮肤科最常见的毛囊皮脂腺慢性炎症性疾病。常见于面颊、额部、下颌，亦可累及躯干，如前胸部、背部及肩胛部。以粉刺、丘疹、脓疱、结节、囊肿及瘢痕为特征，常伴皮脂溢出，好发于青春期男女，所以也称为"青春痘"。

痤疮属于中医"疮疡"范畴，也称为"粉刺""面粉皶""粉花疮"等。《肘后备急方》有"年少气充，面生疱疮"的记载。指出了年轻人生机旺盛之际，营血偏热，脉络充盈，气血郁滞而发病。多由毒邪内侵，邪热灼血，以致气血瘀滞而成。《医宗金鉴·外科心法要诀》云："肺经血热而成，每发于面鼻，起碎疙瘩，形如黍屑，色赤肿痛，破出白粉汁。"中医学还认为造成痤疮的主要病因有风热外袭，肺胃湿热，痰瘀互结，冲任失调，肾阴不足等。古人认为风热多犯人体上部，邪热灼伤血络，阻塞毛孔，局部皮肤郁闭而成痤疮。古人认为"肺之合皮也，其荣毛也。"若饮食不节，肺与大肠相表里，过食肥甘辛辣，久而生热，滞留于大肠，上蒸肺胃，导致肺胃血热，脸生粉刺、丘疹、脓疱。大便秘结者也易致大肠积热，而生痤疮。内分泌失调也是发生痤疮的重要因素之一，如妇科疾病、乳腺增生、卵巢囊肿、子宫肌瘤均能引发内分泌失调而发斑或痤疮；肾阴不足，冲任失调导致天癸过旺，循经上头面发为痤疮。中医将痤疮分为：肺经风热证、肠胃湿热证、冲任不调证、痰湿瘀滞证等。不同的病因病机会引发不同的证候。

治以疏肝健脾，理气活血，清热祛瘀。选择套穴：小扶正、背五3、火针点刺病灶。针方中小扶正疏肝健脾理气，扶助后天之本，背五3活血化瘀，清热解毒。火针点刺面部病灶，火针要细一点的，而且不必烧的太红，手法轻柔，快速点刺，要求快速、准确，一气呵成。因为此时患者是高度紧张的，也是恐惧的，动作太慢，针刺时长，或动作不连贯，均会给患者造成心理压力过大。如果针灸技法娴熟，也可以使用毫针火针，由于针细，痛点低，所以创伤面甚微，只是要注意施刺中要及时更换毫针（这一点很重要），以免烫伤。

在临床中痤疮的病因主要由于大便干燥造成的。具体情况具体分析，针对此症小扶正就要加上上、下巨虚穴为基础针方。小扶正加上上、下巨虚，可以通利下焦，清除肠热，使大便畅通。配合选用背五3、火点病灶，病症严重的可以加上火5。上、下巨虚具有较强的通利下焦的作用，而只有下焦通畅，才能使大肠中之郁热祛除。严重的大便秘结还可以火针点刺痛10，来加强人体的排便能力，使下焦通畅，大肠之热祛除才能使肺胃免于郁蒸，面部痤疮才得以清除，称为因病治宜。

痤疮的发生并不是很严重的问题，但是对人的心理会产生很大影响和压力，极易产生自卑感。彻底根除此症，才能使人心情舒悦，恢复自信，面对生活。

16. 银屑病（牛皮癣）

银屑病俗称"牛皮癣"，是种慢性炎症性皮肤病，病程较长，有易复发倾向，有的病例几乎终身不愈。该病发病以青壮年为主，对患者的身体健康和精神状况影响较大。

临床表现多以红斑、鳞屑为主，全身均可发病，以头皮、四肢伸侧较为常见，多在冬季加重。典型的表现为红斑形状大小不一，周围有炎症红晕，稍有浸润增厚，表面覆盖多层银白色鳞屑。鳞屑易于刮落。有一种严重的银屑病，又称银屑病脱落性皮炎。表现为全身弥漫性潮红、肿胀和脱屑，伴有发热、畏寒、不适等全身症状，浅表淋巴结肿大，白细胞计数增高。

中医学文献中有许多类似银屑病的记载，如"白疕""蛇虱""松皮癣"等。《周礼·天官·医师》云："凡邦之有疾病者，疕疡者造焉。"隋·巢元方《诸病源候论》云："干癣但有匡郭，皮枯索痒，搔之白屑出是也。"《外科大成》记载："白疕，肤如疹疥，色白而痒，搔起白屑，俗呼蛇虱，由风邪客于皮肤，血燥不能容养所致。"《外科证治全书》文中记载："白疕皮肤燥痒，起如疹疥而色白，搔之屑起，渐至肢体枯燥坼裂，血出痛楚，十指间皮厚而莫能瘙痒，因岁金太过，致秋深燥金用事，乃得此证，多患于血虚体瘦之人。"《医宗金鉴·外科心法要诀》亦云："松皮癣，状如苍松之皮，红白斑点相连，时时作痒。"古人对银屑病认识的很清楚。普遍认为银屑病的病因为外感六淫、感受风寒湿热燥火邪。内伤七情，饮食不节，冲任失调，气血失常血热、血燥、血瘀，脏腑失调，体质禀赋不足，阴阳失调等原因。病机为风邪侵袭肌肤或阴血枯燥不能营润于外所致。中医将银屑病分为：肝郁化火证、风湿蕴肤证、血虚风燥证等。不同的病因病机会引发不同的证候。

治以疏肝、健脾、理气、活血、清热、解毒。选择套穴：小扶正、内透、血海、背五1、火针点刺病灶。针方中小扶正、内透、血海疏肝健脾理气，扶助后天之本，使气血化生有源，调血凉血，提高人体正气。背五1清热、解毒、祛瘀。火针直接点刺病灶，活血化瘀，清热解毒，祛腐生新，消炎散结。治疗中火针施刺时要烧红，先挑选病灶面积最小的开始火针点刺，这是为了将小的病灶扼杀在初始阶段，而后再火针点刺面积大的病灶。这种顺序在临床治疗中属于细节，但是很重要。针方中背五1、内透、血海的使用，主要考虑此症与血密切相关，"诸疮痛痒皆属于心"，心主血脉，因此背五1、内透的使用皆源于此。血海穴，凡是人体与血有关病变，均有参与治疗。

银屑病属于慢性病、疑难病，病程较长，因此在治疗中，火针点刺要考虑患者的耐受能力；可以考虑分片火针施刺，每次治疗只刺其中一部分，其余的留给下次治疗时再扎，将患者的痛苦降到最低点，这样也有利于肌肤的新陈代谢恢复。对银屑病的治疗，医患双方都要有一个长期的思想准备，不可能在短期内解决。医患双方都要树立信心，相信针灸，相信套穴，相信火针，一定能达到预期的治疗目的。

17. 股癣

凡由致病性真菌侵犯腹股沟内侧所致环状或半环状皮损者统称为股癣，实际是体癣在阴股部位的特殊型。此病常由絮状表皮癣菌、须癣毛癣菌、红色毛癣菌等引起，有时，白念珠菌也好侵犯腹股沟部位而呈红斑脱屑性斑片，其边缘可有丘疱疹。本病在温热潮湿的季节容易发生，男性多汗者尤易发病。特殊工种如汽车司机、长期坐位者也易发病。工作、生活环境潮湿，也容易患此病。

股癣临床主要表现为阴囊对侧的大腿皮肤，一侧或双侧，多呈环状或半环状斑片。边界清楚，丘疹、水疱、结痂、瘙痒。中央部位可自愈，久治不愈局部皮肤发生浸润增厚呈苔藓化，常伴痒感。严重者常扩展波及肌内侧、会阴或肛门周围，其下缘多清晰，有时尚可波及阴囊、阴茎根部等处。病原菌与手癣、足癣大致相同。

股癣中医称为"圆癣""金钱癣""笔管癣"，民间俗称"烂裤裆"。《诸病源候论·圆癣候》记载："圆癣之状，作圆纹隐起，四畔赤，亦痒痛是也，其里亦生虫。""癣病之状，皮肉隐疹如钱文，渐渐增长，或圆或斜，痒痛有匡廓，……"中医学认为本病多因夏日炎热，股内潮湿，湿热生虫，侵袭肌肤所致。此病多发夏季潮湿季节，冬季消退。主要病因病机为外因和内伤。外感风毒，久居湿地，湿邪外侵，郁于皮肤，脾阳不振，营血亏耗，肌肤失养，湿热下注等。

治以疏肝、健脾、理气、燥湿。选择套穴：小扶正、中脘、血海、内透、背五1，严重者病灶部位火针点刺。针方中小扶正加中脘，在扶正的基础上，加强脾阳之燥湿功能，促进化生气血，提升人体正气。心主血脉而且"诸疮痛痒皆属于心"此症与心关系密切，所以加上内透，意在养心调血。血海穴为脾血归聚之海，可清降血热，祛瘀血，生新血，同时又是止痒要穴，清热利湿解毒，正像《胜玉歌》中所说："热疮臁内年年发，血海寻来可治之。"血海穴既引经，又调血，在治疗中起着至关重要的作用。背五1可祛除心脾之虚热，解湿毒之困，治病求源。火针以它强大的活血化瘀、消炎止痒止痛的功效，直接作用于病灶，有立竿见影之功。诸穴相伍在小扶正的基础上，清除体内湿邪、热邪、风邪，针对血液联袂施治，亦清亦调，根治此症。

18. 手癣（鹅掌风）

手癣此病由红色毛癣菌、须菌、毛癣菌等感染而引起。皮损表现为红斑、水疱、鳞屑和角化增厚，红斑脱屑，此症很多是由脚癣继发而来，自觉瘙痒，也可瘙痒太明显。男女老少均可染此病，单侧或双侧手掌均可发病，夏季水疱症状加重，冬季则枯裂疼痛明显，痒痛异常，明显脱皮。现代医学将此病分为水疱型、丘疹鳞屑型、浸渍糜烂型、角化过度型等。

中医称手癣为"鹅掌风"，此病名出自《外科正宗》《外科精义》。《医宗金鉴·外科心法要诀》中描述："……初起紫白斑点，叠起白皮，坚硬且厚，干枯燥裂，延及遍手。"《外科秘录》说："鹅掌风患于手掌之上……不独犯手掌，而兼能犯于足面，白屑堆起，皮破血出，或疼或痒者有之。"《外科正宗·鹅掌风》记载："鹅掌风由足阳明胃经火热血燥，外受寒凉所凝，致皮肤枯槁，又或时疮余毒未尽，亦能致此。初起红斑白点，久则皮肤枯厚破裂不已。"中医学认为患此症多由于外感和内伤以及人体气血不足，腠理素虚，久居湿地染毒，虫邪乘虚侵袭，风湿诸邪凝聚皮肤，气血不能荣润，皮肤失养，风、湿、热互相搏结，过食辛辣厚味，七情失和，心火炽盛，内扰心营，脾胃受损，交织于皮肤，疮疹迭起，发为此病。

治以扶正、祛湿、清热、解毒。选择套穴：小扶正、内透、劳宫、背五1、病灶火针点刺。针方中小扶正疏肝、健脾、理气，滋阴扶正，内透养心主血，以降心火，"诸疮痛痒皆属于心"，人体各种皮肤病变均与心密切相关。火针点刺病灶，也是利用火针强大的活血化瘀、消炎祛邪的功能，直接针对病灶进行调治，而且火针的功效针对各种皮肤病均有突出的疗效。背五1放血清降心脾之热，使湿热之邪随血而出，达到清热解毒之效。劳宫穴清心泻火功效突出，正像《针灸甲乙经》所云："……口中烂、掌中热……劳宫主之。"是三通法临床上针对心火造成的病变的专用穴位。诸穴相伍，亦清亦调，亦疏亦泻，治愈此症。

19. 牙痛

牙痛，是指牙齿因各种原因引起的疼痛，为口腔疾病中最为常见的症状之一，可见于龋齿、牙髓炎、根尖周炎、牙外伤、牙本质过敏，楔状缺损等，又称齿痛。

牙痛是多种牙齿和牙周疾病最常见的症状之一，其特征表现为以牙痛为主，牙龈肿胀，咀嚼困难，口渴口臭，或时痛时止，遇冷热刺激痛加剧，面颊肿胀等。牙龈鲜红或紫红、肿胀、松软，有时龈缘有糜烂或肉芽组织增生外翻，刷牙或吃东西时牙龈易出血，但一般无自发性出血，或无明显的自觉症状，有时可有发痒或发胀感。

2000多年前的春秋战国时期的《黄帝内经》就有齿痛的描述。其中"齿龋"之词就出自《素问·缪刺论》。《三因方·齿病论治》《圣惠方·口齿论》《永类钤方》等都记载了牙齿与肾、胃等有着千丝万缕的关系。中医学认为"齿为骨之余"，"肾主骨"，足少阴肾经、足阳明胃经络于龈中、上齿，故牙痛与肾和胃关系密切。《诸病源候论》云："牙齿痛者，是牙齿相引痛，牙齿是骨之所终，髓之所养。手阳明之支脉入于齿，若髓气不足，阳明脉虚，不能荣于牙齿，为冷风所伤，故疼痛也。"认为牙痛与胃有直接关系。《辨证录》卷三说："人有牙疼日久者，上下牙床尽腐烂者，致饮食不能用，日夜呼号，乃胃火炽盛，有升无降故也。""人有牙齿疼痛，至夜而甚，呻吟不卧者，以肾火上冲之故也，然肾火上冲，非实火也。"认为牙痛与胃火和肾阴虚关系密切。

造成牙痛的原因主要为外感风邪，胃火炽盛，肾虚阳盛，虫蛀外伤。治以滋阴降火，清胃火，滋肾阴。选择套穴：小扶正、太溪、下关。针方中小扶正疏肝、健脾、理气的基础上选用太溪穴治疗肾虚牙痛，太溪穴出自《灵枢·经脉》、《针灸甲乙经》，别名"吕细"，足少阴肾经本经土穴，肾经原穴，为肾经原气所发之穴，有滋阴益肾之功。太溪穴经贺普仁先生挖掘整理，并在《一针一得治百病》中推出，在三通法临床上用以治疗肾虚（火）牙痛。选用下关穴治疗胃火炽盛致牙痛，下关穴出自《灵枢·经脉》，隶属足阳明胃经，胃经气血在此分清降浊，专治胃热引起的牙痛、牙龈肿痛、牙关开合不利、口噤等。小扶正加上太溪、下关可以涵盖各种原因牙痛，不论是肾火牙痛还是胃火牙痛此治法均可对症治疗。肾火牙痛者太溪穴用泻法，此手法不是泻肾，而是泻肾火，也可以用九六补泻法，先补后泻。

在临床中，牙龈肿痛是非常痛苦的症状，半个面颊红肿热痛，夜间尤甚。针对此症就要选用消炎止痛、活血化瘀、祛腐生新的火针来治疗。有两种治疗形式，可以助手翻开嘴唇，露出病灶牙龈，在最凸起处，火针1～2针，流出脓血即可。也可以直接火针点刺面颊红肿部位，2～3针即可。这两种刺法都有立竿见影的效果。

第二节 大 扶 正

大扶正在临床上运用的非常广泛，主要针对虚证和寒证。大扶正的功效为疏肝、健脾、理气，养血。属于微通法与温通法联合并用之法，使三通法在临床中扶正祛邪更加全面。大扶正是在小扶正的基础上发展起来的，保持了小扶正疏肝、健脾、理气的功效同时，增加了调血的功能，使得大扶正温阳的作用大幅度提升，对于虚寒证、风寒证、寒湿证、风湿证效果明显。大扶正还可以针对各类气虚问题，心气虚、心血虚、肺气虚、胃气不足、气血双虚等更是疗效明显。大扶正在小扶正的基础上增加脐4，增加了养血、调血功能。因此，大扶正还可以针对各种血液病，各种血虚症状进行有效治疗。比如贫血、低血压、脾不统血、血小板减少、心肌缺血等症，还有循环障碍疾病，比如雷诺病等。大扶正在治疗虚证（气血、血虚）、寒证（虚寒、湿寒）方面有着突出的疗效。此套穴是三通人必须熟练掌握的套穴之一。

大扶正在扶正祛邪中主要以扶助后天为主，是气血双补的。大扶正的调血、养血功能主要源于脐4与小扶正的结合，中脘、天枢、气海的配伍组合有着非常强的升阳作用，温阳补血功能很强，因此，阳盛之证忌用脐4，这其中也包括阴虚的病症。阴虚阳盛的病证不适合使用大扶正。

1. 痹证

痹证的病名最早见于《内经》。《素问·痹证论》云："所谓痹者，各以其时重感于风寒湿也。""风寒湿三气杂至，合而为痹也。"痹证是由于风、寒、湿、热邪侵袭人体，痹阻经络，使气血运行不畅，引起肢体、筋骨、肌肉发生疼痛、重着、酸楚、麻木或者导致关节屈伸不利，僵直、肿大、畸形等症状的一类疾病。《济生方·痹》曰："皆因体虚，腠理空虚，受风、寒、湿气而成痹也。"痹证的证候类型，古人也有论述，《素问·痹论》曰："风寒湿三气杂至合而成痹，其风气胜者为行痹，寒气胜者为痛痹，湿气胜者为着痹。"《素问·痹证论》还认为痹证的产生与饮食结构和生活、工作环境密切相关，所谓："食饮居处，为其病本也。"在各种痹证中最为严重的当属现代医学所说的"类风湿"病，病情复杂且病程长，难治愈。针灸临床接触到的病证基本都有10年以上病史的患者，基本都是中西医治疗后久治不愈或病程迁延日久的患者，因此治疗难度极大，属于疑难病。

痹证的发生主要由于人体的正气不足，感受风、寒、湿、热之邪所致。《素问·痹证论》认为风寒湿邪留连于筋骨，则疼痛难已，病深日久，荣卫之行涩，皮肤不营，则麻木不仁，病邪深入，内传于五脏六腑，则导致脏腑之痹。痹证外邪之中以风为主，常夹杂他邪伤人，如风寒、风湿、风热、或寒湿、风湿热等多邪杂感。身体素虚，腠理不密，卫外不固，劳役过度，大病、久病之后等是引起痹证的内在因素。《济生方·痹》所云："皆因体虚，腠理空虚，受风寒湿气而成痹也。"在一般情况下，外因是致病的条件，内因是发病的基础。故《灵枢·五变》云："粗理而肉不坚者，善病痹。"外因与体虚为病之根本，所以治疗此证要在扶正的基础上祛风、散寒、除湿、清热及舒经通络为治疗基本原则。根据感受邪气的相对轻重和症状的性质，常分为行痹（风痹）、痛痹（寒痹）、着痹（湿痹）、热痹。另外，恶劣的居住环境、工作环境，也是痹证的致病因素。中医将痹证分成若干个证型：风寒湿痹证、风湿热痹证、寒热错杂证、痰瘀痹阻证、气血虚痹证、肝肾虚痹证。不同的病因病机会引发不同的证候。

邪气遇寒而凝，遇温则散，因此，温通法就是针对痹证克敌制胜的有力武器。治疗此证必须使用灸法与火针，必要的时候也要使用毫火针。温通法是治疗痹证的不二选择。

基础针方为大扶正、肾8（灸）、膝5。根据症状、病程、年龄、体质、地域还要灵活的加减变化。针方中大扶正疏肝健脾，理气养血，扶助后天之本，使气血化生有源，提升人体正气。在扶正的基础上，使脐4灸的作用，既生血养血又提升脾阳，燥湿除痹，温通经脉，温煦濡养四肢肌肉。根据具体症状，也要有加减变化。踝关节病变加上解溪、丘墟，腕关节病变加上三阳（阳溪、阳池、阳谷），肩关节病变加上肩4，指（趾）关节病变加上八风、八邪。这些穴位可以火后毫，也可以直接毫火。治病求本，根据中医"肾主骨"的原则，以肾8（灸）温阳补肾，益肾气以壮骨。邪遇寒则凝，遇温则散。艾灸的温阳作用，活血化瘀作用，祛湿除痹作用，温肾益阳的作用，对于痹证的治疗，有着关键性的重要作用。

体虚是痹证的主要原因之一，因此，选择套穴以大扶正为主，以温通法为要，是微通法与温通法并用的方法。根据中医"脾主四肢肌肉"的原则，补益后天，培补脾阳，以温阳、祛风、燥湿、舒络、除痹。因此，火针、艾灸是不可或缺的，先天后天同时调补，以扶正为主、以温阳通络为主，活血化瘀，祛湿除痹。

各类痹证的治疗，离不开火针（毫火）的参与，正是火针的温阳、化瘀、活血、消炎、通经、祛除瘀滞，在治疗中起着举足轻重的作用。对于久治不愈的痹证，患者的关节、肌肉往往是僵直的，普通毫针，根本无法改善这种状况，只有火针（毫火）才有能力改善这种状况。治疗痹证，火针的温度要求还是较高的，必须将火针烧红后进针，（远远高于火5、肩4等的进针温度）。但是，进针动作也不能过猛，要柔和进针，匀速进针与出针，避免机体受到损伤，这一点也关系到治疗效果。临床中对于关节严重变形的（类风湿）患者，根据症状毫火的作用确实是非常突出的，尤其针对指（趾）关节，毫火的参与极高的提高了疗效。所以火针（毫火）在治疗中的作用是无法替代的，起着突出的治疗作用。在大扶正、肾8先后天同时调补的基础上加上火针（毫火）艾灸，定能战胜顽疾，取得预期的疗效。

痹证是严重影响生活质量的疾病，基本都是病程长，难治愈，属于比较难治的疑难杂症，需要长期治疗的病证。所以要树立患者的信心，使之能正确的面对目前的病情是很重要的，也是治愈的必备条件之一，千万不能掉以轻心，治疗中要与患者多交流、沟通，询问病情要仔细认真，关键是提高疗效，减轻症状，这是最有现实意义的。这就需要认真辨证，认真配穴，认真施治。根据临床变化适时调整针方、针法，争取最好的结果。

2. 心悸（怔忡）

心悸是指患者自觉心中悸动，甚至心慌不能自主为主要症状的一种病证。怔忡是指内心躁动不安，惶恐而胆怯，就像古人所形容"惕惕然后人将捕之也。"也可解释成怔忡是心悸的一个证型。心悸、怔忡多由阴阳气血亏虚，心失所养，或痰饮瘀血阻滞，以致心神被扰所致。现代医学中的各种原因的心律失常，如心动过速、心动过缓、期前收缩、心房颤动、房室传导阻滞及心功能不全等，均属于中医心悸的范畴，均可以按中医治疗心悸的方法治疗。

心悸常为阵发性的胸闷气短，兼有失眠、眩晕、耳鸣等症状同时并见，一般望诊常有口唇青紫、面色无华。《内经》虽无心悸或惊悸、怔忡之病名，但已认识到心悸的病因有宗气外泄，心脉不通，突受惊恐，复感外邪等。如《素问·平人气象论》曰："左乳之下，其动应衣，宗气泄也。"《素问·举痛论》云："惊则心无所倚，神无所归，虑无所定，故气乱矣。"《素问·痹论》云："脉痹不已，复感于邪，内舍于心。"经后代医家逐渐探索，对于心悸的认识，逐渐完善。心悸的病名首见于汉·张仲景的《金匮要略》和《伤寒论》，称之为"心动悸""心中悸"及"惊悸"。《证治汇补·惊悸怔忡》曰："惊悸者，忽然若有所惊，惕惕然心中不宁，其动也有时，怔忡者，心中惕惕然，动摇不静，其作也无时。"在中医理论中，心悸与怔忡基本是共存的，二者相互影响，相互转化，而且互为因果。古人对于心悸与怔忡的区别与联系有了很高的认识。现代医学常见于各种原因引起的心律失常、如心动过速、心动过缓、房室传导阻滞、心功能不全等症均属于中医心悸的范畴。

心悸的病因病机古人认为如《丹溪心法·惊悸怔忡》所云："人之所主者心，心之所养者血，心血一虚，神气不守，此惊悸之肇端也。"古人认为心虚、血虚，使心神不宁而惊悸。《济生方·惊悸论治》云："惊悸者，心虚胆怯，之所致也。"古人认为心悸的病机多为心虚胆怯，心气不足，心血亏损，血不养心，古人还认为痰饮也是心悸的病因之一。《证治准绳·惊悸恐》云："人之所主者心，心之所养者血，心血一虚，神气失守，失守则舍空，舍空而痰入客之，此惊悸之所由发也。"阳虚水停，心血瘀阻等。这其中心气不足最为常见。临床中多表现为善惊易恐，头晕目眩，失眠多梦，胸闷气短，严重者心痛如刺。中医将心悸分成若干证型：心虚胆怯证、心血不足证、阴虚火旺证、心阳不振证、水饮凌心证、痰阻心脉证、痰火扰心证、邪毒犯心证。不同的病因病机会引发不同的证候。

心悸的病位在心，与肝、脾、肾、肺四脏密切相关。心为"君主之官"，主血脉，藏神，心气充沛，心阴心阳协调，心的功能才能正常。因此，扶正是首要的，心悸的主要病因病机就是血不养心。大扶正的功效有区别于小扶正就是多了"养血"的功效，以血养心。因此，大扶正就是治疗各种心脏病变的首选配穴。

养心血，敛心阳，安心神选择套穴：大扶正、内透、膻中（严重的可以膻3）。

针方中大扶正疏肝健脾，理气养血，扶助后天之本，使气血生化有源，补气、生血、养血、调血，以血养心。内透主要增强心功能，安神、益气，膻中穴开胸顺气，使心脉通达。诸穴相伍，调血养心，安神除痹。

治疗各种心脏病变的首选穴就是内透，因为治疗心病，内透是不可或缺的，也是三通法治疗心脏病的关键穴位。三通法扶正祛邪，养心血，祛瘀滞，全身调节，治病求本，提高人体正气，正气足，邪自退。

在使用内透时，有一点要格外注意，一定沿皮下浅刺，切勿深刺，针刺过深会产生强烈的电流感直冲中指，这会给患者造成恐惧，同时也会有严重的针灸后遗症，数天不退，给患者造成心理压力，给以后的治疗带来障碍。

心悸中医是心功能问题引发的一系列症状，与中医所论述的胸痹不是一个病证，胸痹属于心脏的器质性病变（如心肌梗死等），比起心悸来，症状要严重得多，如遇到胸痹患者，扎上内透，送西医抢救。另外，心脏疾病，除了治疗之外，保持平和的心态，放松精神，戒烟限酒，规律的起居习惯，科学的饮食结构，适当的体育锻炼也是非常重要的，也是必须的。

3. 产后风（月子病）

产后风，也称月子病，是人们对产后妇女月子里所患病证的俗称，也称为"产后风""月痨""月中伤""干耳病"等。实际上月子病就是"产后风湿"。月子病的产生，多为患者产后遇风、寒、湿、热邪气所袭，且体质正虚，对于各种外邪的侵袭重视不够，最主要的是防护措施不严所致。产后妇女得月子病的概率，几乎是百分之百的，关键是在月子期（50～100天）防护措施是否到位，是否按照中华民族的传统规距度过这段脆弱期，到位了，就没有月子病，否则，或多或少都会有月子病的发生。严重的月子病，可久治不愈，甚至终身不愈。

《诸病源候论·四十三卷》云："产则伤动血气，劳损脏腑，其后未平复，起早劳动，气虚而风邪乘虚伤之，致发病者，故曰中风。若风邪冷气，初客皮肤经络，疼痹不仁，苦乏少气……"因产后元气、津血俱伤，腠理疏松，所谓"产后百节空虚"，各种邪气会乘虚而入，故生活起居稍有不慎或调摄失当，便易感受外邪发为本病。有一观念非常重要，月子病可以考虑妇科因素，但是月子病不是妇科病。这一理念在临床治疗中有着重要的指导意义。

临床多表现为形寒肢冷、怕冷、怕风，身体某些部位如同冰敷一般感觉，遇冷、遇风、天气变化则症状加剧，身体倦怠，精神不振，纳呆，大小便不调，睡眠差，情绪波动，极易转为产后抑郁，这是因为产后身体极虚，筋骨腠理大开，抵御外邪能力极度下降，防范不到位，邪气直接由表及里。造成脾肾阳虚，以致四肢肌肉病变频发，治疗不及时、不得法，就会造成多年久病缠身，生活质量严重下降，情绪严重失衡，从而焦虑、烦躁，久病伤神，极易发展为抑郁。

治疗此证必须以扶正、温阳为主，祛寒湿，除风痹。选择套穴：大扶正、肾8（灸）。大扶正中的脐4有很强的温阳、升阳、燥湿、祛寒的作用。所以，首选的套穴就是大扶正，扶助人体正气，化生气血，温阳化湿，疏风散寒，濡养四肢百骸。治病求本还要加上肾8（灸），温阳壮骨，益气生髓，扶助先天，提高人体生命力，同时也有安抚神明的作用。针对身体各别部位的冰敷感或风寒感，还要采取火针点刺，火针一定要烧红后进针，因此针速不能过快。也可以实施火后毫，或者直接毫火的治疗方法。此治法是微通法、温通法联合使用，以火针、艾灸为主的温通法在治疗起着至关重要的作用。如果出现其他妇科症状，就要采用18好，这个问题下面章节另行讨论。

在大扶正的基础上，根据患者的具体病情还要酌情针对治疗。比如：失眠要加上内透神门；大便问题，可以加上上巨虚、下巨虚；尿频，加上复溜；口苦、口干，可以加上丘墟、承浆。至于把此症归在大扶正系列范围，主要是把此症作为痹证对待，千万不要将月子病作为妇科病来治疗。月子病属于风湿病更为妥切，月子病实际就是"肌肉风湿"，久病及骨。治疗月子病，火针与艾灸至关重要，火针与艾灸的温阳之功，起着非常关键的治疗作用，尤其肾8灸更是从源头上治疗的关键。补益先天，扶助后天，使气血生化有源，荣养四肢肌肉，正气足，逼邪自退。

月子病治疗不及时，或久治不愈，就会成为疑难杂症，治疗起来就很困难，甚者终身不愈。治疗需要从几个方面入手，心理、生理、病理全面考虑。久治不愈会给患者造成很大的心理压力，情志会发生失调，导致病情恶性循环。所以，在治疗中与患者沟通就显得十分重要。当然，临床上所有的思想工作，都是建立在疗效的基础上，没有疗效，一切都是空谈，疗效才是硬道理，只有较快的见到疗效，才能让患者看到希望而树立信心，坚持治疗，相信套穴，相信科学，定能战胜顽疾。

4. 低血压

可能有的人天生血压就不高，这是体质问题。如果没有头晕、头痛、胸闷、憋气等症状，就不用干预。如果血压低于90/60毫米汞柱，有以上的症状，属于病态，就必须要治疗。此病女性多于男性。多发于中老年妇女，也有个别年轻女性患有此症。

低血压属于中医"眩晕""虚劳"范畴。中医学认为此证从脉象（沉细脉）上看，就是气血双虚，主要以气虚为主，其次才是血虚。在低血压的人群中，有很多人是先天的，这些人几乎没有什么自主症状，但是这些人不耐疲劳，不适于重体力劳动和大量运动。这些人的脉象基本都是沉细的，舌比较淡，动作过急、过猛容易头晕，严重者可表现为眼前发黑或眼冒金星。在人们心目中，这样的人往往比较瘦弱，但也有胖人低血压的。这种患者一旦血压达到正常值就会出现高血压的症状，临床上以女性居多，先天者居多，也会出现于大病、久病之后，尤其是心脏病患者。

　　中国古代医籍中就有相关低血压的论述，《灵枢·海论》云："脑为髓之海，其输上在于其盖，下在风府。……髓海有余，则轻劲多力，自过其度，髓海不足，则脑转耳鸣，胫酸眩冒，目无所见，懈怠安卧。"经文中所述症状就是低血压的症状。《景岳全书》又提出了"无虚不作眩"，治疗低血压以治虚为主。本病多由气虚、阳虚、阴血亏虚或气阴两虚所致。低血压的人在临床上多表现为精气神不足，往往表现为"亚健康"症状，面色淡、唇无色，脉沉细，抵抗力较差，易感冒，女性普遍存在月经量较少的现象，精神倦怠，食欲不振，自汗，少气懒言，一般都便溏、畏寒、睡眠差、喜热饮、纳呆。低血压的形成多因先天不足，体质较弱，与心脏有密切关系，不能做剧烈的运动，不能胜任重体力劳动。因此，治疗此症要遵循古人"虚者补之"的原则，必须先天、后天同时调补，以补气补血为首要，以温阳补益的方法进行调治。中医将此证分为：心阳不振证、心肾阳虚证、阳气虚脱证。不同的病因病机会引发不同的证候。

　　首选套穴：大扶正、内透、血海、肾8（灸）。以微通法、温通法联合调治。针方中大扶正疏肝健脾，理气养血，使血气生化有源，以提高人体正气及提高人体的抗病能力，提振人体生命力。治疗中针方还要临证变化，胸闷气短的加膻中，便溏加上巨虚、下巨虚，汗多的加双内透，睡眠差的加内透、神门。人体一切与血有关的病变，都有血海穴的参与，脾胃所产生的水谷精微之血，将由血海引血归经。大扶正补益后天之本，使之化生气血，血之养心，安神，心主血脉，气足血旺诸症自消。肾8（灸）补益先天之本，益肾填精，提升人体正气，前后组合用穴，共同治愈此症。在治疗中有一种特殊的病例，女性患者，适龄女性，月经量大，周期长（贫血女性本因月经量少），这种症状对低血压的人来说，对人体非常不利，遇到这种情况，必须进行针对性治疗。可以在原针方基础上加隐白穴，以减少月经量，也可以大扶正改成18好加上隐白。为什么要重视此症状？是因为贫血患者本身就是气血双虚，月经量大，使人虚上加虚，使女性身体始终处于气血虚弱的状态，因此，对此症状必须要有针对性治疗。

　　总之，低血压属于虚证、虚寒证，古人言"虚者补之"要以培补先天，补益后天，温阳补虚为主要治疗方法，以扶正为主，气血生化有源，提升人体正气，不必祛邪，正气足，邪自退。

5. 雷诺病

雷诺病是以四肢末梢血液循环障碍为主的一种疑难杂症，现代医学认为属于免疫系统疾病。雷诺病属于中医"脉痹""血痹""手足厥冷"范畴。《金匮要略·血痹虚劳篇》载："血痹阴阳俱微，寸口关上微尺中小紧，外证身体不仁，如风痹状。"依其发作诱因分析，与寒冷及情绪刺激等因素密切相关。临床主要表现为四肢末端（手指、足趾）部位明显发白，无血色，遇寒肤色变暗，指甲发青，关节开始僵硬、疼痛，随着寒意加重，疼痛加剧，指甲发黑。放入热水中，症状立即减轻或消失。现代医学认为，此病多发于20～40岁女性，病因不明。此病多发作于冬季，呈双侧对称性，药物治疗无明显作用，中医学认为此证病因为身体素虚，风寒之邪侵袭，造成脾、肾阳虚，气滞血瘀，阳气不能濡养四末而致。《素问·举痛论》曰："寒气入经而稽迟，泣而不行，客于脉外而血少，客于脉中则血不通，故卒然而痛。"此症久治不愈，已成顽疾。此症严重的影响生活质量，属于疑难病。

邪气遇寒则凝，遇温则散，因此，温通法非常适合治疗此证。选择套穴：大扶正、八风、八邪、肾8（灸），以扶正为主导，先增强人体体质（正气），主要是提升脾阳，以温养四肢而达四末，大扶正的脐4灸，就有很强的升阳作用，而且能将升阳产生的温热效果输达四肢及四末，在扶正的基础上祛邪。八风（火后毫）、八邪（火后毫）必须火针或直接毫火，以火针的温阳、活血、化瘀之功和强大的消炎作用，直接作用于病灶之处。如果麻痛严重的，也可以"十宣"少量放血来缓解和治疗，这属于强通法范畴。中医学认为"脾主四肢肌肉"，所以一定要升脾之阳气，以温煦四末，化解邪之凝滞而使血液通畅。升脾阳最重要的穴位就是中脘穴，中脘穴为胃之募穴，八会穴之腑会，健脾要穴，在三通法临床上经常运用此穴治疗四肢不温，效果突出。中脘穴经过贺普仁先生挖掘整理，并在《一针一得治百病》中推出，在三通法临床中专门胃脘病外还能治四肢病变和阳明头痛。治疗此证中脘穴的选用，效果明显，但是要有手法，一定要用"烧山火"手法，以使温热针感（阳气）以达四肢之末。肾8（灸）的参与，还是本着古人"肾主骨"的理论，整体治疗，温阳补肾，补益先天，治病求本。

此病是顽固性的慢性疾病，要坚定信心，坚持长期治疗，欲速则不达。相信自己，相信套穴，定能战胜顽疾。

附：治疗雷诺病的方法也是治疗四肢不温、手脚冰凉的方法，它们的病因、病机基本上相同，只是在症状上程度的不同，雷诺病要严重得多。举一反三，在治疗其他病症时，只要四肢不温（冰凉）的症状，都可以在大、小扶正的基础上加上中脘穴"烧山火"进行针对性的治疗。

6. 贫血

贫血是一个现代医学名词，西医病名。贫血现代医学认为是人体外周血红细胞容量减少，低于正常范围下限，不能运输足够的氧至组织而产生的综合征。现代医学将贫血分为大细胞性贫血、正常细胞性贫血和小细胞性贫血三类。在临床上常见的有营养不良性贫血、缺铁性贫血、溶血性贫血、再生障碍性贫血等。中医此证属于"虚证"范畴。

临床上多表现为眩晕、萎靡、失眠、多梦、耳鸣、记忆力减退、倦怠、手足发麻、女性月经量少、常伴有畏寒、肢冷、面色无华、舌淡苔白、脉沉细。此症多因先天不足，脾胃虚弱而后天失养，身体素质不佳，抵御外邪能力差，运动过量或过猛就会头晕目眩、甚至眼前发黑。贫血的临床表现，中医学则认为是"气血双虚"之证。

贫血属于中医"血虚""虚劳""黄胖病"范畴。中医学认为造成此症的主要原因为素体虚弱，形气不充，脏腑不荣，生机不旺之人易患贫血。房事过度、恣情纵欲，耗损真阴，劳倦过度，过度思虑，劳伤心神，饮食不节，大病之后，造成脾虚，生化无源，势必导致身体亏虚而造成贫血，女人严重的崩漏也能造成贫血，久病之后亦有可能造成贫血（气血双虚），严重的外伤失血也可以直接造成贫血。

在人体，气与血是相互依赖的关系，气虚者，血亦虚，血虚者，气不足。所以，中医将贫血的表现，视为是气血双虚之症。所以治疗此症，应以扶正为主，以养血补气为主，提高人体正气为主，完全大扶正是治疗贫血的主要配穴。以微通法和温通法温阳扶正，理气、生血、调血、摄血、养血。

治疗贫血要遵循古人的治疗原则，正如《素问·三部九候论》所说："虚则补之"选择套穴：大扶正加上内透、血海、隐白、肾8（灸）、火点督。针方中大扶正疏肝、健脾、理气、养血，扶助后天，使气血化生有源，荣养全身，调整人体脏腑功能。血海、隐白都是足太阴脾经的穴位，血海穴《经脉解》曰："脾生血，此穴离而上，血渐生旺，而腹中饮食所生之血，亦能于此所上下，血生于此地，故曰血海。"由此可见人体生血、养血、行血均与血海穴密切相关。隐白穴足太阴脾经经穴，为井穴，出自《灵枢·本输》，别称"鬼眼"，功于益气摄血，主治脾不统血，古人常用于各种出血症状，如便血、鼻血、崩漏等，主要用于脾不统血的病症。隐白穴经过贺普仁先生挖掘整理，并在《一针一得治百病》中推出，在三通法临床上专以治疗各种出血病证。治疗中隐白穴的参与，对于贫血患者扶助正气、生血、养血非常重要，但是统血、摄血也很重要，不能顾此失彼。肾8（灸）补益先天之精，从源头上提升人体正气，治病求本。督脉为阳脉之海，火点督可激发阳气，激发经气，通脑生髓，髓生血气才生。凡贫血者，大多数都形寒畏冷的症状，此为阳虚体征，脐4灸温补脾胃，生发阳气，温煦人体与四肢，提升御寒之功能。

在临床中有种特殊情况必须引起我们的注意，女性，适龄患者，月经量大，经期长，贫血，患者出现这种情况，必须重视，必须要有针对性的治疗。原来的基础针方加隐白穴，就是旨在增强脾的统血功能。贫血患者，本身就属于气血双虚，月经量大，等于雪上加霜，必须改变这种状况。所以在临床中可以将基础穴大扶正改成18好加上隐白穴、四满、水道，疏调胞络，调整月经。这样就可既养血、调血、摄血，又能调整冲任、温暖胞宫，从而达到扶正祛邪的目的。

在临床症状中伴有失眠的，可以加上内透、神门，对于贫血患者，稳定的睡眠是很关键的。胸闷气短的，加上膻中，严重的可以膻3。伴有大便问题可以加上巨虚、下巨虚。伴有头痛的，可以加太阳穴、率谷等。

贫血属于虚证，除治疗外，适当的增加营养，科学进补，也是非常重要的。

7. 面瘫（周围型）

这里论述的面瘫是指周围型面瘫，在三通法临床上属于普通型面瘫（有别于中枢性面瘫）。面瘫，即口眼㖞斜，可发生于男、女的各个年龄段，多发于春、秋季节交换的时候，其他时间亦可发生，温差的影响是很大的。此症属于现代医学"颜面神经麻痹"范畴。现代医学将面瘫分为两个类型，即中枢型和周围型。此章论述的是周围型面瘫，中枢型面瘫在另一章节里论述。

面瘫在临床上主要表现为患侧面部肌肉运动障碍，口眼㖞斜，眼睑不能闭合，眼泪外溢，不能做蹙额皱眉、露齿、鼓腮等动作，说话漏风，口角流涎，漱口漏水，病侧额纹、鼻唇沟消失，并伴有恶风、头痛、鼻塞、颈项发紧不适，并有较大的情绪波动、烦躁等。

《诸病源候论》云："偏风，口㖞是体虚受风，风入于夹之筋也，是阳明之筋，上夹于口，其筋偏虚，而风因乘之，使其经筋偏急不调，故令口僻也。"古人明确指出，面瘫乃风、寒、湿之邪乘人体虚弱时侵袭而致。面瘫的发生根本在于正气不足，或劳作过度，机体虚弱，脉络空虚，卫外不固，外邪入侵于面部经络，气血阻滞，经脉失养，筋肉失于约束，以致面部肌肉弛缓不用，出现㖞僻。

既然面瘫发生的根本在于正气不足及风寒邪气侵袭所致，所以治疗配穴首选：大扶正，旨在疏肝、健脾、理气、养血以扶助后天之本，使气血生化有源，提升人体正气。在此基础之上配以地透、迎香、人中、承浆、颧髎、下关、攒竹、头维、阳白、四白、瞳子髎、翳风、风池。在此基础上还要配伍健侧的迎香、地仓以调整脸部双侧的平衡，这一点在治疗上很重要，这是由于经络的循行路线所决定的。诸穴相伍，扶正祛邪，治病求本，祛㖞除僻。

在治疗中有一个问题需要注意，面瘫的形成，已经使面部的经脉、肌肉受到了伤害，所以针刺的手法一定要轻，不能再造成人为的二次伤害。治疗中还有一个细节需要格外注意的，一定要注重眼与嘴的同步恢复。每个人的病情不同，治疗中会出现眼和嘴恢复不一致的情况，尤其出现嘴恢复较快的时候（一般情况都是嘴恢复的快），一定要取消地透，将地透改为一寸或一寸半毫针扎地仓，一寸毫针扎颊车。否则就会出现矫枉过正的现象（嘴会出现偏向另一侧），还会出现眼与嘴角连动现象。治疗时迎香穴一定要患侧、健侧同时施针，这是因为健侧迎香穴是手阳明大肠经的经络经过患侧患病部的止穴，也就是说，手阳明大肠起于食指商阳，最后经过在人中穴，左交右，右交左与迎香穴，手阳明大肠经起于商阳，止于对侧的迎香，因此健侧迎香穴对治疗很重要，但是往往被忽略。所谓治疗面瘫，实际上就是使面部两侧平衡、自然，使造成面部不平衡的因素消失，使面部从外观到功能全部恢复正常，才视为真正的痊愈。

另：古人有患此症者男女禁止同房之说，认为这样影响病情的恢复，不利于治疗。有何科学依据？无从查考，遵照执行，有益无害。

8. 自汗

自汗属于中医"汗证"范畴。由于阴阳失调、腠理不固，而致汗液外泄失常的病证。白昼时时出汗，动辄尤甚者，称为"自汗"。气虚、阳虚是自汗的病理基础。

《明医指掌·自汗盗汗心汗证》曰："夫自汗者，朝夕汗自出也。"《三因极一病证方论·自汗证治》云："无问昏醒，浸浸自出者，名曰自汗。""若其饮食劳役，负重涉远，登顿疾走，因动汗出，非自汗也。"朱丹溪对自汗病理属性做了概括，认为"自汗属气虚、血虚、湿、阳虚、痰。"张景岳认为自汗属阳虚。《医学正传·汗证》云："其自汗者，无时而溅溅然出，动则为甚，属阳虚。"古人认为气虚、阳虚是自汗的总病机。阴虚盗汗，阳虚自汗已成了人们的共识，亘古至今。

中医学认为造成自汗的病因病机是病后体虚，禀赋不足，情志不调，思虑烦劳过度，损伤心脾，血不养心，心不敛营，营卫失和，腠理不固，嗜食辛辣厚味，以致湿热内盛，邪热郁蒸，以致津液外泄而致出汗增多。此证多见于情志内伤者居多，情绪的变化，直接关系到症状的严重程度。"汗为心之液"，汗由精气所化，不可过泄，若汗证持续时间较长，常发生精气耗伤的病变，以致出现精神倦怠、肢软乏力、不思饮食等症。中医学认为"血汗同源"，自汗多由心气不足而致《素问·宣明五气篇》有云："五脏化液，心为汗。"指出汗与心的关系最为密切。心主血脉，藏神，心气不足，长期严重自汗者，必然累及心而至血虚继而引发其他病变。《伤寒明理论》提出了不同于别人的病机理念，认为自汗一症表证、里证、虚证、实证均可出现："自汗……亦各有阴阳之证，不得谓自汗必属阳虚。"另外，肺气虚也是造成自汗的病因之一，中医学认为"肺主皮毛，司开阖"，人体之汗与肺有直接关系。自汗在临床上首先要辨明外感时病与内伤杂病的不同性质，辨别标本，辨证论治。

临床表现为汗出恶风，稍劳后汗出尤甚，进餐时汗甚，气温稍高时大汗，患此症者既畏寒又怕热，易感冒，体倦乏力，心悸少寐，神疲气短，面色无华，脉细。中医将汗证分成肺卫不固证、心血不足证、阴虚阳盛证、邪热郁蒸证。认为与心、肺、肾等脏关系密切，不同的病因病机会引发不同的证候。

治以补血养心，益气固表。选择套穴：大扶正、肾8（灸）、内透、膻中、咳喘10（快针点刺，不留针）。针方中以大扶正疏肝、健脾、理气、养血，扶助后天之本，使气血生化有源，提振人体阳气、正气。内透补益心脏（汗为心之液），补气调血，以血养心，治疗中内透的参与，使得治汗必须治心为总的治疗核心和治疗原则，使之整体治疗思路都是围绕治心进行的，中医学认为"血汗同源"，调血气也是治汗的原则，以血生气，以气敛汗固表。针方中膻中穴出自《灵枢·经脉》，别称"元儿""上气海"等，属任脉，有代心布令之责，《灵枢·胀论》有言："夫胸腹，藏腑之郭也，膻中者，心主之宫域也。"《采艾编》云："膻中，上焦之气，此为中央。"膻中穴可开胸顺气，如果胸闷严重者，膻中可改膻3，益气养心。咳喘10的介入，主要源于"肺主皮毛，司开阖"的理论，汗液的排泄与肺有密切关系，所以治汗除了治心肾之外，还要治肺，由于从五行属性考虑，肺与肾是"金生水"的母子关系，所以肺气也能补益肾气。肾8（灸）温阳补肾，温阳敛阴，肾藏真阴而寓元阳，只宜固密，补益先天之精，振发人体元阳。诸穴相伍，养心、益气、敛汗。套穴的选择，实际上是在完全大扶正的基础上，增加内透和膻中而成，扶助正气，温阳和中，补气调血，以血养心，以心调气，以气敛汗，固汗。扶助正气，追根溯源，治病求本。

9. 膝关节滑膜病变

膝关节滑膜病变主要表现为膝关节肿胀，膨隆，胀痛，屈膝困难，上下楼梯疼痛加剧，下楼比上楼痛甚，女性多于男性，体胖者较多，有时会表现在腘窝处疼痛，局部红肿热痛，劳累后疼痛加剧。临床上还常会表现为膝关节弥漫性肿胀，关节内会有积液，上下楼困难，下蹲时胀痛以至无法下蹲。严重者夜间痛甚，严重影响了生活质量。

膝关节滑膜病变的病因很多，现代医学认为这种病多伴有外伤史或劳损史。中医学认为病因多为外伤劳损，六淫侵袭，脏腑虚损，女性的体态肥胖，使膝关节负荷过大，也是造成膝关节滑膜病变的原因之一。此病最主要的两大病因，就是外伤和劳损。古人根据症状、临床表现来认识此病，是有局限性的，只有通过现代医学的影像学检测手段，才可认清本病的实质。治愈此症，要借助西医的检测，用中医的方法治疗，才能根治此病。中医将此证分为：寒湿证、瘀血证、肝肾亏虚证。不同的病因病机会引发不同的证候。

治以通经活络，消肿化瘀，疏肝，健脾，益肾。选择套穴：火针点刺膝关节病灶部位，膝5、大扶正、肾8。

治疗时，患者平卧，屈膝，这时需要助手推动患者脚踝，推至极限，什么是极限？就是患者痛的忍无可忍了。这时以拇指按压膝关节周围的肌肉组织，会发现髌骨外缘的上方，有一弹性很大的凸起，然后消毒（注意！这时助手推动脚踝不能松开），找到凸起的最高点，火针烧红，迅速刺入病灶中，0.5寸深比较适宜，拔针后会有淡黄色液体流出，火针沿第一个针眼周边围刺三四针，这时助手一定仍要推着患者脚踝，目的就是让病灶内有一个向外的压力。待液体流净后，让患者缓缓伸直下肢（注意！千万不要拉动患者的下肢，一定要让患者自己把腿伸直），针刺膝5、大扶正，扶助正气。根据中医"肾主骨"的理论，所以还要有肾8的参与，补益肾气，扶正先天之本。治疗此证还要根据患者的具体情况来决定灸与不灸（阴虚者不灸），根据病情膝5可以火后毫，也可以直接毫火。

方中大扶正疏肝、健脾、理气、养血，但实脾气，以充实濡养肌肉关节。火针的参与极大的提高了治疗的效果，火针以它强大的温热、消炎作用，对病灶直接治疗，对囊体进行了破坏性的治疗，使病邪无以为靠，不能生根发展，只能邪自退。肾8的使用，源于中医"肾主骨"的理念，益气补肾，填精壮骨，提高人体正气，治病求本。治疗四肢关节病变，在临床上一般都选用大扶正为基础针方，但是如果患者属阳亢或阴虚体征，基础针方大扶正就要改为降压套穴，随病情变化而选择套穴。

在治疗中，火针治疗一般每周1～2次为宜，为了皮肤的恢复，同时也为了患者机体自身能力吸收积液，比将积液放出更有益处。其他时间可以膝5毫火，也可膝5毫针和病灶部位毫针。还有一点需要注意，对火针针眼的保护，尽量

24 小时不沾水，避免感染。

俗话说：生命在于运动，但是这句话针对这个病却不适合，治疗期间需要静养，取消一切体育活动和体力劳动，尽量减少运动，俗话说"三分治，七分养"，对于病情的恢复很重要，这方面中西医的观点是一致的。

10. 湿疹

湿疹是一种慢性、炎症性、瘙痒性皮肤病，皮疹呈多形性，明显瘙痒，慢性病程，严重影响患者的生活质量。根据病程可分为急性湿疹，亚急性湿疹，慢性湿疹。现代医学认为此症病因包括免疫功能异常和系统性疾病（如内分泌疾病、营养障碍、慢性感染等）以及遗传性或获得性皮肤屏障功能障碍。外因主要包括环境或食品中的过敏原、刺激原、微生物、环境温度或湿度变化、日晒等，这些均可引发或加重湿疹。社会心理因素，如紧张、焦虑亦可诱发或加重本病。

湿疹接近于中医的"浸淫疮"范畴。根据发病的不同部位也称之为"四弯风""旋耳疮""苔病疮"等。《素问·玉机真藏论》云："夏脉太过与不及，其病皆何如？太过则令人身热而肤痛，为浸淫。"《内经》最早认为湿疹的主要病因是心火造成的，这种认识可以说在当时还处于比较狭隘的阶段，也是比较片面的。汉代张仲景认为湿疹不仅与心火有关，还与外因湿热有关，这就对湿疹的病因病机的认识更进一步。清代《医宗金鉴·外科心法要诀》云："浸淫疮，初生如疥，瘙痒无时，蔓延不止，抓津黄水，浸淫成片，由心火脾湿受风而成。"通过历代医家的临床实践，对于湿疹的认识逐渐完善，认识到湿疹产生的内因是心火与脾湿造成，外因为风邪。对于湿疹的病因、病机逐渐阐述的非常清楚了，这对于临床治疗有着非常明确的指导意义。除了上述原因外工作环境、居住环境潮湿，也是一个重要的致病因素。

湿疹的临床表现为初期红斑、水肿、粟粒大小的丘疹、丘疱疹、水疱、糜烂、渗出、瘙痒，后期发展为病灶粗糙肥厚，苔藓样变。可分布于体表任何部位，经久难治。湿疹的病因病机多因身体素虚，脾胃虚弱，情志不畅，虚劳过度，工作环境、居住环境潮湿等。中医将此证分为：脾虚湿重型、血虚风燥型及湿热蕴肤型。不同的病因病机会引发不同的证候。

治以疏肝、健脾、理气、养血、温阳、祛风、利湿。选择套穴：大扶正、内透、血海、背五 1、病灶部位火针密刺。病程较长或久治不愈的湿疹，由于火针有着强大的温阳化瘀和消炎的功效，在针对此病的治疗中，火针是必不可少的治疗手段。可以针对病灶部位火针点刺或直接毫火。火针点刺时，以少量出血为佳，可使邪随血出。针方中大扶正疏肝健脾，理气养血，提高正气，使气血生化有源，大扶正针方中的脐 4 灸，其作用就是升脾阳以燥湿，从源头治疗，脐 4 灸具有很强的升阳作用，所以有很强的燥湿能力，专以治疗脾湿之症，是治疗湿疹的必用套穴。古人言："诸疮痛疡皆属于心。"所以用内透、背五 1 来调节心火，必要时也可以单穴心俞放血，作用更直接、更明确。背五 1 的作用非常明确和突出，有效的祛除心脾之湿、心脾之热。血海穴具有行血、引血归经之功，是治疗皮肤病变的重要穴位。火针具有强大的温阳、祛瘀、活血、消炎之功效，直接作用于病灶，立竿见影，效果显著，根据临床实践发现，针感的疼痛（尤其是火针），随着病情的改善，会越来越对疼痛，与初诊时无痛或微痛感觉判若两人，以至于对火针感到恐惧，这就需要尽量与患者沟通，告之此现象是病情好转的现象，或减少火针次数，或减少火针针数，以缓解患者紧张的压力。治疗湿疹，心与脾同时调治，是非常重要和必须的，只有综合调治，才能根治此症。

治疗此病采用的是三法（微通、温通、强通）并用，补泻同施，内外兼治，治病求本，所以疗效显著。湿疹是一种顽固的疑难杂症，病程越长越难治疗。在临床上我们所接触到的湿疹患者，基本都是久治不愈之症，因此，医患之间都要有长期治疗的思想准备，坚持治疗，相信套穴，定能战胜顽疾。

如果湿疹呈对称性分布，问题就变的更为复杂与严重了，这就是现代医学所述的"神经性皮炎"，此症表现与湿疹基本一致，症状表现也相同，所以治法亦基本相同，最大的区别就是湿疹分布不规则，而神经性皮炎呈对称性，两者要明确区分，要心中有数，要给患者一个交代。无论何病，两者病因病机基本相同，所以治法是基本相同的。

11. 面肌痉挛

面肌痉挛又称面肌抽搐，表现为一侧面部不自主抽搐。抽搐呈阵发性且不规则，程度不等，可因疲倦、精神紧张及自主运动等而加重，常因寒凉刺激而加剧。起病多从眼轮匝肌开始，然后涉及半个面部。本病多在中年以后发生，常见于女性，绝大多数患者有情志受伤史，或受寒史。

面肌痉挛初期症状为一侧眼睑跳动，经过一段（病情迁延）时间连动到嘴角，严重的连带颈部。面肌痉挛可分为两种，原发性面肌痉挛和继发性面肌痉挛。所谓继发性面肌痉挛绝大多数是由面瘫后遗症产生的，尤其是中枢型面瘫，极易造成面肌痉挛。原发型面肌痉挛，在静止状态下也可发生，痉挛数分钟后缓解，不受控制。面瘫后遗症产生的面肌痉挛，只在做眨眼、抬眉等动作时发生。

面肌痉挛中医属于"面风""瘈疭""内风""筋惕"范畴。中医学认为面肌痉挛的病因病机主要为肝风内动，《素问·至真要大论》云："诸风掉眩，皆属于肝。"《灵枢·经脉》云："肝足厥阴之脉，起于大趾丛毛之际……夹胃，属肝，络胆……连目系，上出额，与督脉会于巅。其支者，从目系下颊里，环唇内。"即肝经连着眶、额、面、唇，说明古人的理论"诸风掉眩，皆属于肝"，面肌痉挛的产生与肝经密切相关。《目经大成·目》云："此症谓目睑不待人之开合，而自牵拽振跳也。盖足太阴厥阴营卫不调，不调则郁，久郁生风而致。"肝主藏血，在体合筋，开窍为目，若肝血不能养筋，则筋脉失养也可导致面肌拘急。中医学还认为造成面肌痉挛的另一个主要原因就是外感风寒。《灵枢·经筋》云："经筋之病，寒则反折筋急。"临床上多见患者主症基础上兼有面部受寒史、受风史。虽然此证与肝的关系密切，但是人体的面部循行着多条经络，尤其是阳明经、太阳经，所以说此证涉及多条经络，并非只有肝经，治疗此证须综合考虑，全面调理。中医将此证分为：风寒外袭证、风热侵袭证、阴虚风动证、气血不足证。不同的病因病机会引发不同的证候。

治以疏肝、健脾、理气、温经、散寒、止痉。选择套穴：大扶正、面部诸穴（头维、阳白、瞳子髎、颧髎、四白、下关、颊车、迎香、地仓、人中等）、火针点刺耳后完骨处。针方中大扶正疏肝健脾，理气养血，扶助后天之本，扶助正气，使血气生化有源，温阳和中。面部诸穴火后毫或直接毫火，以火针温热之功疏通面部经脉，调和气血，活血化瘀，止痉。在多年的临床实践中总结出，毫火的疗效更为突出，面部施以火针，针具越细，效果越好，对面部肌肤损伤小，由于疼痛轻微，所以患者容易接受。在三通法临床上，治疗面部病变经常使用毫针火针，使用毫针火针后，再扎毫针效果也很明显，实践证明普通毫针基本无效。至于火针点刺耳后完骨处，是参考西医治疗此症手术的位置就在耳后完骨处（三叉神经痛，西医的手术位置也在此部位），这一点没有古籍参考，完全是根据西医的理论联想到的，通过实践证明是行之有效的，也是中西医结合的产物。

总之，不论用何种针法，面部诸穴的施刺，务必手法要轻（这种理念，同样适用于面瘫、三叉神经痛），手法重会使病情加重而欲速而不达。在临床上要根据病情，火针、毫火、毫针火针可以交替使用，避免对面部肌肤造成伤害。在临床上如果患者阳盛症状明显，基础套穴大扶正要改为小扶正或降压套穴，因病治宜，从实际情况出发，大道至简，不拘一格，法无定法。

12. 肩关节周围炎

肩关节周围炎简称"肩周炎"，俗称"凝肩""五十肩"。中医称为"肩痹""漏肩风""锁肩风"等。此症是一种由慢性炎症或退行性非细菌炎症引起的肩部病变。

　　肩周炎是种多发病、常见病，多发生于中老年人。女性发病多于男性，右肩多于左肩，多为慢性病。《素问·痹论》云："风寒湿三气杂至，合而为痹。"《济生方》云："皆因体虚，腠理空疏，受风寒湿而成痹也。"古人认为肩周炎的病因主要由于体虚，感受风寒湿之邪所致。《针灸甲乙经》云："肩痛不可自带衣。""肩痛欲折，臑如拔，手不能自上下。"古人形象的描述了肩周炎的症状。中医学认为肩周炎的发病有内因和外因两个方面的因素。外因包括六淫、劳损和外伤，生活中发现，睡姿的不正确也是诱发肩周炎的病因之一。六淫侵袭指的是风、寒、湿邪的侵袭，可以单独致病，亦可两三种邪气相兼致病。劳损是指多由长年累月慢性损伤所引起，不仅损伤了气血筋骨，而且还可导致气滞血凝，是肩周炎重要的致病因素。《素问·宣明五气篇》云："久视伤血，久卧伤气，久坐伤肉，久立伤骨，久行伤筋，是为五劳所伤。"古人很早就很注意体育锻炼的作用，认为长时间从事室内工作，缺乏活动也能致病。外伤也是肩周炎发病的一个重要致病因素。《张氏医通》云："或因提挈重物，皆致痹痛。"《仙授理伤续断秘方》曰："手足久损，筋骨差爻。"在现代针灸临床发现，不正确的睡姿（主要是习惯于侧身睡觉的人枕头过矮造成的），也是肩周炎的致病因素，而且不易察觉，多年的睡姿习惯致病，确实很难引起注意而被忽略。

　　肝肾虚损，气血虚衰，内伤七情都是肩周炎的致病因素，尤其脾胃的虚损直接关系到肩周炎的发生。《灵枢·本神篇》云："脾虚则四肢不用。"筋骨关节长期缺乏气血的濡养，则可造成筋挛肉缩、关节僵硬、屈伸不利等。肩周炎在临床上主要表现为一般无外伤或有轻微外伤，可有肩关节疼痛，活动受限，尤其进行肩关节外展、后伸、内收动作时，常由于牵拉周围肌肉引起疼痛。有的患者肩部疼痛，夜间尤甚，严重的会影响生活质量。肩周炎本身不是什么疑难杂症，但是由于患者的侥幸心理（认为会自愈）错过了最佳治疗时机，直至严重影响到了生活质量才去就医，把一个简单病变拖成了疑难杂症，从而加大了治疗的难度。所以每当我们面对肩周炎时，千万不要掉以轻心，不要认为是个简单的小病，要高度重视，认真对待，仔细治疗，要有长期治疗的思想准备，同时与患者要有沟通，医患双方都要重视此症。中医将此证分为：手阳明经证、手少阳经证、手太阳经证、手太阴经证。不同的病因病机会引发不同的证候。

　　肩周炎的病因主要在脾，六淫侵袭为主要诱发因素。治以扶正祛邪，健脾理气，活血化瘀。选择套穴：大扶正、条山（患侧）、听宫（患侧）、肩4（患侧）。针方中大扶正疏肝、健脾、理气、养血扶助后天之本，化生血气，濡养四肢。肩4用于病灶处活血化瘀，祛湿除滞，缓解或祛除症状。肩4可以火后毫，也可以直接毫火。条山穴，属足阳明胃经和足太阳膀胱经，在针对此病的治疗采用的是透穴，条口透承山，属于经外奇穴"条山"穴。专门治疗凝肩、漏肩风、偏瘫单臂不举、肩周炎等。在此的作用是缓解局部的疼痛症状，祛除凝滞，鼓舞中焦之气，令其透达四肢，濡筋骨，利关节，通经脉。条口透承山是贺普仁先生在《一针一得治百病》中推出的专门治疗肩周炎的穴位。听宫穴，属手太阳小肠经，出自《灵枢·经脉》，除治耳疾外，还善治颈项背痛，尤其专治落枕，所以也能治疗严重的肩周炎症状中影响到肩胛的症状，属于辅助治疗。治疗肩周炎借助毫针微调经气，火针的温热功能达到调气血、激发经气、除瘀滞的目的。

对于疼痛严重的肩周炎，还有一种治法，就是采用古人的"巨刺"法，也就是扎健侧的方法。取穴：大扶正、患侧条山、患侧听宫，健侧肩4。严重的还可以患侧火针点刺肩4。这种方法就是古人"左病右治，右病左治"的疗法，扎健侧的"巨刺法"，适用于痛甚的患者，尤其适用于夜间痛甚的患者。

适当的针对性锻炼，对于此病的康复也是有促进作用的。

13. 血小板低

血小板低是指人体血液中的血小板含量过低。血小板是由骨髓中成熟的巨核细胞的细胞质脱落而成的，每个巨核细胞可产生 2000～7000 个血小板。一个健康的人每天生成血小板约 1200 亿个。人体血液中的血小板，正常人每立方毫米血液中有 10 万～30 万个血小板，寿命平均为 8～12 天，由于多种原因导致血小板计数结果低于参考值下限，就属于血小板减少。

血小板低原因，通常会有血小板生成不足，多见于再生障碍性贫血，急性白血病，以及感染等情况。其次就是血小板破坏过多，可见于某些药物作用和感染，还可以见于原发性免疫性血小板减少症、系统性红斑狼疮等。再有就是血小板分布异常，通常会发生在各种原因引起的脾功能亢进，或者是脾大，血小板在脾内滞留过多，导致血液中血小板数量减少。

血小板低属于中医的"血证""虚劳""葡萄疫"范畴。中医学认为血小板低其发病病机主要与火、虚、瘀有关。火为阳邪，其性升发，易伤津动血，阳盛伤水，水少则火失制约，其热更盛，遂动血而见出血，诸如皮下紫癜、出血点、鼻出血、牙龈出血及内脏出血。气有温煦、推动、固摄、防御、转化的作用，血小板减少与固摄较为密切。由于气的固摄，血不致溢出脉外，这就是中医所说的"气为血之帅"。《血证论·脏腑病机论》云："人身之生，总以气统血。"气不摄血最终导致出血，同时血小板会降低。中医学认为"离经血即为瘀"也可以说出血就是瘀证。

血小板低在临床上表现为皮肤会有出血点、瘀斑（不明原因的）、鼻出血、会出现牙龈出血，严重的还有消化道出血，泌尿道出血，口腔出现血疱，甚至可出现脑出血。血小板减少还有可能出现低热、神疲乏力、精气神不足的症状，严重的血小板减少会导致严重的出血症而危及生命。

治以疏肝、健脾、理气、养血、调血、固血。选择套穴：大扶正、血海、隐白、火点督、肾8（灸）。针方中小扶正扶助后天，疏肝、健脾、理气基础上，加上脐4温阳以调气生血，使气血生化有源，提升人体正气，凡是人体的各种血证，需要血海穴引血归经，因此均有血海穴的参与。隐白穴增强脾的统血功能，在大扶正套穴的基础上加上隐白穴、血海穴，既有益于脾生血，又有助于脾统血。现代医学所谓的血小板低，实际上就是中医的脾不统血，所以隐白穴在治疗中起着关键的引经作用和治疗作用。火点督脉激发阳气，激发经气，通脑通髓，使生血有源（现代医学理论）。诸穴相伍益气、调血、养血、生血、摄血。使人体正气足而恢复生机。

此症属于慢性病、疑难病，有的是先天性的，有的是大病之后，有是长期体虚造成的，总之，疾病是逐步形成的，所以治疗也是一个长期过程，欲速则不达。以平和的心态对待疾病，科学的饮食结构，适当地体育锻炼，相信针灸，相信自我，定能战胜顽疾。

第三节　三　大　俞

糖尿病（消渴症）

糖尿病是一种常见的代谢内分泌疫病，分原发型和继发型两类。在我国糖尿病高发，而且越来越趋于年轻化，是严重影响国人健康的一大杀手，患者甚多，不分男女长幼，令人堪忧。

糖尿病中医称之为"消渴"病，消渴病是指因禀赋不足、饮食失节、情志失调及劳欲过度导致脏腑功能失调，出现阴虚燥热，久则引起阴、阳两虚或兼血瘀所引起的以多饮、多食、多尿、形体消瘦，或尿有甜味的病证。中医并具体将其分为"上消""中消""下消"，但又因临床上多为互见，难以截然区分，所以统称为"三消"或"消渴"。《素问·奇病论》首先提出了"消渴"之症。

祖国医学对于糖尿病有着完整而独特的理论和诊疗体系，中国医学现存最古老的医学典籍《黄帝内经》对于糖尿病已有相当的认识。《素问·奇病论》云："帝曰：有病口甘者病名为何？何以得之？岐伯曰：此五气之溢也，名曰脾瘅。夫五味入口，藏于胃，脾为其行其精气，津液在脾，故令人口甘也。此肥美之所发也，此人必数食甘美而多肥也。肥者，令人内热，甘者，令人中满，故其气上溢，转为消渴。治之以兰，除陈气也。"《黄帝内经》将消渴病分为"膈消""消中"和"肾消"。《证治准绳·消瘅》在前人论述的基础上，对消渴的临床分类做了规范："渴而多饮为上消（经谓膈消），消谷善饥为中消（经谓消中），渴而便数有膏为下消（经谓肾消）。"古人对于糖尿病的并发症也有很清楚的认识。隋·巢元方《诸病源候论·消渴候》云："其病变多发痈疽。"刘河间在《宣明论方·消渴总论》中指出消渴一证："可变为雀目或内障。"元·张子和在《儒门事亲·三消论》中云："夫消渴者，多变聋盲、疮癣、痤痱之类。"古人对于糖尿病的病因病机认识很清晰，对此症的预后也很清楚，同时也为我们明确的指明了治疗方向。

中医学认为，禀赋不足（遗传因素）是引起消渴的重要内在因素。《灵枢·五变》云："五脏皆柔弱者，善病消瘅。"长期过食肥甘厚味、辛辣刺激饮食、损伤脾胃，致脾胃运化失职，积热内蕴，化燥伤津，消谷耗液，发为消渴。饮食不节制也是糖尿病的致病因素。《素问·奇病论》云："此肥美之所发也，此人必数食甘美而多肥也，肥者令人内热，甘者令人中满，故气上溢，转为消渴。"房劳、五志、药害等引起湿热或燥热内盛，肺、脾、肾阴亏，布津、受纳、运化、滋润的功能失常，易出现消渴症。《外台秘要·消渴消中》云："房劳过度，致令肾气虚耗，下焦生热，热则肾燥，肾燥则渴。"《灵枢·五变》云："夫柔弱者，必有刚强，刚强多怒，柔者易伤也……怒则气上逆，胸中畜积，血气逆留，髋皮充肤，血脉不行，转而为热，热则消肌肤，故为消瘅。"情志失和也是糖尿病的病因之一。《素问·奇病论》曰："脾瘅……此人必数食甘美而多肥也，肥者令人内热，甘者今人中满，故其气上溢，转为消渴。"《临证指南·三消》云："心境愁郁，内火自燃，乃消症大病。"说明情志失和与饮食不节是产生糖尿病的最大的致病因素。明确此病与吃喝关系最为密切，糖尿病患者必须管住嘴。《备急千金要方·消渴》认为嗜酒之人易患消渴之证："三觞之后，制不由己，饮啖无度，……积年长夜……遂使三焦猛热，五脏干燥。"古人对消渴的成因分析的非常透彻。另外，按现代医学的观点，遗传因素也是糖尿病的重要病因。

长期过食甘味，醇酒厚味，以致脾胃运化失职，积热内蕴，化燥伤津，易致消渴。五志化火，长期过度精神刺激，情绪紧张，五志过极，火热内生，灼阴伤肺而失治节，肾阴亏损，水火不济，遂致肾虚、肺燥、胃热发为消渴。笔者认为，消渴症的最主要病因是阴虚内热。中医将消渴病分成若干个证型：肺热津伤证、胃热炽盛证、气阴亏虚证、肾阴亏虚证、阴阳两虚证。不同的病因病机引发不同的证候。

　　治以滋肾、健脾、除胃热、扶助正气。选择套穴：三大俞、小扶正加中脘或降压套穴。三大俞配穴精妙，少而精的穴位，却蕴育着巨大的作用。三穴六针相伍，降糖效果明显。虽然穴位少，但是针对性极强，每一个穴负责一消，三穴组合针对上、中、下三消。三穴之中只有肾俞用灸法，这是为了滋补肾脏而设。脾俞专以治疗脾胃虚热，而针对中消。膈俞，八会穴之"血会"，治心火移肺之血热，滋阴而泻上焦之热，专治上消。糖尿病的总病机是阴虚，所以小扶正或降压套穴，都具有滋阴潜阳之功效。这样配伍，标本兼治，综合调理。由于糖尿病的总病机为阴虚内热，所以佐以小扶正加中脘（或降压套穴）滋阴扶正，疏肝健脾理气，同时也有清脾胃之热的作用，亦能扶助正气，气血生化有源，提升人体正气。中脘穴的选用还有一个特殊的意义，肺之经络源于中焦，乃肺经发生、发展的源泉之地，补益中焦也使促进肺之功能，亦能辅助治疗上焦之热。总之诸穴相辅相成，滋阴扶正，正气足，邪自退。

　　由于穴位少，取穴准确就显得尤为重要，一穴失准，疗效则大打折扣。在治疗中不能因为穴位少而小视这组套穴，三大俞的降糖作用是很明显的，因此，在临床治疗中要多检测，随时观察血糖的变化，尤其是服药或注射胰岛素的患者，以免出现低血糖的现象。服药或注射胰岛素的患者，要根据血糖水平的变化调整药量和注射量，以达到停止服药和注射的目的，促进胰岛功能的提升。

　　糖尿病属于世界级的疑难杂症，全球高发。糖尿病本身并不可怕，可怕的是并发症，它直接影响心、脑、肾，还可以致盲、烂足，这是糖尿病的可怕之处。我们要正确面对，认真治疗，除了积极治疗，还要有适当的体育锻炼，科学的饮食结构（尤其控制碳水化合物的摄入量），而且严格管住嘴，迈开腿。愉快的心态，严格控制并发症的发生，综合调整才能战胜顽疾。

第四节　降压套穴（含偏瘫套穴）

　　这个套穴是根据贺普仁先生几十年的临床成功经验总结出来的，是专以治疗高血压等阳盛病证的特定针方。贺普仁先生认为高血压的总病机就是肝阳上亢，肾阴不足。《临证指南医案·眩晕》云："诸风掉眩，皆属于肝，头为六阳之首，耳目口鼻，皆系清空之窍，所患眩晕者，非外来之邪，乃肝胆之风阳上冒耳。"疏解高血压之疾必以疏肝潜阳为要。以降压套穴为基础的套穴来调整人体气机，降压套穴本身具有疏肝、健脾、理气、潜阳之功效，对于肝阳上亢、肾阴不足降压套穴更是有针对性，故医治高血压之疾相得益彰。本套穴还适用于肝阳上亢或阳盛的病证，如眼疾、甲状腺疾病等。

由于高血压与中风（后遗症——偏瘫）病因病机基本一致，故降压套穴也是治疗中风后遗症的套穴，降压套穴在治疗偏瘫时亦称偏瘫套穴。套穴名称不同是基于病情的不同。

1. 高血压

血压问题，是现代医学理念，它是指人体血管内的压力而言。现代医学认为是以动脉压升高为主要临床表现的心血管综合征。高血压常与其他心血管疾病危险因素共存，是重要的心脑疾病危险因素。可损伤重要脏器，如心、脑、肾的结构和功能，最终导致这些脏器的功能衰竭。也是造成中风的主要原因之一。

高血压中医属于"眩晕"范畴，主要病因为情志失和（忧思恼怒），饮食不节（过食肥甘、饮酒），生活压力，工作压力，起居无常，劳倦内耗，肾精亏虚和先天禀赋不足（遗传）等。《临证指南医案·眩晕门》有云："经云诸风掉眩，皆属于肝，头为六阳之首，耳目口鼻皆系清空之窍，所患眩晕者，非外来之邪，乃肝胆之风阳上冒耳。"明确指出此症的主要病机为脏腑功能失调，阴阳失和，肾阴不足，肝阳上亢，风火内生等。

临床主要表现为头目胀痛，急躁易怒，项强，困倦乏力，头重脚轻，腰膝酸软，头痛，心烦，口干等。古人没有血压的概念，是根据高血压的临床症状总结出此症属于肝阳上亢、肝风内动的病理机制。现在我国高血压病频发、高发，而且趋于年轻化，是目前我国严重影响国人健康的主要杀手之一，也是要高度重视的疾病。中医将此病分为：肝火亢盛证、阴虚阳亢证、痰湿壅盛证、气虚血瘀证、阴阳两虚证。不同的病因病机会引发不同的证候。

降压套穴是为治疗高血压之症量身定制的，是治疗此症的首选套穴。考虑到高血压的病因病机（肾阴不足、肝阳上亢），选择套穴：降压套穴配合肾8（不灸）。针方中降压套穴疏肝健脾，理气潜阳，醒脑镇痉，肾8（不灸）以水涵木，平肝潜阳，滋阴清热综合治疗。低压较高的加内透、膻中。降压套穴与肾8（不灸）前后呼应，肝肾同调，人体"肝肾同源"相互影响，相互制约，相互转化，因此，在临床中要相互配合治疗，相辅相成，不能偏废。

对于血压非常高（主要指服药后居高不下）的患者，可采用百会、四神聪三棱针点刺放血的方法，这种方法适用于高危急症患者，在危急时刻使用，不宜经常使用。治疗非常高的高血压病证，而且服用药物效果不明显的患者，治疗中一定要缓慢降压，迅速降压对于很高血压的患者是很危险的。通常在上述治疗方法基础上，再加上强通法，背五2放血，此套穴具有明显的疏肝潜阳的功效，疏肝、平肝、柔肝、潜阳的最直接的方法，直指病所。降压套穴与背五2相配伍，标本兼治，治病溯源。高血压是个慢性病，而且病因也是复杂多样的，所以要坚持长期治疗，才能控制病情。另外，降压套穴中的风池穴，在治疗中起着重要的引经作用，而且风池穴本身就具有明显的降压作用。平卧针刺风池穴时要针尖相对进针，这样才安全有效。

高血压的病机虽然是肝阳上亢，肾阴不足，但是在临床上的症状也是复杂多样的，也不是单一症状出现的，往往除了高血压症状外还会伴有其他的症状，比如：高血压伴有便秘、腹泻，可以在降压套穴的基础上加上上巨虚、下巨虚。高血压伴有尿频，降压套穴的基础上加上复溜。高血压伴有牙痛，降压套穴的基础上加上太溪、下关。高血压伴有鼻炎，加上鼻5。高血压伴有头痛，降压套穴的基础上加上太阳、率谷。高血压伴有口苦，降压套穴的基础上加上丘墟。高血压伴有腹胀，在降压套穴的基础上加上足三里穴，施九六补泻（先补后泻）。高血压伴有吞酸，在降压套穴的基础上对阳陵泉穴施九六补泻（先补后泻）。临床中的症状是复杂的，并且因人而异，有个别高血压患者（大多数为女性），虽然患有高血压的阳亢病，但还四肢不温或手脚冰凉，这就需要在降压套穴的基础上加上中脘穴，以阳气温煦四肢，属于针对性的治疗。在临床中这样的治疗，三通法是得心应手的，主症次症兼顾，而且疗效明显。这种兼顾的治法是三通法的强项，是其他学科无法比拟的。

高血压的产生，现代医学研究发现，除了遗传因素外，生活压力、工作压力、饮食、不良的生活习惯也是高血压多发的原因，因此，平和的心态是最关键的，情绪的异常波动，直接影响到血压的波动，反之，血压的波动也直接影响情绪上的波动，这是因果关系，而且互为因果，因此调整好情绪是非常重要的。良好的生活习惯（包括适当运动、科学的饮食、合理规律的起居、戒烟限酒）也是缓解高血压的重要因素。单纯的治疗，不足以根治此证。

2. 冠心病

冠心病，现代医学病名。是指冠状动脉（冠脉）发生粥样硬化引起管腔狭窄或闭塞，导致心肌缺血、缺氧或坏死而引起的心脏病，简称冠心病，也称缺血性心脏病，是严重危害人类健康的常见病。

冠心病基本属于中医"心悸""胸痹"范畴，多发于40岁以上成年人，临床实践中发现，患冠心病的还是以老年人居多，且大多都伴有高血压的症状，高血压与冠心病之间有着不可分割的因果关系。主要病因为心血瘀阻，痰浊闭阻，气滞寒凝，正气不足。《金匮要略》云："阳微阴弦，即胸痹而痛，所以然者，责其极虚也。"《医门法律》云："胸痹总因阳虚，故阴得乘之。"宋《太平惠民圣方》云：

"胸痹疼痛，痰逆于胸，心膈不利。"《灵枢·厥论》云："真心痛，手足青至节，心痛甚，旦发夕死，夕发旦死。"这是论述的"胸痹"（心梗）的症状，严重的冠心病也会出现这种情况。《素问·痹论》指出："心痹者，脉不通，不通则痛。"这是古人所论述的冠心病重症的表现。《症因脉治·胸痛》指出："因伤胸痛之因，七情六欲，动其心火，刑其肺金，或佛郁气逆，伤其肺道，则痰凝气结，或过饮辛热，伤其上焦，则血积于内，而闷闭胸涌矣。"诸家学说将冠心病的病因病机论述的非常完整、清晰。

冠心病临床多表现为头晕、项强、烦躁、睡眠差、胸闷、胸胀、胸痛、有的背痛、尿黄、便秘、舌红脉洪等。在大扶正的适应证中也提到了心悸，但是冠心病与中医论述的心悸有所不同，是因为冠心病常伴有阳亢的症状，不宜使用大扶正（升阳补法）来治疗，要滋阴潜阳，属于降压套穴的治疗范围。

选择套穴：降压套穴、内透、膻中。针方中降压套穴平肝潜阳，疏肝理气，滋阴扶正。内透养心益气，以血养心，增强心之功能。膻中穴，属任脉，出自《灵枢·经脉》，心包募穴，八会穴之一，气会膻中。膻中穴开胸顺气，除痞，如果伴有胸闷、胸痛严重者膻中改膻3。膻中穴是贺普仁先生在《一针一得治百病》中推出的专门治疗心脏病患的穴位。失眠者，左内透、神门，右内关、神门；口苦，加上丘墟穴；尿频者，加上复溜穴；便秘者，加上上巨虚、下巨虚，通利下焦对于阳亢也有积极的辅助作用。诸穴相伍，疏补同施，标本兼治，扶正祛邪。

此病多发于中老年人，属于慢性疑难病，需要坚持长期治疗。同时冠心病在生活中要注意饮食的科学结构，规律的生活起居习惯，平和的心态，适当的体育锻炼，乐观的面对人生。这也是很关键的。也是对治疗有积极作用的。

3. 瘿病（甲状腺结节、囊肿、纤维瘤、甲亢、甲减、弥漫性肿大、甲状腺癌）

瘿病，属于现代医学甲状腺类疾病。瘿病是由于情志内伤，饮食以及水土失宣，以致气滞、痰凝、血瘀壅结颈前所引起的。以颈前喉结两旁结块肿大为主要临床特征的一类疾病。

《杂病源流犀烛·颈项病源流》指出，瘿又称为"瘿气""瘿瘤""影袋"（甲状腺瘤），多因气血凝滞，日久渐结而成。《外台秘要·瘿病方》云："小品瘿者始作与樱核相似，其瘿喜当颈下，当中央不偏两边也。"古人对瘿病早在公元前三世纪就有记载，战国时期的《庄子·德充符》即有"瓮瓷大瘿"之说。《诸病源候论·瘿候》指出瘿病病因主要是情志内伤及水土（地理环境）等因素造成："瘿者由忧恚气结所生，亦曰饮沙水，沙随气入于脉，搏颈下而成之。""诸山水黑土中，山泉流者，不可久居，常食令人作瘿病，动气增患。"古人很早就知道地理环境对人类健康的影响。《外科正宗·瘿瘤论》云："夫人生瘿瘤之症，非阴阳正气结肿，乃五脏瘀血，浊气，痰滞而成。"《外科正宗·瘿瘤论》指出瘿证主要由气、痰、瘀壅结而成。古人将瘿病分为五类：石瘿、泥瘿、劳瘿、忧瘿、气瘿。由此可以看出，古人对甲状腺疾病的病因、病机认识的非常清楚。中医学认为造成瘿证的主要原因是情志内伤、饮食及水土失宜、体质因素等。中医将瘿证分成以下几个证型：气郁痰阻证、痰结血瘀证、肝火旺盛证、心肝阴虚证等。不同的病因病机会引发不同的证候。

　　甲状腺疾病现在也呈高发趋势，患此症者众多，比较轻的、初期的，往往没什么症状，最普遍就是甲状腺结节，不严重时几乎没症状。往往被人忽略。很多人都是偶然在例行体检时被发现的。可以说甲状腺疾病现在也是影响国人健康的比较隐形的杀手。

　　瘿病的主要临床表现为颈肿大，有结节，烦热，易出汗，目眩，口苦等。典型的甲状腺疾病，还会眼球突出，瘿病最突出的症状就是心律的改变，心动过速或心动过缓。甲状腺疾病包括甲状腺结节、增生、囊肿、纤维瘤、甲亢、甲减，弥漫性肿大等，也包括甲状腺癌。甲状腺疾病的证型很多，有的是功能性的（甲亢、甲减等），有的是占位性的，有的有症状，有的没症状。严重的甲状腺疾病不但有很多的症状，有的还会严重影响到内分泌失调，会产生无名的恐惧、委屈、胆怯、悲伤等，情绪波动异常。久治不愈极可能发展为抑郁症。

　　瘿证的主要病因为情志内伤，饮食与水土失宜，体质因素等原因。《重订严氏济生方·瘿瘤论治》说："夫瘿瘤者，多由喜怒不节，忧思过度，而成斯疾焉，大抵人之气血，循环一身，常欲无滞留之患，调摄失宜，气凝血滞，为瘿为瘤。"这是古人的论点，情志致瘿，环境因素致瘿，体虚致瘿等原因，综合分析出了瘿证的病因。中医将此证分成若干个证型：气郁痰阻证、痰结血瘀证、肝火旺盛证、心肝阴虚证。不同的病因病机会引发不同的证候。

　　治疗瘿病以扶正为主，疏肝、理气为辅。首选针方：降压套穴、内透、颈6。方中降压套穴疏肝潜阳，理气解郁，舒经通络，畅通气机，降逆为顺。内透养心益气、解郁安神，开胸顺气。颈6直抵病所，针对性治疗，软坚散结，祛肿消瘀滞，活血化瘀，在治疗中起着重要的作用。遇到严重的，久治不愈的病情以及占位性病变（如增生、结节、囊肿、纤维瘤及癌症等），颈6可以根据病情可以采用火后毫或直接毫火，火针的使用还要根据病情决定火针的密度、深度及温度。治疗中要严格遵照操作规程执行，施针时注意远离喉结。这组针方有补有疏，有清有利，相互配合，软坚散结，扶正祛邪。

　　在甲状腺疾病之中，甲减的患者会出现背部发凉、畏寒的症状，治疗时需要肾 8(灸)、椎 8、胛 6 火后毫配合治疗。同时甲状腺疾病也会出现内分泌失调症状，会产生无名的烦恼，无名的恐惧，无名的胆怯与委屈等，这都是甲状腺疾病所引发的内分泌失调而出现的症状。在上述针方基础上加上背五 3。胸闷，加上膻中。失眠者，加上双内透、神门。大便有问题，加上上巨虚、下巨虚穴。尿频者，加上复溜穴。在临床治疗中针对不同瘿病病证，颈 6 的针法、手法是不同的，甲亢、甲减毫针颈 6 即可，甲状腺结节需要颈 6 火后毫，或直接毫火，针对甲状腺囊肿、纤维瘤，要在病灶火针密刺后毫针密刺，而不是采取针刺普通的 6 针，要根据病灶体积的大小，决定针刺的密度。甲状腺癌按照甲状腺结节的方法即可，不必另行处理。根据不同的病证，火针的温度也不尽相同，一般的甲状腺功能疾病，如甲亢、甲减、包括甲状腺结节没必要火针烧红，保持一、二、三秒的进针速度即可，甲状腺囊肿、纤维瘤包括甲状腺癌火针施刺时要烧红，才能保证治疗效果。因病治宜，不同病证使用不同的针法，这充分体现了三通法整体观、大局观的理念，而且这些临床上的细节，对于治疗是至关重要的。

诸穴相伍，综合治疗。甲状腺疾病属于慢性病，需要长期治疗，欲速则不达，平和的心态，规律的生活，适当的体育锻炼，也是痊愈的重要条件。

4. 中风（中风后遗症）

中风又称"卒中"，本病是以卒然昏仆，伴有口眼㖞斜，半身不遂，语言不利，或不经昏仆而仅以㖞僻不遂为主症的一种疾病。本病发生突然，起病急骤，古人形容"如矢石之中的，若暴风之急速"。《内经》中没有中风之病名，根据临床表现和发病阶段的不同而有不同的名称，初期称为"仆击""大厥"等。半身不遂者则有"偏枯""偏风""身偏不用"等病名。《灵枢·刺节真邪》云："虚邪偏客于身半，其入深，内居营卫，营卫稍衰，则真气去，邪气独留，发为偏枯。"古人认为饮食不节也是造成中风的病因之一。《素问·通评虚实论》曾经明确指出："仆击，偏枯痿厥，气满发逆，肥贵人，则膏粱之疾也。"

中风究其病因，在唐宋之前主要以"外风"学说为主，多以"内虚邪中"立论。如《金匮要略》认为：经脉空虚，风邪乘虚而入。治疗上则多采取疏风祛邪，扶助正气的方法。唐宋以后，特别是金元时代，突出以"内风"立论，可谓是中风病因学说上的一个重大转折和突破。《临证指南医案·中风》曰："精血衰耗，水不涵木，……肝阳偏亢，内风时起。"古人还认为中风之证属于老年病，如《医经溯洄集·中风辨》所言："中风者，非外来风邪，乃本气自病也。凡年逾四旬，气衰之际，或因忧喜忿怒伤其气者，多有此疾……"由于古人的平均寿命低，所以年过 40 岁即属于中老年了。此后诸代医家对中风病因、病机的认识达成共识。

所谓中风的"风"，是内风，非外邪所致，是由于人体内部原因所造成。《临证指南医案·中风》云："……肝为风脏，因精血衰耗，水不涵木，木少滋养，故肝阳偏亢，内风时起……"古人对于本病病机的认识，已经达到了一个很高的高度。中医学认为中风的主要病因为积损正衰，情志失调，劳倦过度，饮食不节等。认为主要病机为阴阳失调，气血逆乱，病位于脑，与心、肝、脾、肾关系密切。

中风之所以发生，主要原因在于平素气血亏虚，与心、肝、肾三脏阴阳失调有密切关系，加之忧思恼怒，或饮酒饱食，或房室劳累，或外邪侵袭等诱因，以致气血运行受阻，阴亏于下，肝阳暴涨，阳化风动，血随气逆，挟痰挟火，蒙蔽清窍，而形成的危急证候。中医对于中风有中经络和中脏腑之分，中经络又分为：风痰瘀阻证、风阳上扰证。中脏腑又分为：闭证和脱证，这其中闭证又分阳闭与阴闭。在中风后遗症节段又分为：痰瘀阻络证、气虚血瘀证、肝肾亏虚证。不同的病因病机会引发不同的证候。

现在论述中风，在现代人们的意识当中，中风发作是不会找中医治疗的，普遍都是找西医抢救治疗。在这方面，实事求是的讲，西医确实比中医有优势。实际上我们所接触到的基本都是中风后遗症（即半身不遂）的患者，治疗偏瘫，这是中医的长项。我们所接触到的中风后遗症患者，都是西医治疗后才接手的。现在这似乎已经成了"约定俗成"的社会现实，西医抢救，中医"断后"，收拾残局。

三通法对于中风的抢救治疗还是非常有特色、有疗效的。遇到中风发作患者，首先以三棱针点刺百会、四神聪放血，及时灌服一丸"安宫牛黄丸"（安宫牛黄丸的服用时机，非常关键，中风发作时，及时灌服，效果最好），然后再送西医医院抢救，经过这样处理的中风患者基本没有或少有后遗症出现。即使出现后遗症也是比较轻微、容易治疗和康复的。

高血压与中风是因果关系，高血压是因，中风是果。两个病的病因、病机基本是一样的，所谓治疗中风，我们实际治疗的是中风后遗症，也就是偏瘫。因为高血压与中风的病因、病机是一样的，所以降压套穴同时也是治疗偏瘫的套穴，所以也称为偏瘫套穴。治疗中风后遗症必选的套穴就是降压套穴（偏瘫套穴）。

根据临床的具体变化、根据症状降压套穴要适当的增加针对性的穴位。由于患者脑部病变的部位、程度不同，临床表现也不同，有的是左侧偏瘫，有的是右侧偏瘫，根据临床观察，右侧偏瘫的病情往往重于左侧偏瘫患者，右侧偏瘫的患者往往会有语言障碍或吞咽困难或呛水等症状。根据具体情况，单臂不举痿软，加肩4毫针或火后毫，流口水，加地仓，足外翻，加解溪、丘墟。偏盲，加瞳子髎、四白、球透、丝竹空、患侧臂臑。面瘫，加迎香、地仓、颧髎、颊车、翳风。呛水，加廉3。口干、口苦，加承浆、丘墟。患侧下肢痿软，快针点刺患侧环跳穴。舌强不语，上廉泉、金津玉液放血。还可以根据具体的症状进行针对性的治疗。偏瘫患者初期会出现患侧肢体肌张力低的症状，随着病情的迁延，肌张力会逐步升高，病程越长，肌张力越高，越难治愈，所以在治疗初期就要及时的采取针对性治疗。及时的选用火针疗法，针对痿软的部位施以火后毫，也可以直接毫火。尤其是手指关节，是最容易拘挛的部位，所以火针重点点刺四缝和八邪。患侧肢体的腕部，火针点刺三阳，踝部关节，火针点刺丘墟、解溪等穴。这些治疗方法，是针对性极强的，也是非常重要的。

根据多年的临床实践发现，对于中风后遗症，针灸治疗的介入越早越好，一般情况是西医治疗出院后，立即进行针灸治疗。治疗中适当的体能锻炼也是必不可少的，俗话说"三分治，七分练"。治疗配合体能训练，恢复的效果最快、最好。还有饮食、情绪都要调整好，坚持治疗，坚持锻炼，坚持信念，家人配合，定会战胜疾病，战胜自我。

5. 眼疾

眼疾，泛指各种眼病，包括青光眼、白内障、眼底出血、视神经萎缩、管状视力、眼压高、黄斑变性、虹膜炎、飞蚊症、弱视、斜视、近视等眼科疾病。也包括眼干、眼涩、充血等症状。包括眼睛的一切不适症状。

中医学认为，眼病多以肝肾有直接关系，中医理论"肝开窍于目"，眼病尤其与肝脏关系密切。肝肾阴亏，精血不足，七情郁结都是眼疾的致病因素，诸多病因中以肝气郁结为要，因此，疏肝解郁，调气血，滋肾阴就是眼病治疗的不二法则。治疗任何眼病基础套穴都是降压套穴，这是由眼疾的病因、病机所决定的，疏肝是前提，降压套穴的功效就是疏肝潜阳。

治疗眼病基础套穴是降压套穴，用以疏肝解郁，理气明目。三通法还有三个关键穴位是治疗眼疾的重要穴位，这就是臂臑、养老和外睛明穴。在治疗中辨证施治，根据具体情况，酌情配穴。臂臑穴属手阳明大肠经，出自《针灸甲乙经》，一般经典古籍记载此穴均是治疗肩臂病变，这个穴位是贺普仁先生挖掘整理的，除治肩臂病变外，还用治疗眼疾和小儿斜颈，并在《一针一得治百病》中公开发表，这也就成了三通法治眼病关键性的重要穴位。养老穴手太阳小肠经郄穴，出自《针灸甲乙经》。《铜人腧穴针灸图经》云：养老穴主"目视不明。"在三通法临床上经常使用臂臑、养老治疗少儿近视、斜视、弱视，还有少儿斜颈等。外睛明穴，出自《全国中西医结合研究工作经验交流会议资料汇编》，专门治疗眼疾的穴位。隶属经外奇穴，它的功能、作用完全等同于睛明穴，主要治疗各种眼病，尤其是针对视神经萎缩、黄斑变性、管状视力等。使用外睛明治疗眼病主要是为了安全，针刺睛明穴，危险性是较高的，使用外睛明穴安全系数就高的多。针刺外睛明的操作技术也是要求很高的，眼窝边缘的凹陷处进针，紧贴眼球，针时令患者闭目屏息，医者平稳进针，针至0.8寸的安全深度，针毕起针时也有操作要求，起针后需用棉球按压针孔，2～3分钟即可，以免皮下出血造成面部瘀青。

5.1　青光眼

青光眼是常见的眼病之一，也是我国致盲的主要病疾之一。青光眼是一组以视乳头萎缩及凹陷、视野缺损及视力下降为共特征的眼部疾病。临床多表现为眼胀、眼痛（眼压高）、畏光、头痛、流泪、烦躁、视力下降等。在中医理论中，青光眼属于中医之"五风"内障，包括青风内障、绿风内障、黄风内障、乌风内障及黑风内障。巢元方在《诸病源候论·目青盲候》中指出："青盲者，谓眼本无异，瞳子黑白分明，直不见物耳，但五脏六腑之精气，皆上注于目，若脏虚有风邪痰饮乘之，有热则赤痛，无热但内生障，是脏腑气血不荣于眼，故外状不异，只不见物而已，是之谓青盲。"青光眼的病因多由于肝郁化火，情志不遂，肝肾阴虚，目睛失养等。还有外感风热时邪，侵袭目窍，郁而不宣，或因肝胆火盛，循经上扰，以致经脉闭阻，血壅气滞而致病。中医将此证分为：肝气郁结证、气血瘀滞证、肝肾亏虚证。不同的病因病机会引发不同的证候。

治疗以疏肝明目为主，疏肝以潜阳，滋肾阴，以水涵木。基础针方：降压套穴、瞳子髎、四白、球透、丝竹空、臂臑、肾8（不灸）。针方中降压套穴疏肝、理气、潜阳、解郁，眼周诸穴活血、化瘀、通络、明目，肾8（不灸）滋阴益肾，以水涵木，扶助先天。这是常规的治疗，遇到病程较长，病情较重的患者，还要加上外睛明。肝俞单穴放血或背五2放血，目的非常明确，疏肝潜阳，尤其降眼压，肝俞单穴放血或背五2放血，效果非常明显。这也是"肝开窍于目"的典型治疗方法。臂臑穴属手阳明大肠经，出自《针灸甲乙经》，别名"头冲""别阳"，功于通经活络、清热明目。臂臑穴经贺普仁挖掘整理，并在《一针一得治百病》中推出，是三通法临床上治疗各种眼病标志性的穴位，只要治疗眼疾都有臂臑穴的参与。综合考虑，整体治疗，坚持长期治疗，定胜顽疾。

在临床治疗中，对于外睛明的操作还有严格的要求（再次强调），出针时须用棉球及时按住针孔，2～3分钟即可。否则，极易致皮下出血，造成面部乌青。

5.2　眼底出血

眼底出血，西医病名，现代医学认为，眼底出血包含了视网膜内络损伤和各种眼系的出血症状，现代医学认为眼底出血是由于高血压、糖尿病等致使血液循环障碍，影响了静脉血回流或血管本身发生病理改变而致。

属于中医"目衄"的范畴。中医学认为此症与热、气、瘀密切相关。《济生方·吐衄》云："夫血之妄行也，未有不因为热之所发。"《灵枢·大惑论》认为："五脏六腑之精气，皆上注于目而为精。"六气化火，五志之火，体内虚热化火，火性上炎，灼伤目络，使血逆脉外，气虚不能摄血，血逆脉外或气虚无力推动血液循环，致使气滞血瘀，瘀则血泛溢于目络，行血受阻皆可为瘀，使血不归经，逆经出络而外溢，造成眼底出血。古人不能检查出眼底病变，古人的"目衄"是指肉眼能看到的眼睛内出血，并非眼底出血。但是病因、病机是相通的。古人的理论在现代治疗眼病是完全可以借鉴的。实践证明也是行之有效的。

临床主要表现为骤然一只眼或双眼视物模糊，出现红色眼障，现出一片红光，头痛口苦、烦躁易怒、头晕、五心烦热、视力因红色眼障遮挡而急骤下降，随着病程的迁延，眼障颜色会逐渐加重，而成灰黑色。

眼底出血病位在眼，病脏在肝、肾。多以肝阳上亢为内因，七情失和是外因，肾阴不足为主要病机，治疗基础套穴为：降压套穴、臂臑、瞳子髎、丝竹空、四白、球透、外睛明、肾8（不灸）、肝俞或背五2放血。这样的配伍，主要是降压套穴及眼周穴位疏肝、健脾、理气、清热、息风、化瘀、明目。肾8（不灸），滋补肾阴，以水涵木，疏解肝阳。臂臑穴是三通法临床治疗眼疾不可少的穴位。肝俞或背五2放血，清降肝热，疏解肝郁，降压息风，对降眼压有明显的效果，清肝郁热，疏解肝阳，对于治疗眼底出血至关重要，也是治病求本的体现，对于降眼压，活血化瘀作用非常明显。眼周穴位与外睛明清热疏风通络，祛瘀明目，诸穴相伍共奏明目之效。治疗中，视力的提升，眼障的减退是病情缓解的重要标志。

施针时，还要注意外睛明的操作，如临深渊，握针如虎，严格执行操作规范，安全深度应该在0.7寸以上，低于这个深度是危险的，取针后要及时按压才能确保安全。除了治疗外，患者的情绪、心态都要平和，放松精神，配合治疗，家人的关爱与呵护也是非常重要的。

5.3　飞蚊症

飞蚊症，是人们眼前飞动的小黑影，有的像毛絮状，基本没什么症状，对视力也没什么太大的影响，但是随着病程的迁延，症状会加重，由原来的飞蚊状变成飞蝇状，并能引起眩晕而影响视力。及早治疗很重要。

在正常情况下，人过40岁以后，人体凝胶状玻璃体逐渐形成水样，出现液化空间，随着眼球的转动而控晃，使视网膜受到牵拉而形成眼前的黑影，多发生于中老年。这种玻璃体老化过程中出现的症状，通常不影响视力，这种眼前飘动的小点状或细丝样浮游物（有时闭眼也亦可看到），此现象就像飞蚊在飞的状态，故称"飞蚊症"。

　　中医眼科称飞蚊症为"云雾移睛""蝇翅黑花""眼风黑花"等，叫法不一。《银海精微》认为飞蚊症为肝肾亏损所致，《审视瑶函》认为飞蚊症为肾虚不济肝木所致。中医学认为此症多因情志内伤，肝郁气滞，血行不畅，脉络瘀阻，久则脉络血溢而致。

　　在诸多眼疾中，飞蚊症属于比较轻的眼病，一般都是治疗其他病证时，兼顾治疗，单纯治疗飞蚊症的患者很少。所以在临床上，都是在治疗其他病变时在套穴基础上加上眼周诸穴即可，单纯治疗此症就要治以疏肝、理气、明目。选择套穴：降压套穴、臂臑、瞳子髎、四白、球透即可治愈此症。在三通法临床上，疗效非常明显。

5.4　白内障

　　白内障是指瞳神内黄睛混浊，逐渐发展成翳障，影响视力，甚至失明的病证。《目经大成》说："此证盖目无病失明，金井之中，有翳障于神水之上，曰内障。"《灵枢·大惑论》云："精散则视歧，故见两物，常见空中黑花继则视歧，睹一成二。"白内障的形成有各种原因，如老化、遗传、局部营养障碍，免疫与代谢紊乱，导致晶状体蛋白质变性而发生混浊等原因导致白内障。此证在我国属于多发病、常见病，患者众多，属于老年病，疑难病。

　　白内障中医称为"目翳"，又称为"圆翳内障"《原机启微·阴弱不能配阳之病》记载的内障即指"圆翳内障"之类。临床主要表现为视物模糊，怕光，看物体颜色较暗呈黄色等，视力下降，甚至失明。中医学认为白内障多为年老体体虚，肝郁不舒，或七情内伤、肾阴亏虚、脾胃虚弱、精气日衰、气虚、血虚，肝不养目所致晶珠混浊。白内障一症初起程度较清，被黄仁遮挡不易发现，一般不影响视力，将瞳神放大才可察见。待白内障发展，逐渐遮蔽瞳神，视力亦随之减退，仅辨人物影动及日、月、火三光，因此早期治疗意义重大。疏肝、理气、养血是治疗白内障的关键所在。

　　补益肝肾，滋阴明目。选择套穴：降压套穴、肾8（不灸）、臂臑、丝竹空、瞳子髎、四白、球透、养老等。严重的白内障，还要加上外睛明。针方中降压套穴疏肝潜阳，理气清热。眼周诸穴舒经通络，明目除翳，肾8（不灸）滋阴益肾，以水涵木，平衡阴阳，疏补相间，一疏一补，一阴一阳，一前一后，遥相呼应，以达疏肝、滋阴、清热、祛翳、明目之目的。

　　白内障是老年病，长年积攒的疾病，因此，治疗期间，不能操之过急，保守治疗本身就需要过程，医患都要有耐心、有信心，相信针灸，相信套穴，治疗此疾。保持一个平和的心态，切忌烦躁，笑对人生，对于身心的维护也是至关重要的。

附：少儿近视、弱视，眼球震颤、少儿斜视。

少儿的这些眼疾有的是先天的，有的是其他原因造成。这些眼病治疗的越及时越好，也就是说早期治疗的效果最好。这几种少儿眼病治疗方法是一样的，快针（不留针）点刺肝俞穴，臂臑、养老、攒竹留针5～10分钟。

方中养老穴属手太阳小肠经，手太阳之郄穴，专治视物不清的穴位（出自《针灸甲乙经》）。

6. 头痛

头痛是指头部反复发作性疼痛为主要症状的常见疾病。此症有发病率高，有反复发作的特点，可见于各种急慢性疾病，如现代医学的血管性、神经性头痛。现代医学里没有专门的头痛病，在临床中只是其他疾病的一个症状，只是中医将头痛作为一个单独的病种。中医学认为头痛是由于外感六淫或内伤杂病致使头部脉络拘急或失养，清窍不利所引起的。

古人对头痛认识很早，《内经》称本病为"脑风""首风"。头痛的原因很多，但不外乎外感和内伤。头为"诸阳之会""清阳之府""髓海之地"。《素问·风论》云："风气循风府而上，则为脑风。""新沐中风，则为首风。"五脏精华之血，六腑清阳之气，皆上注于头，且头部有经络与口、鼻、眼、舌、耳诸窍内外相通，故凡六淫之邪循经上犯于头，阻遏清阳导致气血逆乱，瘀阻脉络，脑失所养时，均可发生头痛。《古今医统大全·头痛大法内外之因》云："头痛自内而致者，气血痰饮，五脏气郁之病，东垣论气虚、血虚、痰厥头痛之类是也，自外而致者，风寒暑湿之病，仲景伤寒，东垣六经之类是也。"《普济方·头痛附论》云："若人气血俱虚，风邪伤于阳经，入于脑中，则令人头痛也。"《东垣十书》则将头痛分为内伤头痛和外感头痛，根据症状和病因的不同而有伤寒头痛、偏头痛、真头痛、气虚头痛、血虚头痛、气血俱虚头痛、厥逆头痛等。

中医根据《伤寒论》六经辨证将经络循经上头的路线、头痛的部位，将头痛分为巅顶痛（厥阴头痛），前额痛（阳明头痛），头两侧痛（少阳头痛），后脑痛（太阳头痛）。三通法治疗头痛，每个头痛部位都有一个相应的穴位针治。厥阴头痛——太冲，阳明头痛——中脘，少阳头痛——丝竹空透率谷，太阳头痛——至阴。在临床上，头部疼痛时，一个点位痛，其他部位不痛，其实这种现象在临床中是没有的。一般情况是满头都痛，某个点位更痛，或者最痛。因此，治疗满头都痛的关键穴位，就是"太阳穴"，此穴乃经外奇穴，《太平圣惠方·针经》："在目后半寸是穴，亦名太阳之穴，理风、赤眼、头痛、目眩目涩，不灸，针入三分。"根据临床实践发现，顽固性头痛或久治不愈的头痛，最有效、最直接的方法就是火针直接点刺头痛部位，点刺时，微量出血，效果更加，这是温通法与强通法联手产生的合力，祛除顽疾，针到病除。中医将头痛分成两大类：外感头痛和内伤头痛。外感头痛：风寒头痛、风热头痛、风湿头痛。内伤头痛：肝阳头痛、血虚头痛、气虚头痛、痰浊头痛、肾虚头痛、瘀血头痛。不同的病因病机会引发不同的证候。

治疗配穴：降压套穴、太阳穴以及根据痛点部位相应的穴位。前额痛，针方为：降压套穴、中脘、太阳。后脑痛，针方为：降压套穴、至阴、太阳，巅顶痛降压套穴加太阳（因为降压套穴中已有太冲穴）偏头痛，降压套穴、太阳、丝透（患侧）等，临床中要辨证施治。重者、久治不愈者火针密刺痛处，这种火针刺法，对于顽固性的头痛，久治不愈的头痛作用突出，效果明显，施刺火针时，局部少量出血，令邪随血出，效果更好。降压套穴疏肝、潜阳、理气、止痛。太阳穴在治疗中有着非常明显的止痛作用。在治疗头痛的穴位中，如至阴、丝透、中脘、太冲等穴，都出自贺普仁先生的《一针一得治百病》，是经过贺普仁先生挖掘整理，反复验证，在三通法临床上广泛的应用于治疗各种头痛。以上穴位相伍，疏调结合，治病求本，标本兼治。

在针灸临床上治疗头痛，根据病因病机，都是做为实证来治疗，但是，有一种头痛需要按虚证来处理，那就是"经期头痛"，也称"经行头痛"。这是由于患者冲任失和，气血阴精不足，体质素虚或情志失和造成的气血双虚，经行头痛，经停痛止。这是由于气血阴精不足，经行身体气血更亏，清窍失养，或由痰、瘀之邪经期随冲气上逆所致，表象为实证，实际上还是虚证。不能使用降压套穴，也不能作为实证来治疗，要按虚证来对待，补虚扶正是治疗此症的关键。此证将在下面章节详细论述。

7. 肝囊肿

肝囊肿是临床较为常见的肝脏良性占位性病变，有单发和多发之分，其大小不一。不一定有症状，较小的肝囊肿没有什么不适症状，只有当肝囊肿较大时才会出现压迫感，才会出现症状。属于中医"胁痛""积聚""癥瘕""痞症"范畴。肝囊肿的病因病机主要为情志失和，饮食不节，多由气滞血瘀所致，气滞则胀，血瘀则痛，肝瘀气滞，脾失健运，痰浊内生，痰湿积聚，水湿、痰浊、瘀血聚于肝而成囊肿。

肝囊肿的主要临床表现为消化不良，呕恶，厌油腻，右上腹不适或有压迫感，或疼痛，或胁痛，或胸闷不舒，每因情志变化而增减，饮食明显减少，体重锐减。此病给患者造成的心理压力是巨大的，担心癌变。因此，及时治疗，迅速见效以缓解患者的心理压力，就显得非常重要。

此病在古代是无法辨明真正病因的，所以没有文献可供参考，没有古代病例可以借鉴，只是根据现代医学理论，结合临床表现来确定治则。本病病位在肝，多由肝郁气滞，情志失和所致，治以疏肝、健脾、理气、软坚、散结。虽然肝囊肿属于占位性病变，但是却不在软坚灸的治疗范围。

选择套穴：降压套穴、丘透。为了疏肝解郁所以选用降压套穴为基础针方，加上善治一切肝胆疾病的丘透，疏肝理气，清肝利胆，清降肝热，平泻肝风，畅通气血，通经活络，疏理气机、祛除瘀滞，软坚散结，使囊肿令人不可思议的消失。丘透的开发与使用，是三通法为中国针灸事业的巨大贡献，是贺普仁先生用毕生心血开发出来的，首用于临床。使得三通法临床治疗肝胆病变，有了杀手锏，丘透不但能治疗肝胆功能之症，也能治疗肝胆占位性病变，使得三通法治疗更加全面和有效。丘透是经过贺普仁先生挖掘整理，并在《一针一得治百病》中推出，在三通法临床上广泛的应用于治疗各种肝胆疾病。尽管肝囊肿是属疑难杂症，药物治疗基本无效，降压套穴配以丘透，可治疗此症。

保守治疗肝囊肿，降压套穴加丘透是行之有效的，但是一个长期的过程，不可能短期内治愈。因此，医患都要有耐心和信心，同时患者要放松心态，调整好生活规律，科学的饮食结构，适当的体育锻炼，配合治疗，坚持长期治疗，定能战胜顽疾。

另外，丘透的施针操作，要严格遵守操作规范，最大限度的降低患者的痛苦，需技术娴熟，必须丘墟透到照海，才能满足临床的需要，这关系到治疗的效果。

8. 脂肪肝（高血脂）

脂肪肝的产生是由于肝细胞内过度贮积和脂肪变性为特征的临床病理综合征。不同种族，不同年龄，男女均可发病，以 40～49 岁的发病率最高，我国近年患病人数有上升趋势，而且趋于年青化。严重威胁国人的健康，成为仅次于病毒性肝炎的第二大肝病。

这与生活、饮食、起居密切相关。关键是饮食结构的不均衡，过食肥甘厚味，生活起居的不规律，尤其是饮酒过量造成的。

现代社会脂肪肝的高发主要与饮酒有直接关系，肥胖、2 型糖尿病、高血脂症等单独或共同成为脂肪肝的发病因素。中医学认为饮食不节，过食肥甘厚味，湿热困脾，脾失健运，肝郁疏泄不达是造成脂肪肝的主要原因。《素问·六节藏象论》云："五味入口……以养五气，气和而生，津液相成，神乃自生。"说明人体脏腑功能活动需依赖于饮食化生水谷精微以充养，一旦饮食不节，则会导致脏腑功能变化，如《素问·生气通天论》所说："阳之所生，本在五味，阴之五宫，伤在五味。"临床发现脂肪肝患者多为饮食不节，主要是嗜食肥甘厚味和恣饮醇酒造成的。

脂肪肝的临床主要表现为，初期无明显症状，或症状轻微，可见乏力，食欲不振，右上腹隐痛或不适，长期饮酒人大量饮酒后会出现全身不适，食欲不振，恶心、呕吐、乏力、可见肝区疼痛等症状，可有低热，黄疸、肝大并有触痛，严重的可出现急性肝衰竭。

在治疗中要突出疏肝利胆，清热理气的原则。选择套穴：降压套穴、丘透、背五2。首先，背五2放血，降肝逆，除肝热，清肝瘀，直接针对病所，疏肝潜阳，促肝之疏泄。降压套穴、丘透，疏肝、利胆、健脾、理气除湿、祛瘀。针方中降压套穴疏肝潜阳，健脾理气，清热除瘀，扶助后天正气，调整肝脏功能。丘透清肝利胆，疏泄降逆，祛瘀通络。以强健脾胃运化之功能，祛湿除瘀，降逆为顺，使脏腑通顺条达，升降有序。

此症除了积极治疗之外，个人自律也非常重要。此症的病因除了脏腑功能失调之外，自己生活中的不良习惯（饮食结构、生活起居）也是重要的致病因素。因此，良好的生活习惯（严禁熬夜），科学的饮食结构（一定要管住嘴，限酒），平和的生活情态，适当的体育锻炼，积极的治疗，祛除恶习，才能根治此症。

另外，高血脂也是脂肪肝的致病因素之一，所谓高血脂通常是指血浆中甘油三酯（TG）和（或）总胆固醇（TC）升高，也包括低密度脂蛋白胆固醇（LDL-C）升高和高密度蛋白胆固醇（HDL-C）降低。同时高血脂本身也是独立的一种病，与脂肪肝也是因果关系，互为因果，相互影响，相互转化，患有脂肪肝的人血脂一定是高的。高脂血症可直接引起一些严重危害人体健康的疾病，如动脉粥样硬化、冠心病、胰腺炎等。通常情况下多数高血脂患者无明显症状和异常体征。高血脂的病因病机与脂肪肝基本一致，因此，治疗脂肪肝的方法与治疗高血脂方法相同，背五2、降压套穴、丘透，注意事项也与脂肪肝相同。

9. 耳聋、耳鸣

耳鸣、耳聋是听觉异常的两种疾病，二者之间有着不可分割的连带关系，近年来患耳鸣、耳聋之证的也是高发，而且趋于年轻化。是需要引起重视的问题。

耳鸣、耳聋可由多种疾病引起。耳鸣以自觉耳中鸣响，如闻潮声，如蝉鸣，重者如火车鸣笛，或细或爆为主要症状，晚间加重。耳聋是以听力减退或听力丧失为主症。在临床上耳鸣、耳聋除单独出现外，亦常合并兼见，耳聋多由耳鸣发展而来，《医学入门》云："耳鸣乃是聋之渐也。"二者症状虽不相同，而发病机制则基本一致。现代医学认为，听神经细胞是人体细胞中最脆弱的，因此，耳鸣、耳聋的治疗难度相当高，属于比较棘手的疑难杂症。耳鸣发病后，继续发展就是耳聋，完全失聪后，但是耳鸣声继续存在，仍能听得异常清楚，而且还能发展为脑鸣，使人异常痛苦，严重影响生活质量。

耳鸣、耳聋发病多由肾气不足，肝郁不疏引起。《医林绳墨·耳》云："耳属足少阴肾经……肾气虚败则耳聋，肾气不足则耳鸣。"《诸病源候论·耳病诸候》指出："肾气通于耳，足少阴，肾之经，宗脉之所聚，劳动经血，而血气不足，宗脉则虚，风邪乘虚随脉入耳，与气相击，故为耳鸣。"情志失调也是引起耳鸣、耳聋的原因之一，肝气失于疏泄，郁而化火，或暴怒气逆肝胆之火循经上扰，则清窍被蒙，致使耳鸣、耳聋的发生。《中藏经·论肝脏虚实寒热生死顺逆脉证之法》云："肝……其气逆上则头痛、耳聋。"另外，痰火、风热外乘也是耳鸣、耳聋的发病原因。《明医杂著·卷三》说："耳鸣证，或鸣甚如蝉，或左或右，或对闭塞，世人多作肾虚，治不效。殊不知此是痰火上升，郁于耳中为鸣，郁甚则壅闭矣。"耳鸣、耳聋发病的关键脏器还是肝与肾，是耳鸣、耳聋的直接原因，此症皆是由肝、肾引起，或肝火，或肾虚。

总之，耳鸣、耳聋的病因、病机多为肝胆火盛，痰火郁结，风热上扰，肾精亏虚、清气不升等。治则多以清肝泄火，益肾滋阴为主。疏肝、益肾为主要治疗原则。中医将此证分为：外感风邪证、肝胆火盛证、肾精亏虚证。不同的病因病机会引发不同的证候。

疏肝清热当属降压套穴，肾8（不灸），配伍太溪、外关、中渚、耳4。针方中降压套穴疏肝理气，舒经通络，柔肝潜阳，为治疗耳疾的基础针方。中渚穴属手少阳三焦经，出自《针灸甲乙经》循经入耳中，为五输穴之一，本经之输穴。开窍益聪，清热通络，可治耳疾。《针灸学》有言中渚"主治头痛、目赤、耳鸣、耳聋、咽痛……"《针灸甲乙经》云："狂，互引头痛，耳鸣，目痛，中渚主之。"《外台秘要》云："主热病汗不出，耳鸣……"外关穴属手少阳三焦经，出自《针灸甲乙经》，为本经之络穴，八脉交会穴，可治热邪循经上扰之耳疾。《黄帝明堂经》言外关穴"主肘中濯濯，耳淳淳浑浑无所闻。"《针灸甲乙经》云："耳焞焞浑浑，无所闻，外关主之。"外关穴是经贺普仁先生挖掘整理，并在《一针一得治百病》中推出的，在三通法临床上治疗耳疾的重要穴位。诸穴相伍，降压套穴所产生的合力，由外关、中渚引经疏肝清热利窍，同时外关、中渚二穴均具有清利耳窍之功效，属于远端配穴治疗耳疾。

耳4是三通法临床中专门治疗耳鸣、耳聋的套穴，也是以最近距离接近病所的套穴，所以有治疗耳疾的突出功效。针方中降压套穴加上肾经原穴太溪穴，疏肝潜阳，以降肝热，滋补肾阴。此外，治疗此症还需肾8（不灸）扶助先天之本，益肾滋阴，当仁不让。降压套穴与肾8相互配合一潜阳、一滋阴，标本兼治，补泻得当，加上耳4、中渚、外关、太溪的辅助作用，配伍相得益彰。近年来总结临床经验，针对比较严重的，久治不愈的患者，采用了耳4毫火的针法，取得突破性的效果。操作时要技术娴熟，取穴准确，而且要稳、准、柔。中医将此证分为：外感风邪证、肝胆火盛证及肾精亏虚证。不同的病因病机，引发不同的证候。

临床中有一种耳聋、耳鸣是比较特殊的，除了典型症状之外，还伴有耳闷、耳堵、耳胀的症状，在治疗时是要有区别的，不能耳聋、耳鸣与耳闷堵胀同时治疗，否则二者都不会有明显疗效。通过大量的临床实践验证出，遇到此症状要以先治耳闷堵胀为主，因为此症的痛苦程度要大于耳聋、耳鸣。选择选穴：降压套穴、下关、肾8（不灸）。针方中下关穴属足阳明胃经，出自《灵枢·经脉》，为足阳明与足少阳之交会穴，专攻耳疾和牙痛。下关穴经贺普仁先生挖掘整理，并在《一针一得治百病》推出，在三通法临床中专治中耳炎等。降压套穴配伍下关穴与肾8，专治耳闷、耳堵、耳胀等症。但是，临床上治疗此症时经常发生耳聋、耳鸣同步好转的现象。

根据现代医学的解剖结构，耳，鼻、喉等都是相通的，在生理上有着密切的联系，病理上有没有联系呢？为了验证，在临床治疗中，凡是耳鸣、耳聋的患者都加上了鼻5，根据临床观察，效果还是很明显的。实践证明，鼻5对于耳鸣、耳聋的治疗是有帮助和促进的。另外，此病病程越长治疗难度越大，越难治愈，针灸及早介入非常关键。

10.　脑鸣

脑鸣是指脑内有声音，像蝉鸣，像汽笛声，火车开动的声音。脑鸣是指延髓的耳蜗神经核至大脑皮质听觉中枢的整个通道的任何一个部分的病变所致的耳鸣，患者的感觉在脑内鸣响，以自觉脑内如虫蛙鸣响为主要表现的脑神经疾病。现代医学认为此病多与脑供血不足、用脑过多、劳累有关。此症的发生令人非常烦躁，坐立不安，难以忍受，并伴有头晕，记忆力下降，腰膝关节酸软等症状，严重影响生活质量。年轻人患此症，多数由于紧张、压力等精神因素引起的，属于功能性疾病。此症多发于中老年人，女性患者多于男性。多由高血压，或大脑供血不足者，多发于脑动脉硬化者，还有是由于颈椎病而引发，还有大部分是因患耳聋、耳鸣发展而来。目前西医还无特效药物治疗，属于疑难杂症。

脑鸣之病最早见于《医学纲目·肝胆部》，古医籍中多称此证为"天白蚁"。

中医学认为，脑鸣的发生多因肾虚、心脾两虚致脑髓失养，或因火郁、痰蒙、气滞、瘀阻致清窍被扰所致，其中肾虚脑髓空虚为主因。

中医学认为肾藏精，主骨生髓。"人始生，先成精，精成而脑髓生。"（《黄帝内经》），脑为髓海，髓海不足，则脑转耳鸣。中医学还认为，头为诸阳之首，位高气清，脑之清窍易为病邪所蒙，《医碥·头痛》云："外而六淫之邪相侵，内有六腑经脉之邪气上逆，皆能乱其清气。"古人指出：人有七情六欲，忧思烦脑，精神紧张等，均可伤及气血，致气血运行不畅，气滞血瘀，或气虚血瘀，脑髓失养则脑鸣。其病机也属湿热挟痰上冲，风阳上扰，则脑鸣。

本人认为，脑鸣与耳聋、耳鸣的病因病机基本相同，而且有些脑鸣就是由耳聋、耳鸣发展而来。涉及脏器主要是肝脏、肾脏与脑，主要与肝火和肾阴虚有直接关系。古人着重指出，脑鸣与脑髓空虚有直接关系。因此，疏肝阳，滋肾阴，补脑髓就成了治疗的关键。选择套穴：降压套穴、中渚、外关、太溪、耳4、太阳、率谷、火点督、肾8（不灸）。针方中降压套穴疏肝健脾、理气潜阳，舒解肝郁，以泻肝热。太阳与率谷针对脑中鸣响，起到抑制作用而减轻症状。中渚、外关、耳4，祛除耳疾之患，太溪益肾生水。火点督通脑生髓，激发经气而醒脑，祛除脑中之外邪。肾8（不灸）滋肾阴，以水涵木，同时通脑生髓，扶助先天之精。诸穴相伍，治愈此症。

对于症状严重，久治不愈的患者，会造成情绪上极大波动而烦躁不安，有些老年人甚至会出现厌世情绪，针对这种情况，针方需要调整，治疗症状与安抚情绪并举。针方：火点督、肾8（不灸）、神10、太阳、率谷、耳4。此针方既对脑鸣症状进行调治，同时针对情志进行调补，以神10调养心神，安抚心态，双管齐下，根治此证。

11. 胆囊炎（胆结石）（胆囊息肉）

胆囊炎是较常见的疾病，发病率较高，可分急性和慢性两种，常与胆结石症合并存在。右上腹剧痛或绞痛（常放射到右肩背），疼痛常突然发作，十分剧烈，痛有定处而拒按，多发生在进食高脂食物后，多发生在夜间，伴有恶心、口干、口苦、呕吐，大便黏滞或干结，或见黄疸。

本证属于中医"肋痛"的范畴。胆囊炎多由于肝胆气滞，湿热壅阻影响肝脏的疏泄和胆腑。肝与胆相表里，在病理上相互影响，相互转化。中医学认为胆囊炎主要因为肝郁气滞，情志失和，脾失健运，脾肾两虚，饮食不节，过食油腻厚味炙煿之物，伤及脾胃，湿邪内蕴，气机壅塞，升降失常，致使肝胆疏泄失职，发为肋痛（胆囊炎）。《灵枢·脉论》云："胆胀者，胁下痛胀，口中苦，善太息。"

肝郁气滞，湿热久蕴，阻于肝胆，使肝之疏泄失常。情志不舒，忧思暴怒等病因所致。另外，胆道蛔虫也是胆囊炎的致病因素之一。所谓胆囊炎，在古人的认识中并不存在，只是根据临床表现，分析出证型和治则，根据临床表现来决定治疗方法。或是现代中医用现代医学理论，去对照古人的论述，用西医理论解释病情，用中医方法调治，以治症状为主，以无症状，可视为痊愈。这种现象属于三通法"人体相对和谐论"理念范畴，在三通法临床上比比皆是。

疏肝利胆、理气止痛是治疗胆囊炎的关键治则。木乘脾土，肝与脾一直是相克的"木克土"关系，因此疏肝与健脾要同步实施，首选还是降压套穴，再配以丘透共同完成疏肝、健脾、利胆、清瘀之用。治疗消化系统疾病，疏肝是必需的，肝与脾，是"木克金"的相克关系，木郁克土，是五行关系所决定的。丘透是三通法临床治疗一切肝胆疾病的要穴，丘墟透照海，一针贯两穴，沟通阴阳，充分激发胆经和肾经经气，不但可以治疗胸胁病变，还可以治一切肝胆疾病，是三通法临床治疗肝胆疾病的杀手锏，也是三通法临床不可或缺的治疗肝胆疾病的方法。降压套穴加丘透，治疗一切肝胆疾病。不论是内科病变，还是占位性病变，降压套穴加丘透均可治疗。

另：胆结石与胆囊炎也是一对矛盾共同体，也是因果关系，而且是互为因果，相互影响，相互转化，病因、病机也基本相同，只是临床表现形式不同。典型症状就是胆绞痛、黄疸、发热。治疗方法与胆囊炎一样：降压套穴、丘透。根据"人体相对和谐论"的理念，治疗胆结石主要治疗的是症状，中医学就是症状学，中医治病就是治症状，从这个角度讲，没有症状，就等于没病。也就是说，经过针灸治疗，胆结石所有症状全部消失，而且长期不复发，不再有症状，就是我们的治疗目的。胆结石有很多类型，体积大的结石是无法排出体外的，"人体相对和谐论"的核心观点就是"病灶在，无症状。"基于这点胆结石病无症状，而且长期不复发，即视为痊愈。

胆囊息肉泛指胆囊壁向腔内呈息肉状生长的所有非结石性病变的总称。也称胆囊息肉样病变。胆囊息肉40%的患者没有症状，其隐蔽性较强，极少数严重患者有发热、黄疸，也有部分患者出现消化系统的消化不良、偶有恶心、呕吐等。

治以疏肝利胆、健脾理气、软坚散结。胆囊息肉与肝囊肿的病因、病机非常相近，所以治法相同。选择套穴：降压套穴、丘透。在治疗中，丘透的作用是至关重要的，它具有治疗一切肝胆疾病的能力和作用，尤其是肝胆的占位性病变，当然一定要与降压套穴配合使用，才能发挥作用，才会使肝胆的占位性病奇迹般的消失。

临床中关键是丘透的操作，想要达到治疗效果，丘透必须扎好，必须是一针透二穴，一针丘墟，一针照海的扎法，永远达不到丘透的效果。临床上必须实事求是，不能欺骗自己。所以一定要熟练掌握丘透针法，准确完成，才能达到满意的治疗效果。

12. 面瘫（中枢型）

面瘫现代医学称为"面部神经麻痹"，又称"面部表情肌无力"，望诊患者面部表情肌肉不能自主运动，扬眉而额部没有皱纹，闭眼眼睑不能闭合，闭嘴患侧口角下垂，鼓腮口角漏气，露齿患侧鼻唇沟消失，笑时口角歪向健侧，肌肉松弛，这就是面瘫的临床望诊表现。

面瘫，即中医所说的口眼㖞斜。现在所论述的面瘫不是中医意义上的口眼㖞斜，而是西医认为是由病毒引起的一种面瘫。《诸病源候论》云："偏风，口㖞是体虚受风，风入于夹之筋也，是阳明之筋，上夹于口，其筋偏虚，而风因乘之，使其经筋偏急不调，故令口僻也。"古人明确指出，面瘫乃风寒湿之邪乘人体虚弱时侵袭而致，面瘫的发生根于正气不足，络脉空虚，卫外不固等原因。现在论述的是病毒型面瘫，也称中枢型面瘫，现代医学将面瘫分为"周围型"和"中枢型"。现在讨论的面瘫，中枢型面瘫是现代医学的理念。临床多表现为耳后完骨处疼痛异常，然后一至数天后发生面瘫，还有面部或耳朵里发生带状疱疹后，绝大多数继而发生面瘫，这种面瘫称为中枢型面瘫。这种面瘫不同于风寒所致的普通（周围型）面瘫，这种面瘫治愈难度大、病程长、极易留有后遗症。这种类型的面瘫古人也早有认识，《圣济总录》记载："耳后宛处不可伤，伤即令人口眼㖞斜。""宛处"即指翳风穴斜上方的凹陷处，也就是前面所说的耳后完骨处，古人的认识是指此处受到的是外伤，指的是外力伤害，并不是指病毒感染。宛处遭受外力打击，后遗症就是面瘫，而且极难治愈，并极易留下后遗症，古人的这种认识是超前的，这一理念既使是现代医者也未必有此认识。外力与病毒伤及耳后宛处造成的面瘫，病理机制是相同的，这种面瘫都不是由于风寒侵袭造成的，与普通型（周围型）面瘫比较起来要难治的多。初诊时，诊断为这种面瘫，就要与患者进行沟通，明确告之其治疗难度，要做好长期治疗的思想准备。

一般风寒型（周围型）面瘫采用的基础套穴是大扶正配以地透、迎香（包括健侧迎香）、人中、颧髎、下关、四白、翳风、瞳子髎、风池等穴。病毒型（中枢型）面瘫，采用的基础针方则是降压套穴配以其他面部的穴位，这是将这种面瘫当作脑病来治疗，就像中风患者会出现面瘫一样。面部诸穴要火后毫或直接毫火，耳后完骨处要火针密刺。一般在发病初期，耳后完骨会持续疼痛一段时间，所以要持续用火针密刺此处，随后会减弱至消失。这时可以改用毫针在完骨处扎几针即可。由于面瘫已使面部肌肉造成了损伤，所以施针时切记手法一定要轻，要做到轻、稳、柔，将伤害降至最低。治疗此症欲速则不达，治疗及时，方法正确，此症是可以治愈的。为了降低患者的痛苦，面部诸穴还可以使用毫针火针，这样扎时痛苦小，面部肌肤恢复快，又符合手法轻的要求。只是需要基本功扎实，同时还要及时更换毫针，以免烫伤。

这种面瘫治愈难度较大，病程越长，治疗难度越大，而且病程越长越容易留下后遗症。因此初诊时，一定要仔细辨证，把握要点（耳后是否先疼痛，然后面瘫，是中枢型面瘫的诊断要点），当然，如果是由耳部带状疱疹引起的面瘫，就可以毫不犹豫的确诊为中枢型（病毒型）面瘫。严格区分与普通面瘫的诊断要点，准确使用相应的套穴，同时还要与患者沟通，说明此症的治疗难度，同时还要给予患者治愈的信心。相信针灸，相信三通法。

由于病毒性面瘫的病程治疗周期要对比普通型面瘫要长，因此，就要注意眼与嘴同步恢复的问题。这就需要仔细观察眼与嘴哪个恢复的快，如果嘴恢复的快（一般都是嘴恢复的快），一定要取消地透改成普通毫针分别扎地仓和颊车。长期使用地透极易扎过了（向反方向偏），争取眼睛与嘴的同步恢复，这是治疗面瘫非常重要的细节，同时还要注意双侧迎香同时施针，这对治疗也很重要。另外，面部诸穴，火针与毫针火针要交替进行，使面部肌肤得以修复。

13. 眩晕

"眩"是指眼花或眼前发黑，"晕"是指头晕或感觉自身与外界景物旋转，二者常同时并见，并统称为眩晕。轻者闭目即止，重者如坐车船，旋转下定，不能站立等。现代医学认为，病因主要由于前庭神经的病变。病因多为耳石症、美尼尔综合征、良性位置性眩晕、低血糖症、高血压症、低血压症、脑动脉硬化症、贫血、急性的耳迷路炎症，还有一个主要病因就是耳毒性药物或物质所引起。在大量的临床实践中认识到造成眩晕的还有以下几个原因：①不注意营养保健，容易造成贫血，多数为老年人。②高血脂，血小板增多症等均可使血液黏稠度增高，血流缓慢，以致脑部供血不足，造成眩晕。③动脉硬化也可以造成眩晕。④颈椎病，颈椎病变的人患眩晕症的人数极多。⑤心脏病及血液疾病等均能引起供血不足而眩晕。

眩晕最早见于《内经》，称为"眩冒""眩"。中医学认为眩晕主要因为肝阳上亢，痰浊中阻，肾精不足，气血亏虚等原因。诸多因素造成髓海不足，脑失所养。《灵枢·海论》曰："脑为髓之海。""髓海有余，则轻劲多力，自过其度，髓海不足，则脑转耳鸣，胫酸眩冒，目无所见，懈怠安卧。"《灵枢·卫气》云："上虚则眩。"人体正气虚是眩晕的发病基础，因此扶助正气乃治疗眩晕之纲。《素问·至真要大论》认为："诸风掉眩，皆属于肝。"《河间六书·五运主病》亦云："诸风掉眩，皆属肝木。"眩晕与肝阳上亢，阳气过盛密切相关。经云："上气不足，脑为之不满，耳为之苦鸣，头为之苦倾，目之为眩。"《景岳全书·眩运》强调"无虚不作眩"，《丹溪心法·头眩》强调"无痰不作眩"等，都是古人所总结的眩晕发病的原因。《重订严氏济生方·眩晕门》云："所谓眩晕者，眼花屋转，起则眩倒是也，由此观之，六淫外感，七情内伤，皆能导致。"古人认为，六淫侵袭，七情失和亦能致眩。症状突出，而且严重的眩晕，首先病因应该考虑是耳疾引起的（美尼尔综合征、耳石症等）。眩晕之证分为虚与实两类，如肝阳上亢（高血压）引发的眩晕，属于实证，《素问玄机原病式·五运主病》有言："风火皆属阳，多为兼化，阳主乎动，两动相搏，则为之旋转。"气血虚（低血压、贫血）引发的眩晕属于虚证。《景岳全书·眩运》云："眩运一证，虚者居其八九，而兼火者，不过十中一二耳。"认为凡眩晕者虚证居多数。长期眩晕者易发为中风。《医学正传·眩运》指出："眩运者，中风之渐也。"认识到眩晕与中风之间有一定的内在关系。汉代张仲景认为，痰饮是眩晕重要的致病因素之一。《金匮要略·痰饮咳嗽病脉证并治》说："心下有支饮，其人苦冒眩，……"古人亦提出六淫、七情所伤致眩的说法。《重订严氏济生方·眩晕门》载："所谓眩晕者，眼花屋转，起则眩倒是也，由此观之，六淫外感，七情内伤，皆能导致。"

临床主要表现为眩晕，重者如坐车船，旋转不定，不能站立，有的不能行走，卧床不能翻身，或有恶心，呕吐，汗出，甚则昏倒等症状。中医将此证分为肝阳上亢证、痰湿中阻证、瘀血阻窍证、气血亏虚证、肾精不足证。不同的病因病机会引发不同的证候。

治疗以疏肝、理气、养心、滋肾为要。由于病因病机的不同此症又分实证和虚证，实证取穴：降压套穴、内透、听宫、肾8（根据病情决定灸与不灸）。补益先天，扶正后天，以水涵木，综合调理，治病求本，扶正祛邪。诸穴相伍针对性对于各种病因进行有效的治疗。降压套穴的风池穴，针对颈椎病变引起的眩晕进行治疗，同时也是针对血压问题的。听宫穴针对耳疾引起的眩晕进行有效治疗，如果由美尼尔综合征或耳石症引发眩晕，听宫穴可改成耳4。内透主要针对心脏供血不足引起的眩晕进行有效调整，降压套穴本身就能针对血压原因引起的眩晕进行治疗，诸穴配合共同完成治疗眩晕的目的。如果是严重的颈椎病引发的眩晕，可以椎8火后毫或直接毫火（也可以先按颈椎病治疗）。

眩晕证虚证取穴：疏肝健脾，理气养血，扶正为要。大扶正、内透、听宫、风池、肾8（灸）。古人云："无虚不作眩。"在临床中因身体虚弱者眩晕的现象很普遍。最突出的就是低血压和贫血患者，久病、大病之后的患者。这种眩晕属于虚证，极需要扶助正气，更需要补益后天，理气、养血，是治疗此证的原则。大扶正补益后天之本，以血生气，以气行血，脐4（灸）温阳补气养血，使气血生化有源，提升人体正气。肾8（灸）补益先天，温肾益精。听宫穴隶属手太阳小肠经。手足少阳、手太阳之会。在三通法临床上专门治疗由耳疾引起的眩晕症，针方中采用听宫穴就是为了治疗和预防耳疾致眩的发生。眩晕本身就是虚实夹杂的，辨证要准确，对疾病的本质要认识清楚，准确选择套穴，针对性治疗，才能准确辨证施治而治愈此症。

纵观此症，笔者认为虚证眩晕要比实证眩晕治疗难度大的多，相比之下，虚证的病因、病机也要比实证复杂的多，扶正的力度也要大的多。不论虚证与实证，扶正，仍是重中之重，扶正祛邪的原则，永远是三通法临床治病的不二法则。

14. 梅核气

梅核气以咽中似有梅核大的物体阻塞，有严重的异物感，咯之不出，咽之不下为主要病症的疾病。现代医学称为咽部异感症，又常被诊为咽部神经官能症，多发于中年人，女性居多。虽然患者有明显的异物感，但是，现代医学影像学检查并无任何异常。古人也清晰的认识到了这点，尽管患者自述咽喉异物有小枣大，中国古贤仍然清醒的认识到是杨梅核大小的气团，而不是有形之物。但是患者的感觉是实实在在的异物在梗在咽喉，并感觉到喝水、吞咽有异物阻挡，这极容易造成患者心理上的恐惧，认为自己患了食管癌。故此产生情绪上的波动，继而产生抑郁情绪，严重影响到生活质量。

中医学认为此症主要因为情志不遂，身体素虚，肝气瘀滞，痰气互结，循经上逆，结于咽喉或乘脾犯胃，运化失司，津液不得输布，凝结成痰，痰气停聚于咽喉所致。《太平惠民和剂局方》云："……治喜怒忧思悲恐惊之气结或痰诞，状如破絮，或如梅核，在咽喉之间，咯不出，咽不下，此七情之所为也。"古人认为梅核气的病因主要是七情失和，忧思郁怒是主要的致病因素。《古今医统大全》卷二十七云："梅核气者，似饱逆而非饱逆，似痰气窒塞咽喉之间，咯之不出，咽之不下，如梅核之状，故俗谓之梅核气。"这种论断充分显示了古人的智慧，清晰的认识到梅核气的形状体积大小，而且还明确指出不是有形物质，而是气团，这彰显了古人的智慧和客观的判断力，同时也让我们认清了本病的性质。

临床上表现为咽部异物感，吐之不出，咽之不下，有痰黏感、蚁行感、灼热感、梗阻感。心情郁闷烦躁，纳呆、惶恐、睡眠差等。

此症必以疏肝、健脾、理气为先，以扶助正气为要，通经络，调气血，祛瘀滞。选择套穴：降压套穴，佐以膻中、天突。针方中降压套穴疏肝、健脾、理气、解郁。膻中穴开胸顺气祛滞。天突穴直接针对病灶进行治疗达到除瘀化结之作用，对于严重者或久治不愈者，可火针点刺膻中至天突。失眠或情绪波动较大者，可加上内透、神门。久治不愈，情结波动，可加上背五3，调整由此引起的内分泌失调症状。情志严重失调者，也可以将基础套穴降压套穴改为神10，加上膻中、天突、背五3。梅核气的病因主要是情志伤损，情绪波动较大，所以，必要时采用神10治疗，起到安神定志，养心安神，祛除瘀滞的作用。

此症的治疗，必须以治神为主，疏肝为要，扶正为先，调节情志为根，这是从病因、病机出发，综合调理，治病求本。要以大局观、整体观考虑病情，辨证论治。

15. 肌无力（上眼睑下垂）

上眼睑下垂是指先天发育异常或后天疾病导致的一类眼睑疾病。表现为一侧或双侧上眼睑低垂，明显低于正常位置。正常人双眼平视时，上眼睑仅遮盖角膜上缘，在排除额肌作用下，遮盖＞2毫米即可诊断为上眼睑下垂。轻者只影响眼部外观，重者部分或全部遮盖瞳孔，可严重影响视觉。患者为了正常视物，会用颈部后仰、皱眉等方式进行纠正，长时间会形成特有的面容和体态，严重时可伴发弱视。

上眼睑下垂为临床常见病之一，《诸病源候论》记载，因本病常借助仰首使瞳孔显露，以便视物，故称"睊目"。正如《目经大成》所云："视目内如常，自觉亦无恙，只上下左右两睑，日夜长闭而不能开，攀开而不能眨……以手指抬起眼皮，方能视。"故又称"睑废"。《灵枢·经筋》云："太阳为目上网，阳明为目下网。"《类经》又云："网，网维也，所以约束目睫，司开合者也。"古人对此病的病因、病机认识的非常清楚。中医学认为上眼睑下垂是由于先天禀赋不足、肝肾亏虚、精血不足、命门火衰、脾阳不升、脾虚失运、中气不足、风痰上壅、胞络受阻、气血瘀滞所致。中医将此证分为：肝肾不足证、脾虚气弱证、风邪袭络证等。不同的病因病机会引发不同的证候。

治以疏肝、健脾、理气、升阳、举陷。选择套穴：降压套穴（四神聪改百会，以升阳）、中脘、臂臑、攒竹、鱼腰、丝竹空、四白、球透、阳白等。针方中降压套穴疏肝理气解郁，臂臑穴是三通法临床上专门治疗眼疾的特定穴位。眼周诸穴通经活络，这些穴位也可以火后毫，火针点刺攒竹、鱼腰、丝竹空、阳白等穴。针刺中脘穴补益中气亦具有举陷的作用。降压套穴中的四神聪改百会，有着重要的治疗意义，百会穴，百阳之会，位于巅顶，有着很强的升阳作用，治疗此疾就是要升阳达到举陷之目的。治疗中也可以细火针点刺上眼睑，但是力度一定要轻，深度一定要浅，避免伤及眼球。此症属比较难治的疑难杂症，需要长期治疗，治疗中疏肝解郁为主，缓解"木克土"之矛盾为要，肝脾同调，其中妙在四神聪改百会和中脘穴的使用，属画龙点睛之笔。火针的介入，甚为关键，针对性极强，充分利用火针的强大功能优势直接作用于病灶，疗效显著。治疗中医患双方都要有耐心，有信心，相信科学，相信套穴定能战胜顽疾。

在治疗的后期，上眼睑已经复位，但是还会出现复视（重影）现象，这说明眼周肌肉还没有完全恢复，这是一个必然的过程，还需要继续巩固治疗，直至彻底痊愈。

16. 疝气

疝气，即人体内某个脏器或组织离开其正常解剖位置，通过先天或后天形成的薄弱点、缺损或孔隙进入另一部位。疝气是以少腹胀、睾丸、阴囊等肿大、疼痛为主症的一种病证，中医称为"小肠串气""偏坠"等。

《内经》认为肝经和任脉是疝气受病的主要脏腑经脉。古人将疝气分为寒疝、热疝、水疝、筋疝、血疝、狐疝、气疝、疝七种。元代朱丹溪认为湿热内郁，寒邪外束是疝气发病的病因。肝郁气滞，肝本受邪，或情志伤肝，或木壅木郁，而肝气郁，失于疏泄，经脉失和而致疝，说明肝脏与疝气的发生有直接关系。中医学认为疝气的发生常与感受寒湿、劳累过度、年老体弱等因素有关。本病病位在少腹及前阴，前阴在任脉循行线上，足厥阴肝经经过阴器，抵少腹，故本病与任脉、足厥阴肝经密切相关，基本病机是寒湿、湿热阻络或脉失所养所致。

临床主要表现为少腹肿胀疼痛，痛引睾丸，阴囊肿胀疼痛。临床中常见的疝气有：寒疝、湿热疝、狐疝。各种疝气证候也不尽相同，寒疝：阴囊冷痛，睾丸坚硬拘急，形寒肢冷，面色苍白。湿热疝：阴囊肿热，肢体困重，尿黄，便秘。狐疝：阴囊时大时小，立时睾丸下坠，阴囊肿大，卧则睾丸入腹，阴囊肿胀自消，重症则需以手推托方能复原回腹。病因病机不同引发的证候也不同。

治以散结通络止痛。选择套穴：降压套穴、火5。针方中降压套穴疏肝健脾、理气散结，激发肝经经气通经活络，散瘀除癥，疏理肝气。火5以它强大的温煦之功、活血化瘀之功、消肿止痛之功，通调冲任，软坚散结。临床中伴有腹股沟痛的，也可以在痛点火针点刺。诸穴相伍，散结通络，疏肝理气，通调任脉，共愈此证。

第五节　胃 12

　　胃 12 是治疗各种胃脘病变的基础针方，各种消化系统疾病的治疗，都是在胃 12 的基础上加减变化而来的。胃 12 这组针方具备了大扶正的某些功效，在疏肝、健脾、理气的功效上加上了和胃的功效，因此，成为治疗各种消化系统疾病的专用方和基础方。临床中使用胃 12 还要根据辨证针对性使用火针，对于严重病症可以火针点刺胃脘部诸穴与胃 12 配合使用。

　　脾与胃同属中焦，胃主受纳，腐熟水谷，以通为用，脾以升为顺，胃以降为顺，脾胃相表里，共为"后天之本"。脾升胃降，是人体气机的枢纽。肝和脾是一对"木克土"的关系，治疗胃脘病必须要疏肝，胃 12 套穴中太冲穴就是起着疏肝的作用，关键时刻太冲穴可以用泻法。是最简约又行之有效的治疗胃脘病变的套穴。胃 12 也是微通法与温通法并用的针法，艾灸的温热功效在治疗胃脘病变时，起着非常重要的作用。也是三通人必须要熟练掌握的套穴之一。

1. 浅表性胃炎

　　浅表性胃炎是指慢性胃黏膜浅表性炎症，是胃黏膜层上 1/3 有充血、水肿、少量炎症细菌浸润表面，而深层胃腺体正常。是慢性胃炎中最多见的一种类型。浅表性胃炎，是一切胃脘病变的初始节段，病情反复，久治不愈，病情发展，继而会发展成为更严重的其他胃脘病变。

　　在临床上大多数患者没有明显的严重的症状，一般患者可有不同程度的消化道症状，比如进食后上腹部不适，隐痛，伴有腹胀、食欲不振、嗳气、恶心、反酸等。用饭过饱也是浅表性胃炎的病因之一，《素问·痹论》云："饮食自倍，肠胃乃伤。"因此，我们吃饭，不能吃得太饱。《素问·六元正纪大论》云："木郁之发，民病胃脘当心而痛，上支两胁，嗝咽不通，食饮不下。"七情失和，情志太过，久而不解，均可以影响脏腑功能紊乱，尤其是肝脏的疏泄失调，引起肝气横逆犯胃而引起此病。六淫之邪：风、寒、暑、湿、燥、火六淫之邪均可以侵犯胃。《素问·举痛论》云："寒气客于胃肠，厥逆上出，故吐而呕也。"六淫之中属寒邪犯胃为甚。

　　此症属于中医"胃脘痛""胃痞""嘈杂"范畴。病因、病机主要因为七情失和，肝气郁滞，饮食不节，脾气虚弱，胃失和降所致，胃气不降多与下焦不通密切相关。中医将此病分成若干证型：寒邪克胃证、饮食伤胃证、肝气犯胃证、湿热中阻证、瘀血停胃证、脾胃虚寒证、胃阴不足证。不同的病因病机会引发不同证候。

　　治以疏肝、健脾、理气、和胃。配穴：胃12。针方中胃12疏肝健脾，理气和胃，内关穴起着重要的治疗作用。内关穴属手厥阴心包经，出自《灵枢·经脉》，有宁心安神，理气止痛之功效，与足三里相配，主治各种胃脘病变。胃脘病多属于虚证、寒证，胃12可针对任何胃脘病变进行治疗。如果严重的、久治不愈的浅表性胃炎，胃脘部可火针点刺胃脘部诸穴（上脘、中脘、建里、下脘、关门、太乙、滑肉门、天枢、气海等），脐4毫针加艾灸。胃脘病多以寒邪客入为主，因此，胃12中的脐4既有暖胃的功效，又有温阳作用。治疗胃脘病变，暖胃是必须的。当然临床中的情况是千变万化的，如果有胃热，就要脐4免灸。如果反酸严重可以加上阳陵泉穴，此穴专治胃酸。如果腹胀严重，可在足三里穴施九六补泻来缓解或消除腹胀症状。

2. 萎缩性胃炎

　　萎缩性胃炎也称慢性萎缩性胃炎，以胃黏膜上皮和腺体萎缩，数目减少，胃黏膜变薄，黏膜基层增厚，或伴幽门腺化生和肠腺化生，或有不典型增生为特征的慢性消化系统疾病，是胃病之中比较严重的一种。是其他胃病迁延而致。久治不愈，病性易变。

　　临床主要表现为上腹部隐痛，胀满，嗳气，食欲不振，或消瘦，严重的可造成贫血，是一种多致病因素性疾病，严重的、久治不愈可成为癌前病变。

　　萎缩性胃炎属于中医"胃脘痛""嘈杂"范畴，多因平素体虚，肝气郁结，饮食不节（暴饮暴食），外感六淫，七情失和（忧思郁怒），致使胃络瘀阻，气机升降失常所致。胃以和降为顺，因滞而病。其病位在胃，与脾、肝、肾关系密切，肝气横逆犯胃是主要病机。《临证指南医案》云："肝为起病之源，胃为传病之所。"《沈氏尊生书·胃痛》云："胃痛，邪干胃脘也，唯肝气相乘为尤甚，以木性暴且正克也。"《素问·至真要大论》也指出："厥阴司天，风淫所胜，民病胃脘当心而痛。"古人的理论说明胃痛与肝木偏胜，肝胃失和木郁克土有关。李东垣认为："人以脾胃为本。"是血气之源，是后天之本，禀赋不足，脾胃虚弱也是主要病因之一。"百病皆由脾胃衰而生。"《脾胃论》云："老弱元气虚弱，饮食不消，脏腑不调，心下痞闷。"体弱、正气不足也是此症发生的原因。七情失和，忧思伤脾也是此病发病的重要原因。此病比其他胃病，疼痛更为严重而突出。致病因素往往又互相关联，如饮食不节，既损伤脾胃，脾胃不健，又易为饮食所伤。肥甘厚味既酿湿生热，而湿热内聚既为痰浊之源，又阻滞气机流通。三通法治疗萎缩性胃炎皆以疏肝、健脾、理气、和胃为治疗思路，审证求因，遵循"脾以运为补，肝以疏为补"的原则。

治以疏肝、健脾、理气、和胃。选套穴：胃12，胃脘部诸穴火针点刺（上脘、中脘、建里、下脘、关门、太乙、滑肉门等），这是这个病必须的治疗手段。火针治疗消化系统炎症，是因为火针强大的温阳、消炎作用，疗效是突出的。治疗中脐4灸的作用是相当重要的，对于胃脘的虚与寒有着明显的缓解和治愈作用，胃脘病古人认为是"寒邪客于胃肠"而致，因此脐4灸对胃脘病的病性特点针对性极强，皆以调气和血，调血以和气。寒凝者当散寒行气，气滞者当疏肝理气，血瘀者当活血化瘀等，所以疗效也是突出的。从现代医学角度出发，萎缩性胃炎是胃内部的炎症严重而致。火针有强大的消炎、通经、活络、祛瘀之功能，因此，这时候采用火针与胃12配伍，相得益彰共奏疏肝和胃、健脾和胃、调气活血、补虚泻实、祛瘀、止痛之功。

3. 十二指肠溃疡

十二指肠溃疡是我国人群中常见病、多发病之一，是消化性溃疡的常见病。好发于气候变化较大的春秋两季，男性发病率明显高于女性。十二指肠溃疡多发生在十二指肠球部，所以也称"十二指肠球部溃疡"。临床主要表现为上腹部疼痛，可为钝痛、灼痛、胀痛或剧痛。典型患者表现为轻度或中度剑突下持续性疼痛，进食缓解，临床上约有2/3的疼痛呈节律性，尤以空腹痛甚为主要特征，早餐后1～3小时开始出现上腹痛，持续至午餐后才能缓解，食后2～4小时疼痛又发作，进餐后可缓解。约半数患者有午夜痛，患者常可痛醒。十二指肠溃疡最突出的症状就是空腹痛甚。在疼痛的同时常伴有脘腹胀满，嗳气吞酸，嘈杂，呕恶，大便或结或溏等，以及倦怠乏力，面黄，消瘦，失眠等症状。

十二指肠溃疡属于中医"胃脘痛""嘈杂"范畴。《素问·举痛论》指出："寒气客于胃肠之间，膜原之下，血不得散，小络引急，故痛。"多与情志内伤或饮食不节有关。外邪犯胃、寒邪客胃、饮食伤胃、肝气犯胃、湿热中阻、胃阴亏耗、忧思伤脾、脾失健运、肝郁乘脾、胃失和降、导致胃气郁滞而疼痛。

此病治以疏导气机，行气止痛，疏肝、健脾、理气、和胃，选用套穴：胃12、火5。疏肝解郁，和胃祛滞，降逆止痛。严重的、久治不愈的十二指肠溃疡，胃脘部可以火针点刺诸穴，脐4毫针加灸。

此病发病病机亦是"不通则痛"，治疗中火5加上胃12可疏导气机，行气止痛。使脾胃纳运升降复常，气血调畅。清·高士宗指出："通之之法，调气以和血，调血以和气，通也，上逆者使之下行，中结者使之旁达，亦通也，虚者助之，使通，寒者温之使通……"不论寒凝、食积、气滞、血瘀等证候引发的十二指肠溃疡皆可用火5、胃12疏肝理气，扶助脾胃，从本论治。

综上所述，在三通法临床上，治疗胃脘病变，最坚强有力的后盾就是火针与艾灸的参与，同时也反映出温通法的强大功效。在针对严重病情的时候、面对久治不愈病情的时候，火针的参与，都起到力挽狂澜的作用。尤其是针对消化系统炎症的时候，更是针锋相对，立竿见影。通过上述胃脘（浅表性胃炎、萎缩性胃炎、十二指肠炎）病变，温通法强大的温煦、活血、化瘀和独特的消炎功效，能够针对各种炎症进行有效治疗。内关穴与足三里穴的组合是治疗各种胃脘病变的关键组合，是三通法临床上治疗胃脘病变的必备组合，与疏肝理气的三阴交、太冲组合相互配合，降逆和中，共疗胃疾。由于温通法的疗效显著，所以我们必须熟练掌握艾灸、火针技术，就能在针灸临床上掌握主动权。

4. 胃酸（吞酸、吐酸）

胃酸是胃液中的分泌盐酸，胃酸的量不能过多或过少，必须控制在一定的范围内，否则会发生胃酸过多和胃酸不足。我们现在讨论的是人体胃酸过多而造成的病证。

中医一般称为"吞酸""吐酸"，《诸病源候论·脾胃诸候》又称"咽酸"。胃酸过多中医也称为"咯酸水"，又俗称"烧心"。此病名首见于《素问·至真要大论》其谓："诸呕吐酸，……皆属于热。"认为本病的病因多属于热。隋·巢元方《诸病源候论·噫醋候》云："噫醋者，由上焦有停痰，脾胃有宿冷，故不能消谷，谷不消则胀满而气逆，所以好噫而吞酸，气息醋臭。"《医林绳墨·吞酸吐酸》云："吞酸者，胃口酸水攻激于上，以致咽溢之间，不及吐出而咽下，酸味刺心，有若吞酸之状也。"临床主要表现为吐酸水，烧心，胃部隐隐作痛，严重的会降低食欲，消化不良，进而引发其他胃病。病症并不是有多么的严重，但是影响生活质量。

中医学认为胃酸过多是由于脾胃阴虚，肝胆湿热，水湿停滞，个体素虚造成。《素问·至真要大论》云："诸呕吐酸……皆属于热。"《寿世保元·吞酸》云："饮食入胃，被湿邪郁遏，食不得化，故作吞酸。"认为本病证多属于热。《证治汇补·吞酸》云："大凡积滞中焦，久郁成热，则本从化火，因而作酸者，酸之热也，若寒邪犯胃，顷刻成酸，本无郁热，因寒所化者，酸之寒也。"说明吐酸的病位在胃，可分为寒热二类。《寿世保元·吞酸》云："夫酸者肝木之味也，由火盛制金，不能平木，则肝木自甚，故为酸也。"又说明吞酸与肝气是否郁结有直接关系。

吞酸属于中医"嘈杂"范畴。《景岳全书》形容此证"其为病也，则腹中空空，若无一物，似饥非饥，似辣非辣，似痛非痛，而胸痛懊恼，莫可名状。或得食而暂且，或食已而复嘈，或兼恶心，或渐见胃脘作痛。"古人认为烧心多由胃阴不足，肝胃郁热所致。高鼓峰《四明心法·谷酸》曰："凡为吞酸尽属肝木。"说明吞酸与肝脏关系密切。关于吐酸的病机《内经》与刘完素主热，张景岳主寒。巢元方、张景岳论及痰饮食积，秦景明认为恼怒伤肝克及脾胃等论点。正是历代医家不同的学术观点的探讨，逐渐完善了对吐酸病因病机的认识。中医将此病分为热证、寒证、食滞证。不同的病因病机会引发不同的证候。

三通法治疗皆以疏肝、健脾、理气、和胃、滋阴是治疗此症之正法。吐酸病位在胃，是脾胃的常见病之一。多由饮食失调，寒邪犯胃，七情内伤，脾胃虚弱所致。选穴套穴：胃12，配伍阳陵泉和胃降逆，止酸。胃12疏肝、健脾、理气、和胃、扶助后天，使气血生化有源。阳陵泉穴，属于足少阳胆经的合穴，八会穴之筋会，主治肝、胆、胁部病变，常用胁痛、口苦、呕吐、吞酸等。五味酸入肝，人体的酸是归肝所属的，所以调节人体的酸，是由肝来掌管的，对吐酸属于针对性治疗，阳陵泉既治酸也治痉。如果患者吞酸严重，脐4可以免灸，改为火后毫，以免适得其反，影响疗效。本病辨证时要注意引起胃酸的证候在一定条件下可以互为因果，互相转化。平素饮食宜清淡，避免贪食粗硬黏腻食物，忌生冷、辛辣刺激性食物，以保护脾胃。

5. 呃逆

呃逆即打嗝，指气从胃中上逆，喉间频频作声，声音急促而短，是一个生理上常见的现象。现代医学常见于膈肌痉挛、胃神经官能症、胃扩张、肝硬化、尿毒症等多种疾病。

呃逆在古代中无有此病名，《内经》记载的"哕"即是本病。《素问·宣明五气篇》云："胃为气逆，为哕。"早在2000多年前就有记载。《内经》《灵枢·口问》云：认为"谷入于胃，胃气上注于肺，……今有故寒气与新谷气俱还于胃，新故相乱，真邪相攻，气并相逆，而胃腑不受，复出于胃，故为哕。"中医学认为呃逆的病因、病机主要是胃气上逆所致。《景岳全书·呃逆》云："然致呃之由，总由气逆，气逆于下，则直冲于上，无气则无呃，无阳亦无呃，此病呃之源所以必由气也。"《证治准绳·杂病》曰："呃逆，即内经所谓哕也。"隋·巢元方《诸病源候论·哕候》指出："脾胃俱虚，受于风邪，故令新谷入胃，不能传化，故谷之气，与新谷相干，胃气则逆，胃逆则脾胀气逆，因遇冷折之，则哕也。"朱丹溪的认识又提高一步在《丹溪心法·呃逆》中提出："古谓之哕，近谓之呃，乃胃寒所生，寒气自逆而呃上，亦有热呃，亦有其他病发呃者，视其有余不足治之。"明代张景岳在《景岳全书·呃逆》中指出："呃逆之大要，为三者而已，一曰寒呃，二曰热呃，三曰虚脱之呃。寒呃可温可散，寒去则气自舒也，热呃可降可清，火静而气自平也，惟虚脱之呃，则诚危殆之证。"张景岳提醒的"虚脱之呃"指的是危症晚期的症状，属于危症。古人对呃逆的认识由《内经》开始逐步认识加深而完善。

呃逆的发生多由饮食不节，情志失和，正气亏虚，六淫侵袭引起的脏腑功能失调，气机不畅，上逆动膈所致。中医将呃逆分成若干证型，即胃中寒冷证、胃火上逆证、气机郁滞证、脾胃阳虚证、胃阴不足证。不同的病因病机会引发不同的证候。

选穴：胃12、佐以左章门、右合谷、带2、上巨虚、下巨虚，严重者火针点刺胃部诸穴（上脘、中脘、建里、下脘、关门、太乙、滑肉门、天枢等），火针点刺膻中至天突。章门穴属足厥阴肝经，亦为与足厥阴足少阳之会，为八会穴之"脏会"，故为脏气出入之门户，为脾之募穴，擅长疏肝健脾，合谷穴手阳明大肠经原穴，可宣泄气中之热，升清降浊，疏风散表，宣通气血，左章门、右合谷一阴一阳，主调气机不畅。治疗此症妙在采用上、下巨虚清利肠道（凡上逆病变，皆因下焦不通）的理念，只有下焦通利，才能保证中上焦的升降有序，下焦通畅，以助胃降，下焦不畅是呃逆重要病因、病机之一。这也是大局观，整体观治疗思路的理念。带脉穴是足少阳胆经和带脉的交会穴，可活血、理气、除痞。治疗中火针的作用也是至关重要的，有着不可替代的作用。诸穴相伍，共同完成降逆理气，祛除呃逆。

6. 呕吐

呕吐是胃失和降，气逆于上，迫使胃中之物自口中吐出的一种病症。一般临床上无物有声为呕，有物无声为吐，无物有声亦称为"干呕"，呕和吐常同时发生，合称为呕吐。《症因脉治·呕吐说》云："呕以声响名，吐以吐物言，有声无物曰呕，有物无声曰吐，有声有物曰呕吐，皆阳明胃家所主。"现代医学可见于神经性呕吐、肝炎、贲门痉挛、急性胆囊炎、胰腺炎等。可以单独为患，亦可见于多种疾病。

首先提出呕吐病名的是《黄帝内经》。《素问·举痛论》云："寒气客于胃，厥逆上出，故痛而呕也。"《素问·六元正纪大论》云："土郁发之……甚则心痛胁，呕吐霍乱。"《圣济总录》云："呕吐者，胃气上而不下也。"《三因极一病证方论·呕吐叙论》中云："呕吐虽本于胃，然所因亦多端，故有寒热，饮食，血气之不同，皆使人呕吐。"《外台秘要·许仁则疗呕吐篇》云："呕吐病有两种，一者积热在胃，呕逆不下食，一者积冷在胃，亦呕逆不下食。"中医学认为呕吐的病位在胃，但病机与肝脾关系密切，脾胃同居中焦，均为后天之本，气血生化之源，脾主升清，胃主和降，呕吐的发生主要由于胃失和降而气机紊乱，是胃气上逆造成的。而胃气上逆的原因多由于七情失和，外邪侵袭或秽浊之气犯胃，饮食不节（洁），过食生冷肥甘，误食腐败不洁之物，导致损伤脾胃，食滞不化，胃失和降而胃气上逆而呕吐。张景岳《景岳全书·呕吐》对呕吐的病因病机做了简要概述："呕吐或因暴伤寒凉，或暴伤饮食，或因胃火上冲，或困肝气横逆，或痰饮水气聚于胸中，或表邪传里，聚于少阳，阳明之间皆于呕吐，此呕吐之实邪也。所谓虚者，或其本无内伤，又无外感而常呕吐者，此既无邪，必胃虚也。"古人的理论认为呕吐有虚实之分，对于我们认识呕吐病因病机很有帮助。中医将呕吐分成若干证型：外邪犯胃证、饮食停滞证、痰饮内阻证、肝气犯胃证、脾胃虚寒证、胃阴不足证。不同的病因病机会引发不同的证候。

在临床中一般性的轻症呕吐，并非重症没必要大动干戈，双内关足矣。内关穴是治疗胃疾之要穴，属手厥阴心包经，本经络穴，也是八脉交会穴，可宁神可和胃，治疗胃脘痛、呕吐、呃逆等。4版《针灸学》："内关主治心痛、心悸、胃痛、呕吐、癫狂……"在治疗其他病症时如伴有恶心、呕吐症状的，加上内关穴即可缓解或解除呕恶症状。

呕吐主要病机为胃失和降、气逆于上，治以疏肝、理气、和胃、降逆。选择套穴：胃12，上巨虚、下巨虚。由于呕吐病位在胃，与肝脾有密关系，用胃12疏肝、健脾、理气、和胃，降逆为顺，使脾升胃降。由于呕吐能使胃气受损，谷不得下，气血生化之源受阻，故用胃12温运脾胃，降逆止呕，促进胃降。上、下巨虚主要作用是清利下焦，下焦不畅通，是胃气上逆的病理基础，通肠道以助胃降。治疗呕吐采用上巨虚、下巨虚，也有着"四两拨千斤"的作用，也是治疗的关键细节。胃气和降，呕吐自消。如果由于饮食不洁（食物中毒）引发的呕吐，不要急于止呕，要给邪以出路，因为腐败食物必要吐净，才能缓解病情。因此必须辨明病情，不要盲目止呕，因病治宜，因势利导。

7. 慢性阑尾炎

慢性阑尾炎，是急性炎症消退后而遗留的阑尾慢性炎症病变。慢性阑尾炎分为原发性和继发性两种。原发性阑尾炎起病隐匿，症状发展缓慢，间断发作，病程持续较长。无典型的急性发作史。继发性慢性阑尾炎是首次急性阑尾炎发病后，经非手术治疗而愈或自行缓解，其后遗留有临床症状，久治不愈，病程中可再次或多次急性发作。现在讨论的是原发性慢性阑尾炎。

临床表现为右下腹疼痛，间断性隐痛或胀痛，时轻时重，部位比较固定。常伴有轻重不同的消化不良，食欲不振，一般无恶心和呕吐，也无腹胀，老年患者可伴有便秘。

慢性阑尾炎属于中医"腹痛"范畴，并不属于"肠痈"范畴（肠痈属于急性阑尾炎）。中医学认为慢性阑尾炎是由于饮食不节，劳逸失当，寒凝气滞，运化失常，湿热内阻，使败血浊气壅于阑门，病位在肠。肠胃传导不利，气机壅滞，湿邪停滞肠道，以致肠道紊乱而腹痛。

治以疏肝、健脾、理气、和胃、通肠道。选套穴胃12、患侧阑尾穴，此页属于经外奇穴（经外奇穴，出自《针灸学》，专治阑尾与肠道病变，治疗此症只采用右侧阑尾穴）。胃12疏肝理气和胃，现代医学的慢性阑尾炎，在古人眼里也就是胃肠病变，治疗起来也是对症下药，通过现代医学理论概念，参考现代医学的理念，阑尾穴将胃12产生的合力引向病所（阑尾），同时阑尾穴具有清热解毒，化瘀通腑的作用，针对性治疗，所以疗效显著。

诸穴相伍调肠胃，通腑气，化瘀滞，祛腹病。如果有大便问题，可以加上上巨虚、下巨虚穴。如果胀气严重，亦可足三里穴行九六补泻手法，以除腹胀。此法只适宜慢性阑尾炎，急性阑尾炎建议还是送医院急诊，不要贸然接诊，这一点很重要。

8. 胃痉挛

胃痉挛是指胃部肌肉抽搐，胃部呈现一种强烈收缩状态。多由神经功能异常导致，亦可因胃器质性疾病引起。主要表现为突然上腹痛、呕吐等。常见于现代医学的急性胃炎、胃溃疡、胃癌和胃神经官能症等疾病，多见于长期吸烟者。

胃痉挛属于中医"胃脘痛""腹痛"范畴。胃脘痛之名最早见于《黄帝内经》，《灵枢·邪气脏腑病形》指出："胃病者，腹膜胀，胃脘当心而痛。"中医学认为此症的发生多由于身体素虚，七情失和，饮食不节，暴饮暴食，肝郁不疏，胃失和降，外邪侵袭等原因。脾胃升降失常是主要病因。在诸多病因中，"唯肝气相乘为尤甚。"因此，疏肝、健脾、和胃就是当务之急。通俗点说就是立即止痛，消除症状。以前我曾给我的学生出过一道思考题："病来急，痛难忍，面色白，冷汗出。"形象的阐述了胃痉挛的痛苦状况，同时也描绘出当时的急迫状况。《素问·举痛论》云："寒气客于胃肠之间，膜原之下，血不得散，小络引急，故痛。"认为本病多由饮食积滞、寒积肠胃引起。

我们用左内关、右足三里来快速缓解病症。内关穴，属手厥阴心包经，《针灸腧穴通考》截内关穴："主治心胃病证，常用于心痛、心悸、胸闷；胃脘痛，呕吐，呃逆……"《循经考穴编》内关穴："主翻胃膈气，脾胃不和……"内关穴在三通法临床上直刺治胃，斜刺治心。足三里穴，属足阳明胃经，是四总穴之一，《针灸腧穴通考》曰：足三里"主治胃、脾、肠病症。"强壮保健要穴。是治疗消化系统各种病证的要穴和基础穴。在治疗胃痉挛时只针此两穴，就能有效的激发经气左升右降之功能，使得脾升胃降，经气顺畅，降逆为顺。针刺时可行平补平泻手法。尽管发病急，疼痛异常，左内关、右足三里以四两拨千斤之势可使症状消除而愈，别看只有简单的两个穴，这可是贺普仁先生几十年临床成功经验之经典，是经过临床检验行之有效的方法。

9. 胃下垂

在正常情况下，直立时胃的最低点一般不低于脐下两横指，如果直立时，胃的上界低于脐下者称为胃下垂。这种病多由于腹壁的紧张度发生变化，腹壁脂肪缺乏和肌肉松弛、腹压减低所引起。平素身体瘦弱，胸廓狭长者容易得此病，平时身体肥胖，但因某种原因骤然消瘦及妇女生育过多，也容易患胃下垂。

临床主要表现为消瘦、乏力、胃口不好，食量减少，食后胸脘胀闷不适，食后腹下坠感及腰，推腹有振水声，以及嗳气、恶心、头晕、心悸等症状。

胃下垂中医称为"胃缓"，这一名称首见于《黄帝内经》。《灵枢·本藏篇》云："脾应肉……肉䐃不称身者胃下，不管约不利，肉䐃不坚者，胃缓。"《金匮要略》中的描述的"其人素盛今瘦，水走肠间，沥沥有声，谓之痰饮。"颇似胃下垂的症状。中医学认为本病虽在胃，但与肝脾关系密切。为素体虚损，肝气失调，横逆犯胃，日久脾虚，木乘其土，胃下垂多由脾胃虚弱、中气下陷、升举无力的造成。脾主肌肉而司运化，脾虚则运化失常，肌无所生，中气下陷，而无力升举，故发此病。中医将此病分为两大类：气虚证和肾虚证。

此症治以温补脾阳、升阳举陷。选择套穴：胃12（头8四神聪改百会）、胃脘部穴位火针点刺（上、中、下脘、气海、关门、太乙、滑肉门、天枢）。百会穴类属督脉，足太阳之会，主疗脱肛、阴挺、胃下垂等诸症，主功提升阳气。中脘穴治疗各种胃脘病之外，还具有充实中气、升阳举陷的作用，是治疗此症的关键穴位。胃脘部诸穴的火针施刺，对于病灶部位功能的调整，激发阳气以升腾，提升下垂之胃，对于胃脘功能的恢复也是至关重要的。胃12疏肝健脾，理气和胃。诸穴相伍从气血到功能综合调整，相得益彰。

此症属于慢性病，疑难病，需要长期治疗，不能急于求成。治疗要从扶正开始，逐步提升患者的正气，逐步使患者生命力提升。平和的心态，良好的精神面貌，科学的饮食结构，规律的生活起居，均是治愈此症的基础保证。

10. 食管反流

食管反流也称反流性食道炎。属于中医"反胃""吞酸""嘈杂"范畴。中医将此病分为几个类型：情志不畅型、脾虚气滞型、肝郁化热型、脾虚胃热型、气虚血瘀型。所有的类型，不可逾越的总病机都是肝郁犯胃，造成胃失和降，胃气上逆所致。主要表现为胃脘腹胀满，反酸或泛吐清水，嗳气，食欲不振，大便不调，神疲乏力，或有大便干结，或有口干口苦等症状。

中医学认为食管反流病位在脾胃，因胃失和降，浊气上逆所致，一般与肝胆有关，肝郁不疏侮克于土，造成脾胃气机功能的紊乱，胃之和降功能受阻，使之胃气挟热上逆，造成食管反流。《千金要方》云："其人胸满不能食而吐，吐止者为下之，故不能食，此为胃反。"《丹溪心法》提出："翻胃大约有四：血虚、气虚、有热、有痰"之说。戴思恭《证治要诀》云："凡气吐者，气冲胸痛，食已暴吐而渴，始当降气和中。"古人以大局观、整体观总结了食管反流的病因病机。降逆和中是总的治疗原则和方法。

治以疏肝、健脾、理气、和胃。选择套穴：胃 12、上巨虚、下巨虚、膻中至天突（璇玑、华盖、玉堂、膻中、中庭、鸠尾、天突）火针点刺，然后针刺膻中穴，或膻 3（膻中穴向上均衡排列，膻中穴位取准，其他穴位不必考虑位置）。诸穴相伍，针方中胃 12 疏肝健脾，理气和胃降逆，以降为顺，上巨虚、下巨虚通利下焦，使下焦通畅以助胃降。膻中穴为心包之募穴，八会穴之——气会。为任脉之所发，为宗气之海（也称"上气海"），可宽胸利膈，理气散瘀，降气平喘，主要针对心、肺、胃的气滞、气逆、气结、气郁，是治疗食管反流的要穴。如果吞酸严重可加阳陵泉穴，阳陵泉穴既治酸，也治痠。

在胃 12 疏肝健脾，理气和胃的基础上加上膻中、上巨虚、下巨虚，形成了一种和胃降逆的合力，在诸穴共同的作用下，疏肝胆，和脾胃，清下焦，促和降，标本兼治，扶正祛邪。

第六节　软　坚　灸

软坚灸也称为软坚散结灸，专门治疗腹内占位性病变，在三通法临床主要用于乳腺增生、乳腺结节，乳腺囊肿等病变，也可以用此方法治疗恶性肿瘤病变。

1. 乳腺增生（乳腺结节、乳腺囊肿、乳腺纤维瘤、乳腺癌）

乳腺增生症，既不是肿瘤，也不属于炎症，是乳腺组织增生及退行性变，与内分泌功能紊乱密切相关。本病好发于中年妇女，青少年和绝经后妇女也有发生。当今城市职业妇女中 50%～70% 都有不同程度的乳腺增生。乳腺增生症常表现为乳房疼痛和乳腺结节，生理期加重，过后缓解。其危害并不在疾病本身，而是心理压力，担心自己是否患了乳腺癌或以后会癌变。

临床主要表现为乳房疼痛，乳房肿块，乳头溢液，尤其经期前后症状明显加重。乳腺增生中医称为"乳癖"。严重乳腺占位性病变也称为"乳石痈""乳岩"。中医学认为造成乳腺增生的病因病机为经、孕、产、乳屡伤精血，或后天失养，房事不节，冲任失调，肾气不足。中医学认为造成乳腺增生的一个非常重要的因素就是情志因素。情志抑郁，神郁伤肝，或受精神刺激，易躁易怒，肝气郁结，胸胁脉络气机不利，郁结乳房。饮食失宜也是造成乳腺疾病的因素，女子乳房属于胃，乳头属于肝，脾胃为后天之本，过食肥甘厚味化湿，久则脾胃虚弱，脾虚则化生气血无力，蕴湿成痰，气滞痰凝，瘀滞乳络中成块。以上病因导致脏腑功能失调，出现机体下降之"虚"，及"痰饮、瘀血"之病理产物，虚与痰饮、瘀血之邪互为因果，共同作用，产生乳癖。

治以通经舒络、软坚散结。局部乳房病灶处火针点刺，然后，软坚灸。火针点刺乳房病灶时，需要助手，双手从病灶底部捏（托）起，然后实施火针点刺，需要注意的是，这时的火针一定要烧红，不能采取平时常用的一、二、三秒的匀速进针的方法。针烧的越红扎出的效果越好，均速进针（根据烧针至红的速度）。火针施刺时可能有血与液体流出，属于正常，不必紧张。有些乳腺病变，出血、液体渗出从临床意义上讲，对于治疗缓解症状，还是有益处的。

这种方法，也包括治疗乳腺增生、乳腺结节、乳腺囊肿、乳腺纤维瘤，也是治疗乳腺癌的方法。治疗乳腺疾病，火针的参与是必不可少的，火针强大的软坚散结功能，在治疗中有着不可替代的作用。艾灸痞根穴，是贺普仁先生挖掘整理，并在《一针一得治百病》中推出，在三通法临床上专门治疗腹部占位性病变。另外，软坚灸时对于痞根穴取穴一定要准确。这一点非常重要，否则，疗效会大打折扣而事倍功半。

治疗期间应该保持心情舒畅，生活起居有规律，注意劳逸结合。多食新鲜水果和蔬菜，控制高脂肪食物摄入。及时治疗月经失调等妇科疾病和其他内分泌疾病。对发病高危人群要重视定期检查。

2. 卵巢囊肿

卵巢囊肿是女性生殖器常见的肿瘤，有各种不同的性质和形态，一侧性或双侧性，囊性或实性，良性或恶性，其中以囊性多见，有一定的恶性比例。

临床上常见可动性、无触痛、中等以下的腹内包块。如无并发症或恶变，其最大的特点为可动性，往往能自盆腔推移至腹腔。恶性或炎症情况，肿物活动受限，有压痛，甚至出现腹膜刺激征、腹水等，多发生在 20～50 岁女性，严重者会造成不孕。

中医将卵巢囊肿归属为"癥瘕"范畴。中医学认为卵巢囊肿多由于情志不舒，导致肝气郁结，气血运行受阻，滞于冲任胞宫，最终结块积于小腹，成为气滞癥瘕。一方面气随血行，气滞则血瘀，血瘀日久可致囊肿形成。另外，女性经期、产后，胞脉空虚，余血未尽之际，房事不节，或外邪侵袭，凝滞气血，或暴怒伤肝，气逆血流，或忧思伤脾，气虚而血滞，使瘀血留滞，瘀血内停，渐积成瘕。《景岳全书·妇人规》曰："瘀血留滞作瘕，唯妇人有之。"较为肥胖的女性多属痰湿体质，一般脾虚，或饮食不节，恚怒伤肝，损伤脾胃，健运失司，湿浊内停，聚而为痰，痰湿下注冲任，阻滞胞络，痰血搏结，渐和成瘕。经期产生，胞脉空虚，余血未尽之际，外阴不洁，或房事不禁，感染湿热邪毒，入里化热，与血搏结，瘀阻冲任，结于胞脉，而成癥瘕。

综上所述，中医将卵巢囊肿的病因病机归纳为气滞，血瘀，痰湿，毒热。其中情志因素尤为关键，是百病之源。中医将此证分为：气滞血瘀证、痰湿瘀阻证、湿热瘀阻证、肾虚血瘀证。

治以活血化瘀，舒经活络，软坚散结。选择套穴：火 5、软坚灸。火 5 时的火针要烧红，均速进针，由于火针要烧红，所以不能采取一、二、三秒的进针速度，原则就是"宁失其穴，不失其经"，同时要避开石门穴。火针点刺五条线：任脉、肾经、胃经，以点连片调畅气血，使冲任和卵巢功能恢复正常。冲任和卵巢功能的协调主要取决于肾藏精，主生殖，脾生血，主运化，火 5 通过 5 条线上诸多穴位的刺激有效的调整了胃、肾、冲任的功能，使卵巢功能正常。软坚灸的要求，痞根穴的取穴一定要准确。卵巢囊肿的治疗，火针的参与是必不可少的，在治疗中火针有着不可替代的作用。此症属于慢性病、疑难病，医患双方都要有长期治疗的思想准备，同时还要树立信心，相信针灸，相信套穴，相信一定能够战胜疾病，战胜自我。

3. 子宫肌瘤

子宫肌瘤是由于子宫平滑肌细胞增生形成的瘤性结节，是妇科常见的良性肿瘤之一。中医学认为子宫肌瘤的生成主要病机是郁怒伤肝，肝郁气滞，气滞血瘀。或经期、生产时风寒湿邪趁机侵入。或脾肾阳虚，运化无力，痰湿内生，导致湿痰郁瘀等聚集胞宫发为肌瘤。

子宫肌瘤中医属于"癥瘕积聚"范畴。《灵枢·水胀篇》云："石瘕生于胞中，寒气客于子门，子门闭塞，气不得通，恶血当泻不泻，衃以留止，日以益大，状如杯子，……"《金匮要略·妇人杂病脉证并治》曰："妇人少腹满如敦状。"《三因极一病证方论·卷十八·妇人女子众病论证治法》云："多因经脉失于将理，产褥不善调护，内作七情，外感六淫，阴阳劳逸，饮食生冷，遂致营卫不输，新陈干忤，随经败浊，淋露淋滞为瘕。"《景岳全书·妇人规》云："瘀血溜滞作瘕，唯妇人有之，……则留滞日久，而渐以成瘕矣。"古人将子宫肌瘤的病因病机论述的非常清楚。

子宫肌瘤在临床上多数患者无症状，仅在盆腔检查或超声波检查时偶被发现。如有症状则与肌瘤生长部位、速度、有无变性及有无有并发症关系密切。如有症状常表现为子宫出血，腹部包块及压迫症，下腹疼痛，白带增多，还会造成不孕与流产，如果长期月经过多，极易造成贫血。中医将此证分为：气滞血瘀证、痰湿瘀结证、湿热瘀阻证、肾虚血瘀证。不同的病因病机引发不同的证候。

治以活血化瘀，舒经通络，软坚散结。选择套穴：火5、软坚灸。火5施针的原则仍然是"宁失其穴，不失其经"，避开石门穴。火针的温度要高，烧红进针，匀速进针。在治疗中，火针的参与是必不可少的，有着不可替代的作用。在治疗初期，会出现治疗后，肌瘤稍稍变大的现象，不必紧张，这是由于经过治疗，肌瘤的密度发生了变化，由硬变软，肌瘤会稍微变大，然后才会出现萎缩。这是效果良好的征兆。子宫肌瘤属于慢性病，发现时，在体内已久矣，因此，也是一个长期的治疗过程，医患都要有耐心和信心。同时，患者还要保持良好的心态，正确认识疾病，坚定信念，定能战胜顽疾。

第七节 神10

神10以安神定志专门调理心神为主要功能，主要针对七情失和造成的心神内扰疾病。同时也是调整久治不愈患者伤神的套穴。

1. 不寐

不寐即现代医学所说的"失眠"，属于"神经衰弱"范畴。是指不易入睡，或者睡眠短浅易醒，甚至彻夜不能入睡为特征的一种疾病。其实关于睡眠还有一个现象（症状）也是很痛苦的，睡眠时间不短，但是疲劳没缓解，日间依然很困倦，其实这也是不寐的一个症状，只不过比较隐蔽。失眠是当前社会上的多发病，主要与熬夜、生活不规律、工作压力有关系。情绪波动（喜、怒、忧、思、悲、恐、惊等），也是造成失眠的原因之一。另外，消化系统疾病（胃不和，眠不宁），也是失眠的病因。失眠的问题应该引起高度重视，病情迁延，久治不愈会引起其他精神类疾病。尤其是抑郁症，都是从失眠开始的。因此，对于失眠要引起重视，以免病情转化。

　　临床主要表现为睡眠时间深度不足，以致不能解除疲劳，日间不能恢复精力和体力，不寐在《内经》上早就有论述，称为"不得卧""目不瞑""不得眠"。认为邪气客于脏腑，卫气行于阳而不入阴所得。《灵枢·大惑论》云："卫气不得入于阴，常留于阳，留于阳则阳气满，阳气满则阳跷满，不得入阴则阴气虚，故目不得瞑矣。"《针灸甲乙经》云："胃不和，则卧不安，此之谓也。……惊不得卧，善断水气上下五脏，游气也。"古人认为凡脾胃不和，痰湿食滞内扰，以致寐寝不安者皆属于此。不寐的另一主要原因就是情志所内伤，多脏受累所致。《景岳全书·杂证谟》云："不寐证虽病不一，然惟知邪正二字，则尽之矣。神其主也，神安则寐，神不安则不寐，其所以不安者，一由邪气之扰，一由营气之不足耳，有邪者多实证，无邪者多虚证。"《医学心语·不得卧》有言："有胃不和卧不安者，胃中胀闷疼痛，此食积也，……有心血空虚，卧不安者，皆由思虑太过，神不藏也，……有惊恐不安卧者，其人梦中惊跳悚惕是也，……有痰湿壅遏，神不安者，其证呕恶气闷，胸膈不利。"肾脏的盛衰也直接影响睡眠，清·冯兆张《冯氏锦囊秘录·卷十二》云："是以壮年肾阴强盛，则睡沉熟而长，老年阴气衰弱，则睡轻而浅。"脾胃不和也是造成失眠的重要原因，古人云"胃不和，则眠不宁"。这是往往让人忽略的问题。

　　病机的关键在于心神被扰或心神失养，情志不遂，肝阳扰动，思虑劳倦，内伤心脾。在临床实践中发现失眠有两种情况，一种是困的不行，就是睡不着。一种是完全没有睡意，两种情况相比较，前者更难受，更严重。极容易给人造成情绪上的波动。久治不愈有造成精神抑郁的可能。相对而言前者的治疗难度也是较大的。中医将不寐分成：肝火扰心证、痰热扰心证、心脾两虚证、心肾不交证、心胆气虚证，其中心肾不交证临床比较常见。

　　治疗当以养心、滋阴、安神、定志。选择套穴：神10，配以肾8（不灸）。方中神门，安神定志之要穴，五输穴之输穴。此穴为真心之源，与内透相伍，安神定志。足三里和胃理气，三阴交滋阴，太冲疏肝解郁，肾8滋阴益肾，使心肾相交，治本求本。穴位不多，配伍严谨，精妙配合，相辅相成。在临床中出现"胃不和"之症，此症使之"眠不宁"，入睡较难，加上中脘穴，与神10相伍和胃安神。眠而易醒者，加上复溜穴，减少起夜次数，夜尿频也是造成易醒的主要原因，加上复溜穴意在减少夜尿次数，使睡眠时间延长，达到睡眠时间长而稳的效果。临床中如有肝阳上亢者，恼怒伤肝而使神伤者，可在神 10 的基础上加上合谷穴，与太冲穴合成"四关"穴，疏肝潜阳，疏肝解郁，足三里、三阴交健脾理气，此配伍，在神 10 的功效中侧重于疏肝安神，以安神定志。

适当的调整作息时间，平和的心态，合理的饮食结构和饮食习惯，规律的生活，保持乐观的生活态度，也是保持良好睡眠的必备条件。

2. 抑郁

抑郁症属于精神疾病之一。表现为情绪低落，不愿与人接触，回避刺激，长期没有体验快乐的能力或缺乏快感，自责自疚，焦虑或反应迟钝，抑郁症又称抑郁障碍，以显著而持久的心境低落为主要临床特征，是心境障碍的主要类型。日常情绪消沉，可以从闷闷不乐到悲痛欲绝，自卑抑郁，甚至悲观厌世，严重者会有严重的自杀倾向。还有一个严重的现象，不承认自己有病，拒绝就医，是后果严重的精神类疾病。

抑郁症属于中医"郁证"范畴。早在《素问·六元正纪大论》就有关于五气之郁的论述，如"木郁达之，火郁发之，土郁夺之，金郁泄之，水郁折之。"明·徐春甫认为情志之郁是郁证的主要病因，《古今医统大全·郁证门》云："郁为七情不舒，遂成郁结，既郁之久，变病多端。"明·张介宾《景岳全书·杂证谟》提出，五气之郁，因病而郁，情志之郁，因郁而病，两者有所不同。清·尤怡《金匮翼·积聚统论》云："凡忧思郁怒，久不能解者，多成此疾。"由此看出，长期的情志失和，是抑郁症的主要病机。中医学认为抑郁症的发生与心、肝、脾、肾等脏腑功能失调有关，属于本虚标实的脏腑虚损，气、痰、瘀阻滞脑窍，心失所养，心神被扰而致使脑窍失养。《景岳全书》将情志之郁称为因郁而病，着重论述了怒郁、思郁、忧郁。《临证指南医案》充分注意到精神治疗对于抑郁具有重要的意义。在大量的临床实践中发现，众多抑郁症患者都是从失眠开始的，很多失眠的主要病因是情志失和，久治不愈，病情加重成为抑郁。因此，不寐是抑郁的主要的病因基础。抑郁与不寐的病因、病机基本相近，七情失和是造成不寐的主要原因，不寐又是抑郁病理的基础，很多抑郁患者初始都是从失眠开始的。因此，疏肝、理气、养心、安神、定志也是治疗抑郁症的不二法则。中医将抑郁证分为：肝气郁结证、气郁化火证、痰气郁结证、心神失养证、心脾两虚证、心肾阴虚证。不同的病因病机会引发不同的证候。

选择套穴：神 10、背五 3。神 10 安神定志，疏解郁结，养心安神，是治疗抑郁的主要治疗大法，凡抑郁者，皆与七情失和密切相关，治疗抑郁症主要以治神为主，心主神明，心安神才定。神 10 的功效是安神定志，目的是使七情调和，情志畅通，才能神安志定。抑郁症的初期都是先从睡眠异常开始的，所以用有很强安眠作用的神 10 作为基础针方，是至关重要的。由于抑郁症患者会产生严重的内分泌失调症状，比如无名的烦躁、无名的恐惧、无名的胆怯、无名的委屈等，这种情绪的波动会使病情呈恶性循环状态，所以必须进行针对性治疗。要采取强而有力的治疗手段，而背五 3，恰恰能够有效的标本兼治调整内分泌失调诸症，疏解郁结，有效的配合神 10 安神定志，养心解郁。

　　抑郁症的自闭倾向，除了治疗外，还要有亲情的密切配合，关爱是非常重要的，治疗祛除症状，亲情打开心结，亲人的关爱与治疗同样重要。因此，沟通交流就显得尤为重要。循序渐进的诱导，也是很重要的。这就需要医患之间，患者与家属之间，要相互配合，做好思想交流，打开心灵关闭之窗，使之走出困境，也是抑郁症康复的重要因素和必需的条件。只有这样才能有效的治愈此症，同时也挽救一个家庭。

3. 焦虑

　　焦虑症是以焦虑情绪体验为主要特征的神经症。是神经症中比较常见的一种。临床表现为紧张、担心、害怕、头晕、胸闷、心悸，会出现极度恐惧的心理，体验到濒死感或失控感，坐立不安，情绪低落。

　　焦虑症属于中医"郁证"范畴。元·王安道在《医经朔肋胀痛·五郁论》中云："凡病之起也，多由乎郁，郁者，滞而不通之义。"《丹溪心法·六郁》中提出："气血冲和，万病不生，一有怫郁，诸病生焉，故人身诸病，多生于郁。"焦虑的发生与心、肝、脾、肾均有关系，起因皆与情志有关，情志失合是初始的发病关键，也都有过不寐久治不愈的发展阶段。情志内伤又伴有脏气素虚，情志不遂，肝失疏泄，气机不畅，肝气郁结，而成气滞，气郁化火，而成火郁，思虑过度，精神紧张，情志过极而损伤心脾，心神失养或被扰，脏腑气血阴阴失调，造成焦虑。焦虑症与抑郁症的病因病机基本相同，只是程度的不同。此症久治不愈继而发展为抑郁，抑郁乃焦虑之渐也，抑郁症就是焦虑症的升级版，代表病情加重。病因、病机基本相同，因此，治疗理念、思路、方法也基本相同。中医将焦虑症分为：肝气郁结证、气郁化火证、痰气郁结证、心神失养证、心脾两虚证、心肾阴虚证。不同的病因病机会引发不同的证候。

　　治疗此症必须扶助正气，养心、安神、定志为要。焦虑与抑郁的病因病机基本相同，因此，治疗方法相同，配穴相同，选择套穴：神 10、背五 1。诸穴相伍扶正祛邪，安神定志。方中神 10 安神定志，养心神，平情志，背五 1 是辅助神 10 加强安神定志功效，同时也是平降内心浮躁，这是唯一与抑郁治疗不太相同的地方，抑郁用的是背五 3，而焦虑用的是背五 1，这是因为症状表现略有不同，抑郁表现的是内分泌失调的突出表现、惶恐、委屈、胆怯等，焦虑症主要表现的是浮躁不安，同样是情绪波动，二者表现形式不同，因此，焦虑症适用于背五 1，祛除心神的浮躁。诸穴相伍，共同调整心神，以解焦虑。

4. 心脏神经官能症

心脏神经官能症、又称功能性心脏不适、神经血循环衰弱症或奋力综合征、心血管神经官能症。是神经官能症的一种特殊类型，也是极为常见的心血管疾病。临床上常现为心悸、心前区疼痛、胸闷、气短、呼吸困难、头晕、失眠、多梦等。此症最大的临床特点就是不论症状有多么明显或严重，经过西医各种检查（心电图等），无明显的心脏器质性病变。现代医学认为本病是焦虑、紧张、精神因素等原因造成。一般都有精神创伤史。

心脏神经官能症中医属于"肝郁""心悸""胸痹"范畴，多是由于患者性格急躁，或心情长期苦闷，压抑引起的。《素问·举痛论》指出："惊则心无所倚，神无所归，虑无所定，故气乱矣。"七情失和，忧思伤脾，肝郁不疏，心神不宁，是心脏神经官能症的主要病因病机。此症的表现非常严重，甚至出现"濒死"的感觉。《医学正传·惊悸怔忡健忘证》云："心中惕惕然动摇而不得安静，……而有欲厥之状。"但是，此症的最大特点就是经检查没有器质性病变，是脏腑功能失调。正像《丹溪心法·六郁》所说那样："气血冲和万病不生，一有怫郁，诸病生焉。"如果按照心脏病治疗，只能缓解，不能根治。因此治疗此症应以安神为主，以疏解情志气机，因势利导，治标求本。

选择套穴：神 10、膻中。随症加减。膻中穴属任脉，出自《灵枢·经脉》，《黄帝明堂经》云：膻中"主胸痹心痛，烦满，咳逆上之，唾，喘，短气不得息，口不能言。"神 10 佐配膻中，标本兼治，相得益彰。神 10 安神定志，平复心神，疏肝理气，膻中在此有引经之用，直抵病所。此病症状实属心气虚、心血虚之证，但按此治疗病情反复，而且久治不愈，只有施以安神定志之法，方能显效，以安抚神明为主，方能根治。治疗中要消除思想障碍，祛除症状，治愈此疾。

心脏神经官能症在临床中我个人认为是一个很神奇的病，明明症状很明显是心脏病，而且患者的感觉在严重发病时，这种症状、这种感觉完全和心梗发作是一样的，甚至患者还会出现"濒死"的感觉。但是，心电图检查却没有发现心脏器质性的病变。按症状治疗也有效，甚至非常有效，但是，会突然反复出现以前的症状（有点一夜回到解放前的感觉），而且还会越来越严重。在临床实践中发现，只要有情绪上的波动，或者担心什么时候就会突然发病，而且还很严重。神经官能症死不了人，但是，吓人。通过现代医学理论，才使我们（中医）认清此症的实质。当我们认识了神经官能症的本质以后，就心中有数、心中有底了。安神定志，心有所养，一招定乾坤。

5. 胃肠神经官能症

胃肠神经官能症，在排除器质性病变前提下，精神因素为本病发生的主要诱因，如情绪紧张、焦虑、生活与工作上的困难、烦恼、意外不幸等，均可影响胃肠功能正常活动，进而引起胃肠道功能障碍。临床主要表现为反酸、嗳气、厌食、恶心呕吐、剑突下灼热感。此症有一个突出的特点，经西医影像学及其他各种检查，没有胃肠的器质性病变。完全是情绪紧张造成的。还有一个因素也很重要，患者往往都有大怒、大恐、大悲史。古人云："胃不和，眠不宁"，基于这种理念，患此症的患者，往往都有失眠问题，而且相互影响，形成恶性循环。胃肠稍有不适，最初做出反应的是情绪，立刻紧张起来，随之症状明显加剧，继而彻夜难眠，在失眠时胃脘部的不适症状加剧。情绪影响能到什么程度呢？担心发生什么，就会发生什么，从而恶性循环加剧。这种表现是此症最突出的特点。

中医学认为此症属于"嘈杂"范畴，主要因为七情失和，忧思伤脾，脾失健运，胃失和降，肝郁不舒，扰乱心神而致。往往由于病情发作而不寐、烦躁、焦虑，每每使症状加剧，使之精神紧张，从而产生恐惧心理，使之形成条件反射，胃稍有不适，立刻精神紧张，随之症状加剧而形成恶性循环。《医学心语·不得卧》云："有胃不和不得卧者，胃中胀闷疼痛，……"

治疗应以疏肝、理气、养心、和胃、安神定志并举，选择套穴：神10、脐4。胃肠症状严重的可以胃部诸穴（关门、太乙、滑肉门、上、中、下脘、建里、天枢、外陵、大巨、气海等）火针点刺，然后脐4毫针，不用灸法（因为此症都有燥与热的证候）。神10安神定志、心有所养、镇心安神，我个人认为此病属于情志病，是由于精神紧造成，故采用神10来安神定志，平抚紧张的心态。针对胃脘部的不适症状也要进行针对性的治疗，症状严重的或久治不愈的，可以采取胃脘部诸穴，火针点刺，然后脐4毫针，切记禁用灸法。火针与脐4祛除症状和胃降逆，在安神定志的前提下，又祛除胃脘部的症状，肯定胃和眠宁。胃胀满的足三里穴行九六补泻手法，吞酸者，加上阳陵泉，胃气上逆甚者，加上膻中穴。诸穴相伍和胃、安神。标本兼治，扶正祛邪。

在临床上，辨证非常重要，一定要准确，否则会把这种精神类疾病当成消化疾病来治，而且不会采用神10来治疗此症。记住此症的两大特点，首先情志损伤（往往都有大怒、大悲、突发意外等），再有一点也很重要，患者没有胃肠器质性病变。发作时，都会情绪紧张，有胃肠症状，同时伴有严重失眠。认识疾病，认识疾病的本质，抓住特点，准确施治。

6. 癫痫

癫痫病中医称为"痫证""羊痫风"，也有称"癫痫"的，病因多由胎儿时期由暴惊卒恐，胎元受损，或由心血肾精亏耗甚极，或因督脉壅滞为病，痰气交阻，冲逆闭窍而发病。现代医学认为遗传因素最为关键，分娩时胎儿头部受到挤压也是癫痫的致病因素，头部的外伤或是颅内的占位性病变也是发生癫痫的致病因素。古人认为，癫痫的病因主要为禀赋异常、情志失调、饮食不节、脑窍损伤等原因造成的。

古人很早就发现遗传因素的重要性，认识到遗传也是癫痫致病因素之一。《素问·奇病论》经云："病名为胎病，此得之在母腹中时，其母有所大惊，气上而不下，经气并居，故令子发为癫疾也。"在孙思邈的《备急千金要方·少小婴孺上·惊痫》云："少小所以有痫病及痉病者，皆由脏气不平故也，新生即痫者，是其五脏不收敛，气血不聚，五脏不流，骨怯不成也，多不全育。"古代很多医家认为本证系各种因素导致"脏气不平"，痰涎壅塞所致，如《三因极一病证方论·癫痫叙论》所言："夫癫痫病，皆由惊动，使脏气不平，郁而生涎，闭塞诸经，厥而乃成。或在母胎中受惊，或少小感风寒暑湿，或饮食不节，逆于脏气。"《丹溪心法·痫》指出本证之发生"非无痰涎壅塞，迷闷孔窍。"中医学认为肝藏魂，主情志，并与心、脑、肾有密切关系。"头者精明之府"，"脑为元神之府"，"心者五脏六腑之大主，精神之所舍。"说明心脑共司人体的精神活动。癫痫的发生与脑神、心神密切相关。

临床表现为突然昏仆，神志丧失，口吐涎沫，口噤牙紧，两目上视，手足抽搐，角弓反张，口中如猪羊叫声，并呕吐或二便失禁，甦后，面色苍白、精神疲倦，头痛眩晕，周身酸楚等症状。正如《古今医鉴》所述："发则卒然倒仆，口眼相引，手足搐搦，背脊强直，口吐涎沫，声类畜叫，食顷乃苏。"

本病发作的病机主要是脏腑失调，痰浊阻滞，气机逆乱，风阳内动。七情失调情绪的波动也是发病的主要诱因，尤其惊恐更易发病，《素问·举痛论》曰："恐则气下"，"惊则气乱"。突然的大惊大恐极易造成气机逆乱，使癫痫发作。中医将此病分为阳痫与阴痫，又细分为：肝火痰热证、脾虚痰盛证、肝肾阴虚证、瘀阻脑络证等。不同的病因病机会引发不同的证候。

治以醒脑开窍，安神定志。此症属于"脑12"的治疗系列，在此是配合醒脑开窍之后完成安神定志的后半段治疗。选择套穴：脑12、神10。神10与脑

12 配合共同完成醒脑开窍、安神定志之功。标本兼治，扶正祛邪。脑 12 的使用其中有一点要提醒注意，就是成人大长对刺的使用，尤其要注意长强穴的刺法，严格执行操作规程，既要保证疗效，又要保证安全。治疗此症必须脑 12 与神 10 共同来完成，治疗才能完整。另外，此症严禁使用灸法。

7. 癫狂

癫与狂都是精神失常的疾病，癫证以沉默痴呆，表情淡漠，语无伦次，静而多喜为主要特征。狂证以精神亢奋，毁物躁动，喧扰不宁，躁妄打骂，动而多怒为主要特征。因二者在症状上不能截然分开，又能相互转化，故癫狂并称。本证多见于青壮年。

本证古人早有记载，癫狂病名出自《内经》。《灵枢·癫狂》曰："癫疾始生，先不乐，头重病，视举，目赤，甚作极，已而烦心。""狂始发，少卧，不饥，自高贤也，自辩智也，自尊贵也，善骂詈，日夜不休。"古人且对其病因病机及治疗方法均有较系统的描述。《素问·至真要大论》云："诸躁狂越，皆属于火。"《难经·五十九难》云："狂癫之病，何以别之？然，狂疾之始发，少卧而不饥，自高贤也，自辩智也，自居贵也，妄笑好歌乐，妄行不休是也，癫疾始发，意不乐，僵仆直视。"金元时期《河间六书》认为："心火旺，肾阳衰，乃失志而越狂。"《丹溪心法·癫狂》云："癫属阴，狂属阳…大率多因痰结于心胸间。"古人对癫狂临床表现的认识基本是一致的。同时也明确的区分了癫狂与癫痫本质的不同。

癫狂证的病因病机是以阴阳失调，七情内伤，痰气上扰，气血凝滞为主要因素。临床主要表现为联想障碍、特征性妄想、情志淡漠、倒错或痴笑、特征性幻听、意志减退、语无伦次、或喃喃自语、喜怒无常、不思饮食、狂者突然狂躁、逾垣上屋、骂詈叫号、不避亲疏、毁物伤人等。中医将此证分出若干个证型：痰气郁结证、心脾两虚证、痰火扰神证、火盛伤阴证、痰热瘀结证等。不同的病因病机会引发不同的证候。

治疗以醒脑开窍，安神定志为要，选择套穴：脑 12、神 10。此证属于"脑 12"的治疗范围，脑 12 用以醒脑开窍，神 10 则是安神定志，完成后半段的治疗。两组穴位配合治疗，标本兼治，扶正祛邪。醒脑开窍与安神定志共同治疗此症。脑 12 与神 10 没有主次之分，都很重要。脑 12 也要使用"大长对刺"，完治此症必须两个套穴同时使用，治疗才完整。

8. 更年期综合征

更年期是指一般 45～55 岁妇女排卵和月经停止，失去生殖能力，这主要是因为卵巢功能衰退以至消失。妇女绝经后出现自主神经紊乱的一系列症状，如多汗、气急、头痛、头晕、胸闷、恶心、心悸、面色阵发性潮红、易激动等。以"喜悲伤"为主要症状，严重的会出现失眠、多虑、出汗、抑郁等精神神经症状。《医宗金鉴》明确指出："脏，心脏也。心静则藏神，若为七情所伤，则心不得静，而神躁扰不宁也，故喜悲伤欲哭，是不能主情也，象如神灵所凭，是心不能神明也。"更年期综合征主要是阴阳失调伤及心与心神。

更年期综合征中医属于"脏躁"范畴。中医学认为更年期综合征多以肾阴虚立论，女性年届"七七四十九"，能渐衰，天癸枯竭，冲、任二脉虚衰，精血不足，导致阴阳失衡，乙癸同源，肾精不足可引起肝失所养，疏泄失常，肝郁气滞，肾阴亏损，阳不潜藏，脉失于濡养，脏腑气血不相协调，因此会出现忧虑，闷闷不乐，欲哭寡言，胆怯，恐惧，委屈，记忆力减退，注意力不集中，夜间多梦，或者极易烦躁，或者多疑多虑，甚至喜怒无常等症状。严重影响了生活质量，同时也给家庭带来烦恼，而使家庭失去和谐。

治以疏肝、健脾、理气、安神定志。选择套穴：神10、背五3。这套穴与治疗抑郁症的穴位基本相同，都是伤及心与心神，都是心神紊乱的表现。神10治以安神定志，疏解抑郁，养心安神，安定情志，调和七情，同时双内透还有敛汗的功能。背五3主要是调节患者内分泌失调的症状，同时也有疏肝解郁之作用。诸穴相伍益心脾，调肝肾，安心神。治愈此症，挽救一个家庭。

9. 产后抑郁

产后抑郁是指女性于产褥期出现明显的抑郁症状或典型的抑郁发作，属于产褥期精神综合征。本病的发病率为15%~30%，于产后6周内发生。主要病因有内分泌失调、遗传因素、产科因素（难产、滞产、手术等）、躯体疾病因素等。

临床主要表现为表情抑郁，无语、无精打采，困倦、易流泪、哭泣，沮丧，易激惹，精神恍惚、烦躁，不但情绪低落，对生活失去信心，而且身体易疲劳，重症者可自杀或杀婴。给家庭和社会造成严重后果。因此，必须重视此症，要及时治疗，更要快速治愈。病程越长，病情越重，越难治愈。

中医学认为此病的发生由产后血虚而致，明代武叔卿认为："产后不语……胃湿使然，又有热痰迷于心不语。"《针灸大成》认为："一则因产后心虚，败血停积，上干于心……二则产后脏虚，心神惊悸，志意不安……三则有宿风毒，因产心虚气弱……四则产后多因败血，迷乱心经……五则产后感冒风寒，恶露斩然不行。"明·杨继洲从脏腑气血亏虚，败血停滞，外遇六淫侵袭等诸多方面对产后抑郁从病机上给予了高度的概括，可谓详尽，一目了然。

产后抑郁发生于产后"多虚多瘀"的情况下，产后耗气失血，血不养心，心神不守，或肝木失于藏血，血不舍魂，情志刺激，使肝气疏泄失常，气滞血瘀，产后气血亏虚，直接导致神明失养，心神不宁，乃至发生产后抑郁。中医将此证分为：心脾两虚证、瘀血内阻证、肝气郁结证。不同的病因病机会引发不同的证候。

治以疏肝、理气、安神、定志。选择套穴：神10、脐4、四满、水道。方中神10安神定志，稳定患者情绪，养心安神，并疏肝、理气，平复患者的烦躁心态。脐4养血、调血，气血化生，滋补养生，四满、水道温补胞宫，恢复生机。此治法既养心安神，又调整产后之虚，属标本兼治的治法。一般神志类疾病禁用灸法，产后抑郁这个病有些特殊，它以气血双虚为主要病机，而且有瘀滞，也是由妇科病引起，因此在安神定志的基础上增加脐4和四满、水道，而且还加上了灸法，其实这就是因人治宜，因病治宜的具体体现，也属法无定法。诸穴相伍，全面调整，以安神定志为主，补益后天，补益气血，温暖胞宫，治病溯源，治病求本。

另外，除治疗之外，家人的关爱与呵护也是不可或缺的，而且也是很关键的，情感上的沟通，思想上的交流也有非常重要的作用。多种因素相合，治愈此证，挽救一个家庭。

10. 斑秃

斑秃是指头皮部突然发生斑状脱落的病证，中医称之为"油风"，是一种头部毛发发生斑块状脱落的慢性皮肤病。因为常是无征兆的突然发现，所以民间则称之为"鬼剃头""鬼舔头"，从而给此证增添了几分神秘感。《医宗金鉴·外科心法要诀》云："此证毛发干焦，成片脱落，皮红光亮，痒如虫行，俗名鬼剃头。由毛孔开张，邪风乘虚袭入，以致风盛燥血，不能荣养毛发。"

本病以脱发部位皮肤正常，无自觉症状为临床特征。可发生于任何年龄段，男女均可发病。此症中医认为可分成两大类，虚证与实证。虚者，一是指气血虚，一是指肝肾阴虚，头发生长的好坏与肝肾气血有直接关系，肝藏血，发为血之余，血虚则发枯。肾为天先之本、精血之源，其华在发。头部脉络空虚，腠理不固，邪风乘虚而入，以致风盛血燥，不能营养头发而脱落。实者，一是指血瘀毛窍，二是指血热生风，二者皆是斑秃的主要病因病机。

另一方面由于工作紧张，饮食无规律，睡眠不足，导致阴血暗耗，肾阴不足，肾气亏虚，长期情绪压抑、焦虑，肝气郁结，肝血亏虚则毛发生长无源而脱落。现代医学认为造成斑秃的主要原因为神经精神因素，内分泌失调，自身免疫因素，遗传过敏因素。中医学认为造成斑秃的主要原因为脾气亏虚，脾胃阳气衰落，不能生化气血，毛发失于濡养，则可见脱发。《脾胃论·脾胃胜衰乱》云："夫胃病其脉缓，脾病其脉迟……此阳气衰落，不能生发或皮毛枯槁，发脱落。"中医学认为造成斑秃的主要原因为气血不足，瘀阻发窍，血热生风，肝肾亏损等。《外科正宗·油风》云："油风乃血虚不能随气润养肌肤，故毛发根空，脱落成片，皮肤光亮，痒如虫行，此皆风热乘虚攻注而然。"《内经》有云："血气虚则则肾气弱，肾气弱则骨髓枯竭，故发白而脱落。"《医宗金鉴》则云："由毛孔开张，邪风乘虚而入，以致风盛燥血，不能荣养毛发。"

现代医学认为本病是种非瘢痕性脱发，常发生于身体有毛发的部位，局部皮肤正常，无自觉症状。大多数普通斑秃有自然痊愈倾向，少数病例会反复发生，所以治疗困难。中医将此证分为：肝肾不足证、血虚风燥证、气滞血瘀证。

中医学认为引起本病的原因很多，主要原因是先天禀赋不足，情志失调，五脏受累，气血亏虚，其病机为血热生风，气血不足造成毛根空虚，故成斑秃。瘀血阻络于头部血脉，瘀滞不去，新血不荣，发失所养，故脱落。《医林改错》所说："无病脱发，亦是血瘀。"即是此意。《诸病源候论·毛发病诸候》云："血盛则荣于须发，故须发美，若血气衰弱，经脉虚竭，不能荣润，故须发秃落。"

我个人认为，造成斑秃的主要原因为情志失和，过分的焦虑，使之五脏、气血、阴阳失衡。临床观察，此症患者多有失眠史、焦虑史，情绪波动较大，病症形成继而更加影响情绪之不安。因此，安神定志是首要的，久病治神，在关键时刻，果断出手。在斑秃的病因病机中，情绪焦虑者众，故将此症归属于神10的治疗范围。

选择套穴：神10、中脘、手三里、病灶部位火后毫密刺、咳喘10、肾8。针方中神10，安神定志，调心神，促睡眠。手三里穴属手阳明大肠经，出自《针灸甲乙经》，是贺普仁先生在《一针一得治百病》书中公开发表的专治脱发的穴位。肯先要做到的是不再脱发，才能避免斑秃的再次发生。病灶处火后毫密刺，促进局部气血流通，激发毛根气血调动，激发经气，促进毛发生长。在针对病灶施以火后毫时微微出血，效果最佳。咳喘10加强肺卫，而且五行关系为"肺为肾母"，金生水以补肾（虚则补其母）。中脘位于中土，促气血生化，古人言"发为血之余"，气血的盛衰直接关系到毛发的生长与质量。肾8滋阴益肾，补肾填精，肾气的盛衰直接影响着头发的生长。如果患者气血亏虚基础穴神10可改成大扶正，扶助后天，使气血生化有源。治病溯源，培补先天、后天，以水涵木，滋补肝肾使血旺而发生，这是综合调整，治病求本。病史的长短，决定治愈（疗程）的长短，时间越长，治疗难度越大。

第八节　18 好

　　18 好的穴位组合是专门治疗男科、妇科、生殖系统、泌尿系统疾病的针方，它与火 5、痛 10 配合使用，几乎涵盖了男科、妇科、生殖系统、泌尿系统的所有疾病，是行之有效的一组套穴。也是三通法重要的、有针对性的套穴之一，属于三通专科秘笈。在 18 好的使用中，火 5 的介入是至关重要的，严重的、久治不愈的病情都要有火 5 的参与，火 5 的具体施用要根据不同的病证采取的针法，温度、深度、长度都不相同，而有严格的划分，要根据火 5 的操作规范严格执行。

1. 妇科

1.1　月经不调

　　正常月经是女性青春期以后子宫的周期出血，系通过神经体液来进行调整的。性腺受下丘脑 - 垂体的支配并相互制约的，故任何因素导致这一系统功能异常均可以影响性腺内分泌的靶器官——子宫内膜而致月经失调。月经失调是妇科常见病，包括月经周期、经期、经量、经质的改变。

　　中医历代医家对该病均十分重视，认为调整月经是治疗多种妇科疾病最根本的方法之一。宋代陈素庵说过："妇人诸病多由经水不调，调经，然后可以孕子，然后可以却疾，故以调经为首……即名月经，自应三旬一下，多则病，少则亦病，先期则病，后期则病，淋漓不止则病，瘀滞不通则病，故疗妇人之病，总以调经为第一。"古人认为绝大多数的妇科疾病都是以月经不调为基础的，月经的问题关系到整体妇科系统。常见的月经病有：月经先期、月经后期、月经先后无定期、月经过多、月经过少、经期延长、经间期出血等。临床中有因月经问题而患妇科病的，有因妇科病而致使月经不调的。《女科经论·月经门·调经莫先于去病论》曰："妇人有先病而致经不调者，有月经不调而生诸病者，如先因病而后经不调，当先治病，病去则经自调。若因经不调而后生病，当先调经，经调则病自除。"在这个原则指导下，可根据病情选用扶正、补肾、健脾、疏肝、调理气血、调治冲任、调养胞宫等扶正祛邪之法，调治病情。

　　月经不调的病因病机多为肾虚、气虚、血虚和宫寒，气虚则统摄无权，冲任不固，血虚则导致精血不足，冲任不充，血海不能按时满溢而使月经失调。宫寒为阳虚，阳虚内寒，胞宫失于温煦濡养，气虚血少，冲任亏虚，《景岳全书·妇人规·经脉类》：所谓"亦惟阳气不足，则寒从为生而生化失期"者是也。另外，七情失和也是引起月经不调的重要因素，有时还是直接因素。影响妇人月经的原因是复杂而多样的，内因、外感均可致病。中医将此证分为：肾虚证、血虚证、血瘀证、痰湿证。不同的病因病机会引发不同的证候。

治疗月经不调以调血养血为本，温阳益气为要，选择套穴：18好、血海、痛10。根据具体病情针方再调整变化。针方中18好疏肝健脾，理气养血，调节冲任。调血、行血离不开血海穴，血海穴是否充盈直接关系到月经的质量，脐4在治疗中的作用是至关重要的，既温阳又生血、调血，使气血生化有源。痛10调经暖胞，舒经活络。诸穴相伍，补气调血，生血养血，活血祛滞。临床中针对月经量过大的症状，在18好的基础上加上隐白穴，以增强统血、摄血之功能。月经量过少或掺杂其他妇科症状的，可以上火5，来加强活血化瘀之功，调理、调治冲任。月经的调整需要过程，欲速不达，患者的情绪也是重要的因素，心态平和，情绪稳定对治疗有积极的辅助作用。

此章节所论述的月经不调主要是经期赶前错后，月经量大或量小。妇科疾病作为一个独立的学科，病证是复杂多样的，此章节论述的只是月经不调的问题。在临床中还有许多由于月经所发的症状，比如经前乳房胀痛，经期浮肿，经期烦躁、情绪低落、委屈等症状均与月经有关，都可以18好、痛10调整治疗。月经不调的其他（如痛经、闭经、经期头痛、带下、崩漏等）病证，在下面章节另有详细论述。

1.2 腺肌症

腺肌症是现代医学病名，是指子宫内膜侵入子宫肌层引起的良性病变又称内在性子宫内膜异位症。属于中医"痛经""不孕"范畴。主要病机为气滞、肾虚、寒凝、血瘀等。病因多为体质素虚，七情失和，冲任失调，肝肾亏损，寒凝胞宫。

临床表现最为严重并突出的症状就是经行腹痛，月经前内心极度恐惧（如临大敌），经期疼痛难忍（痛不欲生），痛甚者恶心呕吐，有的表现为肛门抽痛或坠痛（生不如死），大便溏薄，乳房胀痛，呕吐不止，烦躁易怒，经期疲惫不堪，也是女性不孕的主要原因之一。

中医学认为各种妇科疾病的总病机就是"宫寒"。《诸病源候论》认为："妇人月水来腹痛者，由劳伤气血，以致体虚，受风冷之气客于胞络，损冲任之脉。"宋代《妇人大全良方》认为痛经有因于寒者，有气郁者，有血结者，病因不同。明代《景岳全书·妇人规》云："经行腹痛，证有虚实，……然实痛者，多痛于未行之前，经通而痛自减，虚痛者，于既行之后，血去而痛未止，或血去痛更甚。"中医学认为痛经的主要病因病机为气滞血瘀、寒凝血瘀、气血虚弱，肾气亏损等因素。中医治疗各种妇科疾病的总原则就是"调经重在暖胞宫"。火5、艾灸都是旨在暖胞宫的寓意之中。怎么暖？艾灸、火针、意念。中医将此证分为：

气滞血瘀证、寒凝血瘀证、湿热瘀阻证、气血虚弱证、肾气亏损证。不同的病因病机会引发不同的证候。

治疗腺肌症的基础套穴就是 18 好。治疗严重的痛经，"火 5"是必不可少的，火针的强大的温阳作用和消炎功能，能够有效的化解寒邪、温暖胞宫。火 5 的使用还是要注意两个要点：离穴不离经，避开门穴（生育之门，伤之关闭，难以开启）。针方中 18 好佐以火 5 是治病求本，是在疾病源头进行调治，疾病发作，痛在当下，最主要的症状就是疼痛异常，严重的影响了生活质量，当务之急还是要缓解或祛除症状。火针的温热强大功能，能有效的缓解或祛除症状，所以此证必须施以火 5，实操时火 5 长度要至水道的水平线上。最直接能有效祛除疼痛症状的套穴那就是"痛 10"。严重的病症可以痛 10 火后毫或直接毫火。痛 10 在 18 好的基础上加强了温暖胞宫，化瘀止痛的功效，二者相辅相成，前后作用于胞宫，疗效显著。治疗腺肌症的最佳时机，应该是在经前的 1～2 周，致使到经期减轻或消除痛经的程度和症状。

另外，病情发作期间，家人（尤其是丈夫）的关爱与呵护也是非常重要的，家人的关爱与陪护（以防家庭意外的发生），对于患者增强自信心，战胜疾病，战胜自我，非常关键。

治疗腺肌症的有效手段，就是三通法的妇科秘笈："火 5，18 好，痛 10，火后毫"。

1.3　子宫内膜异位

子宫内膜异位是指子宫内膜超过子宫腔的范围的外在性增长。具有生长功能的子宫内膜组织出现在子宫腔以外的身体其他部位所引起的疾病。现为妇科的常见病、多发病，多发生于 30～40 岁的育龄妇女。临床多表现为痛经、月经失调、不孕、性交痛等症状，属于中医"痛经""不孕"范畴。病因病机多由情志失和、气滞、寒凝、气虚、血虚、肾虚等导致冲任瘀阻，宫寒而经行不畅，此病除痛经严重之外，更为重要的是能造成不孕，这就给患者造成了极大的思想压力而产生一系列严重后果。属于中医"不孕""痛经""癥瘕"范畴。子宫内膜异位症与腺肌症是对女性伤害最严重的两个病证。因此，必须战胜它，解救众多女性。

子宫内膜异位的临床表现与腺肌症相差不多，都是以经行腹痛，为最突出的症状，因此，祛除疼痛、减轻痛苦是首要的。治疗子宫内膜异位还要遵循古人的治疗原则："调经重在暖胞宫"，仍然需要使用三通法的微通法和温通法，还是要以艾灸与火针的温阳、化瘀、除滞、理气、养血的功能调治诸症。中医将此证分为：气滞血瘀证、寒凝血瘀证、湿热瘀阻证、气血虚弱证、肾气亏损证。不同的病因病机会引发不同的证候。

选择套穴针方：火5、18好，痛10、火后毫。疏肝、健脾、理气、养血、温经扶正祛邪。此症临床表现最突出的症状就是腹痛，因此，缓解症状是首要的。方中火5的作用是不容忽视的，强大的温煦作用，活血化瘀作用，温经止痛的作用，强大的消炎作用在治疗中都是不可替代的，最关键的就是能迅速缓解症状，尤其是严重的病情，减轻痛苦是当务之急。临床操作时火5的长度到达到水道穴的水平线上。"调经重在暖胞宫"是治疗妇科病证的治疗原则，18好针方中脐4灸具有强大的温阳作用，在四满、水道的引经作用下，将此温阳之力引入胞宫，调节冲任，同时脐4还有化生气血之功，提升人体阳气，提升人体正气。火针与艾灸的温阳功力，在此临床治疗中突显作用，是温通法的典型范例。治疗时机同腺肌症一样，也是在经前1～2周为宜。

1.4 阴道炎

阴道炎即阴道炎症，是导致外阴阴道症状如瘙痒、灼痛、刺激和异常流液的病证。10%～40%的患者无临床症状，重者表现为分泌物增多，有鱼腥味，尤其性交后加重，可伴有外阴瘙痒或灼热感。还有会性交痛、尿频、尿痛等。

此证属于中医"阴痒"范畴。隋·巢元方详细论述了阴痒的病因病机，认为内为脏虚，外为风邪虫蚀所为。《诸病源候论·妇人杂病诸候》云："妇人阴痒，是虫蚀所为。三虫九虫，在肠胃之间，因脏虚虫动作，食于阴，其虫作势，微则痒，重者乃痛。"又曰："肾荣于阴器，肾气虚……为风邪所乘，邪客腠里，而正气不泄，邪正相干，在于皮肤故痒。"《医学准绳六要·治法汇》中主张："阴中痒，亦是肝家湿热……"中医学认为阴道炎的形成主要由于情志伤肝，肝肾阴虚，肝经湿热，湿热下注，蕴结下焦，湿虫滋生，外阴不洁，身体素虚等原因造成。此症严重影响生活质量，并对心理造成压力。

治以疏肝、健脾、理气、调经、除湿。选择套穴：火5、18好、痛10火后毫。针方中18好疏肝、健脾、理气、养血，四满、水道分工引领直抵病所，同时二穴还有调节冲任之功效。痛10益肾温经，化瘀止痛，直接作用于病灶之上。火5的参与，极大的提高了化瘀、消炎的作用，有效的祛除症状，消灭顽疾。火5在治疗中起着关键性的作用，是因为火针具有温经散寒、活血化瘀之功效，更具有强大的消炎功能，所以针对妇科炎症具有很强的治疗作用，尤其是针对比较顽固的妇科疑难病证，更是疗效明显，同时也是调经暖胞的重要手段，治疗时火5的长度要达到耻骨联合水平线上，这是不同于其他妇科病的，而且这个细节很重要，只有这样才能最大限度的发挥火5的威力。所以说，治疗阴道炎火针是不可或缺的。操作中莫忘"宁失其穴，不失其经"的原则，避开石门穴。

1.5　盆腔炎

盆腔炎是指女性生殖器官，子宫周围结缔组织及盆腔腹膜发生的炎症，妇科的多发病、常见病，此症的病因多为产后或流产、宫腔手术感染，经期卫生不良等原因。

中医古籍无盆腔炎之名，根据其临床特点，可散见于"热入血室""带下病""妇人腹痛"，基本属于中医"阴痒"范畴。《金匮要略·妇人杂病脉证并治》云："妇人中风，七八日续来寒热，发作有时，经水适断，此为热入血室，其血必结，故使如疟状，发作有时。"《景岳全书·妇人规》云："瘀血留滞作症，唯妇人有之，其证则或由经期，或由产后，凡内伤生冷，或外受风寒，或恚怒伤肝，气逆而血流，……总由血动之时，余血未净，而一有所逆，则留滞日积，而渐以成癥矣。"此论述与慢性盆腔炎的发病与临床特点相似。

中医学认为盆腔炎多由冲任不固，带脉失约，以致水湿浊下注而成。经期或产后调摄失当，此时血室正开，胞宫空虚，湿毒、湿热移浊之邪乘虚内侵，与气血结合，蕴积胞宫，或因饮食不节，劳倦，损伤脾胃，运化失职，湿聚下注，伤及任脉，或素体肾气不足，下元亏损，亦可导致带脉失约，任脉不固，其黄带多者，多为脾经湿热，亦可因情志不舒，肝气郁结，郁久化热，致血与热相搏，湿热下注而发此病。

临床主要表现为月经期长，一般都在1周以上，带下量多且呈黄色，质黏稠，阴中瘙痒，口苦咽干，舌红苔黄，脉滑。患此症者多伴有焦虑，尤其黄带极易让人产生悲观或自卑。情绪波动较大，易激动。中医将此证分为：热毒炽盛证和湿热瘀结证。不同的病因病机会引发不同的证候。

治则；疏肝、理气、通经、止带。选择套穴：火5、18好、带2、痛10火后毫。火5、带2在治疗中起着举足轻重的作用，火针的化瘀、消炎作用，对于盆腔炎症有着关键的治疗作用。带2对于妇科的调整，也很突出。严重的患者，或者情绪波动大的患者，基础穴可以改成神10、火5、脐4、四满、水道。在安神定志的基础上调治妇科疾病。需要再次提醒的是，火5的操作一定要严格执行：离穴不离经，避开石门穴的原则。

1.6　宫颈炎

宫颈炎是宫颈由于长期慢性机械性损伤及刺激，病原体入侵而致的炎症，是妇科常见疾病之一。急性宫颈炎是由性交、流产、分娩、诊断性刮宫等引起宫颈损伤，病原体侵入损伤部位所引起的。慢性宫颈炎可由急性宫颈炎迁延而来，不洁性生活、雌激素水平下降、阴道异物长期刺激等均可引起慢性宫颈炎。临床主要表现为白带分泌增多呈淡黄色，脓性白带并伴有异味，以及异常阴道出血，伴有性交后少量出血。外阴瘙痒灼热，腰腹部酸痛，性交疼痛，宫颈充血及触痛等。属于中医"阴痒""带下病"范畴。带证有五带之分，即赤、白、黄、青、黑带。中医学认为宫颈炎是湿热之邪感染下焦，侵入带脉，湿热、湿毒侵入冲任，造成黄带增多，病因主要由于身体素虚，七情失和，冲任失调，外邪侵袭等原因引起。疏肝健脾，理气养血，通经调络为基础，温调胞宫，祛瘀止带。三通法的妇科秘笈：火5、18好，痛10火后毫，可治此症。

在治疗宫颈炎时要究其致病之因，不论急性还是慢性宫颈炎主要由于身体素虚，七情失和，冲任失调。18好大扶正疏肝健脾，理气养血的基础上，加上四满、水道后，加大了健脾除湿，温暖胞宫，温经散寒，活血化瘀的功能，对妇科疾病有很好的治疗效果。火5的作用在治疗中是相当突出和重要的，主要因为火针具有强大的活血消炎的功能。胃经、肾经、任脉在火5的温热作用下温暖胞宫，同时激发人体之阳气，启动下焦元阳，加大了除湿解毒，活血化瘀之效。痛10与火5前后夹击，以艾灸的温煦之效，温通经络，温暖胞宫。诸穴相伍，标本兼治，扶正祛邪。

另外，针对此症火5有不同于其他病症火5的扎法，5条线要向下延伸致耻骨联合18线，才能更有效的治疗宫颈炎这种病位比较靠下的病证。

1.7 输卵管堵塞

输卵管堵塞主要造成女性不孕。此症没有典型症状，最突出最常见的表现就是不孕。输卵管是起到运送精子、摄取卵子及将受精卵送到子宫腔的重作用。输卵管堵塞阻碍精子与受精卵的通行，导致不孕或宫外孕。如果是盆腔炎症造成的输卵管粘连、积水、僵硬、扭曲或闭塞梗阻，使输卵管丧失其输送精子、卵子和受精卵的功能，可造成不孕。同时可伴有下腹疼痛、腰痛、分泌物增多、性交疼痛等症状的发生。《女科经论》指出："夫疝瘕癥瘕，不外气之外聚，血之所凝，故治法不过破血行气。"

此症中医属于"不孕"范畴，并认为本病病因病机比较复杂，病机主要与肾和冲任二脉有关，肾主藏精，为先天元气之本，主生殖，冲为血海，任主胞胎。故肾精肾气虚弱，或冲、任二脉失调，或痰湿阻胞，或气滞血瘀，均可导致此症而不孕。

治以疏肝、理气，调血、通经为要，选择套穴：火5、18好、痛10火后毫。输卵管堵塞是由于感染、损伤、炎症、盆腔粘连等多种因素导致。临床常见输卵管积水、输卵管炎症妇科良性病变，如输卵管囊肿等组成。关于这一点，我们需借助现代医学理论来认识此证，古代的条件是无法搞清楚的。在临床中常见输卵管不通患者有血瘀体质、痰湿体质、虚寒体质等。临症时运用火5的活血化瘀，消炎止痛针对感染、炎症等症状进行有效治疗，火5的长度要达到水道穴的水平线上，火针没必要烧的过红，采用一、二、三秒的进针速度，离穴不离经，避开石门穴。18好疏肝解郁，行气活血，补益气血。特别针对输卵管堵塞，宫寒也是主要的病机，18好加灸法后的温补肾阳，暖宫散寒，胞宫血气通畅。痛10火后毫在补益肾气同时，八髎是离病灶最近的组穴之一，所以可以直接引经至妇科炎症之所。贺氏针灸三通法治疗输卵管堵塞以通为疏，以养为主，以温通为要，以扶正为根本，标本兼治，通经活络。既祛除感染、损伤、炎症等病因，同时又祛除了血瘀、痰湿、肝郁、虚寒等，使患体质得到了改善，正气得到提升，正足邪自退。

1.8　多囊卵巢

多囊卵巢综合征是育龄女性常见的内分泌紊乱性疾病。临床表现月经异常，月经稀少、闭经，少数可表现为功能性子宫出血，多发生在青春期，20～40岁。很多女性因为双侧多囊卵巢，导致无法怀孕。并表现出多毛，发生率在69%，由于雄性激素增高，可见上唇、下颌、胸、背、小腹正中、大腿上部两侧及肛周的毳毛增粗、增多，可伴有痤疮，容易发胖，并造成不孕。需要明确指出的是，此症不属于占位性病变。因此，不在"软坚灸"的治疗范围。

多囊卵巢中医属于"不孕""癥瘕"范畴。中医学认为此病的发生的主要病机多为肾气亏虚，痰湿阻滞，肝郁脾虚，气滞血瘀。病因多为七情失和，冲任失调，六淫侵袭等原因。《医林改错》云："元气既虚，必不能达于血管，血管无气必停留为瘀。"脾为后天之本，主运化水谷及水湿，升清统血，为气血生化之源。《丹溪心法》中指出："若是肥盛妇人，享受甚度，恣于酒食，经水不调，不能成胎，谓之躯脂满溢，闭塞子宫，宜行湿燥痰……""痰和久聚多……经络为之壅塞，皮肉为之麻木，甚至结成窠囊，牢不可破，其患因不一矣。"清代名医陈修园在《妇科要旨种子》中指出："妇人无子，皆因经水不调，经水所以不调者，皆由内有七情之伤。"《万氏女科》云："忧愁思虑，恼怒怨恨，气郁血滞经不行，与痰瘀互结。"造成多囊卵巢的病因很多，体虚与情志之伤尤为重要。

治以疏肝、理气、养血、调经。选择套穴：火5、18好、痛10火后毫。针方中18好疏肝理气，温经通络，祛湿除瘀，温暖胞宫。痛10火后毫近距离针对胞宫进行调治，直接针对病灶。针方中的火5在治疗中作用非常重要，也可以说在治疗中至关重要，火5是以它强大的温经通络和强大的消炎功能，活血化瘀，活血通经，祛除邪气，配合其他套穴共同完成扶正祛邪之责。在治疗中坚持"宁失其穴，不失其经"的原则，避开石门穴，克敌制胜。

1.9　不孕

不孕的医学定义为一年以上未采取任何避孕措施，且性生活正常而没有成功妊娠成功的，属于不孕。主要分为原发性不孕和继发性不孕。原发性不孕为从未受孕过，继发性不孕为曾经怀孕过以后又不孕。根据这种严格的定义，不孕是一种常见的问题，影响至少 10%～15% 的育龄妇女。引起不孕的两种形式分为男性不育和女性不孕。

造成女性不孕的主要原因为排卵障碍、输卵管异常、子宫内膜异位和其他如免疫学不孕。另外因素是宫颈因素，包括占所有宫颈因素超过 5% 的宫颈狭窄。女性不孕主要以排卵障碍、输卵管因素、子宫内膜容受性异常为主。

不孕症属于中医"不孕"范畴。从未妊娠者古称"全不产"，有过妊娠而后不孕者，古称"断续"。病因病机为先天禀赋不足，肾阳虚弱，心脾两虚，冲任失和，肝郁不疏，经血亏虚。胞宫虚寒，肾精不足，七情失和，体质素虚等。《内经》："地有四时下长草，人有无子。""七七任脉虚，太冲脉衰少，天癸竭，地道不通，故形坏而无子也。"临床表现主要为不孕。古人认为宫寒是不孕不可逾越的总病机。《神农本草经》记载："好风寒在子宫，绝孕十年无子。"《金匮要略·妇人杂病脉证并治》云："亦主妇人少腹寒，久不受胎。"《诸病源候论·无子候》云："然妇人夹疾无子，皆由劳伤血气，冷热不调，而受风寒，客于子宫，致使胞内生病，或月经涩闭，或崩血带下，致阴阳之气不和，经血之行乖候，故无子也。"《圣济总录》云："妇人所以无子，由冲任不足，肾气虚寒故也。"古人清晰的明确了不孕的总病机就是宫寒。《女科证治准绳·胎前门》云："胎前之道，始于求子，莫先调经，每见妇人之无子者，其经必或前或后，或多或少，或将行作痛，或行后作痛，或紫或黑，或淡或凝而不调，不调则气血而乖争不能成孕矣。"古人认为月经不调也是不孕的主要病因之一。《辨证录·求嗣》指出："妇女十病维何：一胞胎冷，二脾胃寒，三带脉急，四肝气郁，五痰气盛，六相火旺，七肾水亏，八任督病，九膀胱气化不行，十气血虚而不能摄精。"古人十分清晰而综合的指出了女人不孕的病因病机，这对我们认识此症，治疗此症，指出了明确的方向。

治以疏肝、理气、养血、通经、暖胞为要，选择套穴：18 好、颈 6、痛 10。施以灸法，古人认为不孕的总病机就是"宫寒"。《经脉·平带下绝产无子亡血居经证第四》云："妇人少腹冷，恶寒久，年少者得之，此为无子。"《针灸甲乙经》明确指出："绝子，灸脐中，令有子。"所以要以古人"调经重在暖胞宫"的理念为指导方针，温通经脉，温补胞宫。少腹为胞宫所居之地，肾主系胞，子宫脉络与肾相通，胞宫赖肾阳温煦，肾精滋养才能孕育胎儿，若肾阳虚衰，不能温煦胞中，则宫寒不能摄精成孕，今沿用古人的理念，贯穿于治疗的始末，治愈此症。怀孕必须气血充沛，血足气旺是孕育一个新生命的物质基础，所以治疗不孕症，必须调整人体的血气，提高人体的正气水平，提振人体经气，来完成人类繁衍的伟大使命。中医将此证为为：肾虚证、肝气郁结证、瘀滞胞宫证、痰湿内阻证。不同的病因病机会引发不同的证候。

在大扶正疏肝、健脾、理气、养血的基础上加上四满、水道温补冲任，暖调胞宫、培补后天，化生血气，扶助正气。脾为后天之本，气血生化之源，脾胃互为表里，胃经下行与冲脉会于气街以充血海，故有冲脉隶于阳明，谷气盛则血海满之说。脾胃健旺，则冲任旺盛月经调和，则易受孕。当今时代，医学快速发展，产生了许多新的理念和观点，现代医学认为甲状腺功能指标的异常也是造成不孕的主要原因之一，因此调整甲状腺功能，就显得十分重要。所以针方中加上了颈6，以调整甲状腺功能而成为治疗不孕症的辅助套穴。治疗中，腹部有两个无名英雄，神阙与关元二穴，悬灸此二穴补益任脉，暖胞宫为益火之源以消阴翳，使宫寒不孕者得以温宫散寒，补任调冲以助孕，在治疗中默默的做着贡献，不能忽略它们的存在。痛10舒经活络，直接针对调整胞宫。四满与水道将大扶正产生的合力引致胞宫，同时二穴又有调整冲任胞宫的作用。不孕的病因病机就是宫寒与血虚，大扶正的功效就是扶正，化生血气，扶助正气，温阳补血、养血、调血，祛除胞宫之寒，恢复人体生机，血足气旺，正气满盈。诸穴相伍，全面调整，打开生育之门。

1.10　子宫脱垂（阴挺）

子宫脱垂是指子宫从正常位置沿阴道下降，宫颈外口达坐骨棘水平以下，甚至子宫全部脱出于阴道口以外，常合并有阴道前壁和（或）后壁膨出。阴道前后壁又与膀胱、直肠相邻，因此子宫脱垂还可以伴有膀胱尿道和直肠膨出。现代医学称之为"子宫脱垂"和"阴道壁膨出"子宫脱垂与支持子宫的各韧带松弛及骨盆底托力减弱有关，因此多见于多产、营养不良和体力劳动的妇女，发病率为1%～4%。

临床表现为自觉腹部下坠，腰酸，走路及下蹲时更明显。轻度脱垂者阴道内脱出物在平卧休息后能自行还纳，严重时脱出物不能还纳，影响行动。子宫颈因长期的暴露在外面而发生黏膜表面增厚，角化或发生糜烂、溃疡。白带增多，并有时呈脓样或带血的症状，有的发生月经紊乱，经血过多，伴有膀胱膨出时，可出现排尿困难、尿潴留、压力性尿失禁等。

子宫脱垂属于中医"阴挺"范畴。又称"阴脱""阴痔""产肠不收""葫芦颓"等。《景岳全书》云："妇人阴中突出如菌如芝，或挺出数寸，谓之阴挺。"《诸病源候论》卷四十三："阴挺出下脱者，胞络伤损，子脏虚冷，气下冲则令阴挺出，谓之下脱，亦有生产而用力偃气，而阴下脱者。"认为多产或产时过力也是子宫脱垂的病因。《景岳全书·妇人规》云："此或因胞络伤损，或因分娩过劳，或因郁热下坠，或因气虚下脱，大都此证。"《简明医彀·阳挺》指出："盖阴挺之证，因于郁怒伤肝，积久不舒，肝气亢极，致阴中突出长数寸，痛痒水湿，牵引腰股，小便涩短，……"七情失和也是子宫脱垂的致病因素。此证的病因病机为脾虚中气不足、气虚下陷、阴虚内热、肾气不固、带脉失约、冲任不固、无力系胞、分娩用力太过、房事过劳、产后劳动过早、调理不当等。年老体衰导致冲任不固，提摄无力、身体素虚。中医将此证分为：气虚证和肾虚证，不同的病因病机会引发不同的证候。

遵循古人"陷者举之"和"脱者固之"的原则，治以补中益气，升阳举陷，扶阳固脱。选择套穴：18好、（中脘火后毫）、火5、四神聪改百会、肾8（灸）。针方中18好疏肝健脾，理气养血，扶助后天，化生气血，但实中气，荣养胞宫，通调冲任。火5温阳散寒，活血化瘀，疏经活络。中脘穴火后毫具有升阳举陷之功效。肾8（灸）是补益先天关键针方，补益先天之精，提高人体正气，治疗溯源，在治疗中的作用是至关重要的，舒经通络，活血化瘀温补胞宫。火5的温度不宜过高，采用一、二、三秒的匀速进针，也不宜扎的过深，由于患此症者多为老年人，腹部肌肉比较松弛，半寸深为宜。诸穴相伍，扶阳、固摄、举陷。百会穴为督脉穴，督脉总督一身之阳气。取百会可促进举阳升陷之功。中脘穴火后毫就是为了加强温阳的作用，同时中脘穴亦有扶助脾阳升举的功效，以补中气。共奏升阳举陷之功。

患此证者多为中老年以上患者，素体虚弱，七情失和，多为久治不愈之症，不可能速愈，因此，治疗是一个长期过程，医患之间均不可操之过急。调整患者情绪，以平和的心态对待此症、对待人生是非常重要的。坚定信心，坚持治疗，定能战胜顽疾。

1.11 带下

带下病是指带下量明显增多或减少，色、性状、气味发生异常，或伴有全身或局部症状者。带下明显增多者称为带下过多，带下明显少者称为带过少。在某些生理情况下也可出现带下量增多或减少，如妇女在月经期前后、排卵期、妊娠期带下量增多而无其他不适者，为生理性带下，绝经前后白带减少而无明显不适者，也为生理现象，均不做病论。

带下一词，首见于《素问·骨空论》："任脉为病……女子带下瘕聚。"带下病是妇科病中仅次于月经病的常见病、多发病，常合并月经不调、闭经、阴痒、阴痛、不孕、癥瘕等。带下过多是指带下量明显增多，色、质、气味异常，或伴有局部及全身症状，古人称之为"白沃""赤白沥""下白物"等。带下过少是指带下量明显减少，导致阴中干涩痒痛，甚至阴部萎缩。带下过少前人文献中缺乏专论，仅散见于绝经前后诸症。本病可影响妇女的生育和生活质量，甚至影响夫妻生活的和谐及家庭稳定。

《金匮要略·妇人杂病脉证并治》最早记载经、带合病。《诸病源候论·妇人杂病诸候·带下候》明确的提出了"带下病"之名，并分"带五色俱下候。"金元时期，刘完素在《素问玄机原病式·附带下》中云："故下部任脉湿热者，津液涌而溢，已为带下。"《丹溪心法》认为带下过多与湿痰有关，主张燥湿为先，佐以升提。清代《傅青主女科·带下》分别以白、黄、赤、青、黑五色带下论述其病机、征象、治法，认为"带下俱是湿证"多认为带下病当责之脾肾之虚或湿热内侵阴器、胞宫，累及任带，使任脉失固、带脉失约所致。

中医学认为带下病的主要病因、病机为脾虚、肾阳虚、阳虚夹湿、湿热下注、热毒蕴结等。带下病临床主要表现为带下量多，色白或色黄，或赤白相兼，或色黄成脓性，或黄绿如脓，或五色杂下，气味难闻，四肢倦怠，畏寒肢冷，腰酸腿软，或伴有腹痛等症状，一般宫颈炎常有黄带增多。中医学将此证分为：脾虚证、肾阳虚证、阴虚夹湿证、湿热下注证、热毒蕴结证。不同的病因病机会引发不同的证候。

治以疏肝理气，温补冲任，选择套穴：火5、18好、痛10火后毫。针方中18好疏肝健脾，理气养血，温补脾阳，扶助后天之本，化生血气，提升人体正气。调节冲任，温阳扶正，火5温煦之功，祛瘀除滞，温阳燥湿。痛10温经活络，温补肾阳，扶助先天之本，以艾灸温热之功效，温暖胞宫，温固下元，前后相辅相成共愈此证。由于穴位强大的双向调节作用，临床治疗中无论带下过多还是带下过少，均以此法治疗，都可有效调整病情。

临床中如伴有情绪波动较重者，亦可在针方基础上加上内透、神门以安神定志，也可以加上背五3调节内分泌，以解情郁。

在治疗妇科的临床上，在各种治疗妇科疾病时，很多病证，尤其严重的病证都离不开火针的参与。火针以它强大的温阳化瘀，活血除滞，软坚散结，通经止痛功效，起着突出的和不可替代的作用。有着悠久历史的火针，现在为人类的健康，仍在做着突出的贡献。所以，我们现代针灸人，必须熟练掌握这门古老的技术，并发扬光大。"传承精华，守正创新"。

1.12　经闭

凡是女子年龄超过18岁，仍不见月经来潮，或已形成月经周期，但又连续中断三个月以上者，称为"经闭"。在妊娠期、哺乳期和绝经期以后的停经，均属正常生理现象，不属于经闭范畴。

　　中医将经闭称之为"不月""月事不来""经水不通"等。中医学认为，经闭的主要原因为肝肾不足或禀赋不足，肾气未充，天癸未盛，肝血虚少，冲任失于充养，无以化为经血，故致经闭。《灵枢·邪气脏腑病形》云："肾脉……微涩为不月。"《素问·评热病论》指出："有病肾风者……月事不来。""月事不来者，胞脉闭也。"《医学正传·妇人科》云："月经全借肾水施化，肾水既乏，则经血日以干涸。"或因房事不节，久病伤肾，以致肾精亏耗，肝血亦虚，经血匮乏，源断其流，冲任亏损，胞宫无血可下，而成经闭。肾气虚弱是经闭的原因之一。《景岳全书·妇人规·血枯经闭》指出，正因阴竭，气血虚弱，脾胃素虚，或饮食不节，思虑或劳累过度，或大病、久病之后，损伤脾胃，气血生化之源不足，冲任虚损，血海空乏，无血可下，而成经闭。《兰室秘藏妇人门》云："妇人脾胃久虚，或形羸气血俱衰，而致经水断绝不行。"气滞血瘀，七情内伤，素性抑郁，或愤怒过度，肝气郁结不畅，气滞血瘀，瘀阻冲任，气血运行受阻，血海不能满溢，遂致月经停闭。寒凝血瘀经、产之时血室正开，过食生冷，或涉水感寒，寒邪乘虚客于冲任，气血运行阻隔，血海不能满溢，故致月经停闭。情志损伤，脾胃虚弱，气血化生不足也是经闭的原因之一。《仁斋直指方·妇人论》云："经脉不行，其候有三：一则血气盛实，经络遏闭……一则形体憔悴，经脉涸竭……一则冷风内伤，七情内贼以致经络痹满。"《妇人大全良方》云："寒气客于血室，以致血气凝滞。"《万氏女科》云："忧愁思虑，恼怒怨恨，气郁血滞而经不行。"根据古人的论断，闭经分为虚实两种，概括的讲：一是有血下不来，一是无血可下。表面看一个是虚证，一个是实证，实际上都是虚证，都是本虚证，既使有血不下也是本虚标实之证。《金匮要略·妇人杂病脉证并治第二十二》指出："妇人之病，因虚，积冷，结气，为经水断决，至有历年，血寒，积结，胞门，寒伤经络。虚是气血虚少，积冷是寒冷久积。"仲景认为三者皆能造成经水不利，甚至闭经不行。因妇人气血充盈，血脉流通，气血条达，则月经应时而下。

　　经闭症临床多表现为面色潮红、发热，心悸不安，情绪不稳定，失眠多梦，抑郁、焦虑。久治不愈，性欲慢慢减退，乳房萎缩，腋毛和阴毛有脱落现象，同时还会出现体重下降，食欲下降，乏力，皮肤干燥，血压降低，反应迟钝等症状。长期经闭，极易使人提前进入更年期。中医将此证分为：气血虚弱证、肾气亏损证、阴虚血燥证、气滞血瘀证、痰湿阻滞证。不同的病因病机会引发不同的证候。

　　治以疏肝、健脾、理气、调血、养血、温调冲任。选择套穴：18好、火5、血海、痛10火后毫。经水阴血也，上为乳汁，下为血水。针方中18好在大扶正的基础上调整冲任之经气，温通经气，使之血化生有源，提振人体正气。针方中四满、水道将大扶正形成的合力引经至病所，而且二穴本身也具有调节冲任功能，同时也有温经舒络之功。治疗的关键是火5的介入，火5以它强大的温煦之功，活血祛瘀之功，暖通胞宫，祛除瘀滞以通经。痛10火后毫活血化瘀，加大前后呼应温养胞宫。经血之下，贵在血液循环，气行血则行，理气补血养血尤为重要。18好的基础上加上血海穴，起到加强调理脾肾和补养气血，引血归经之目的，以促血之顺畅，经水复来。

经闭的主要病因大多数是七情失和造成的，往往都有情绪极大波动的病史，忧思恼怒导致经闭的最直接原因。久治不愈，情绪上、心理上都会产生巨大的心理阴影，从而造成内分泌失调，产生一系列的情绪症状，临床中遇到此种情况就要加上背五3来进行针对性的治疗。也可以加上内透、神门以缓解情志之郁结。另外对于卵巢早衰导致的闭经，病情比较复杂，需要有长期治疗的思想准备。闭经不管是因脾虚不能生血，或因郁结伤脾而血损者，或因劳伤心脾而血损者，或因和怒伤肝而血闭者，或因肾水不能生肝而血少者，此针方皆可解心、肝、脾之郁，补其肾水，补其心、肝、脾之气，则精满而经水自通。

火5的使用中要贯彻"离穴不离经"的操作原则，同时还要避开石门穴。扶助正气，补益先天之精及后天之本，使气血生化有源，是治疗此症的关键。诸穴相伍，全面调治，疏养结合，相得益彰。

1.13 崩漏

崩漏，中医病名，是指以妇女月经的周期、经期、经量发生严重失常的病证，发病急骤，突然大量下血不止为常见症状的月经病。凡发病急骤，经下如注大量出血为"崩"，发病较缓，经血量少，淋沥不净者为"漏"。临床中以漏者居多。发病过程中两者常相互转化，如崩血量渐少，可能转化为漏，漏势发展又可能变为崩，故临床多以崩漏并称。

现代医学的无排卵性功能性子宫出血，生殖器炎症，肿瘤等出现的阴道出血，均属于中医的"崩漏"范畴。本文所论述的是"漏"症，至于"崩"症，属于较危险的证候，建议还是送医院急救为好。

崩与漏的出血情况虽不相同，但其发病机制是一致的。而且两者在病情发展的过程中常相互转化，如血崩日久，气血耗伤，可变成漏，久漏不止，病势日进，也能成崩，所以临床上常常崩漏并称。正如《济生方》所说："崩漏之病，本乎一证，轻者谓之漏下，甚者谓之崩中。"是同病的两种不同的表现形式。

本病的发病机制主要是冲任损伤，不能制约经血，故经血非时妄行，病因主要是肾虚、脾虚，尤其是脾虚而造成脾不统血，还有血热、血瘀等。崩漏的病机错综复杂，正如《女科证治约旨》所说："盖血生于心，藏于肝，统于脾，流行升降，灌注八脉，如环无端，至经血崩漏，肝不藏而脾不统，心肾损伤，奇经不固，瘀热内炽，堤防不固，或成崩，或成漏，经血运行，失其常度。"《医宗金鉴·妇科心法要诀》云："妇人行经之后，淋漓不止，名曰经漏，经血忽然大下不止，名曰经崩，……多系损伤冲任二脉所致，更有忧思伤脾，脾虚不能摄血者，有中气下陷不能固血者，有暴怒伤肝，肝不藏血而血妄行者。"古人非常客观、全面的阐述了崩漏的病因、病机。脾虚、肾虚、血热、肝郁、血瘀是造成崩漏的主要病因，清晰的指出病困何在，同时为治疗此症明确了方向。

临床主要表现为经血淋沥不绝，经期过长，体虚、乏力，腰膝酸软，面色无华，精神倦怠，严重者还会出现贫血，久治不愈，使之患者气血双虚。中医将此证分为脾虚证和肾虚证，肾虚证又分为肾气虚证、肾阳虚证、肾阴虚证，不同的病因病机会引发不同的证候。

治以疏肝、健脾、理气、养血、摄血、调经、益肾。选择套穴：18 好、血海、隐白、肾 8（灸）或痛 10。18 好与肾 8（灸）在扶正先天之精、后天之本的基础上通调冲任二脉，增强脾气以生血、统血，补益肾气以固本。此证首先是气虚，脾气虚，摄血统血无力，冲任失约无力摄血，迫血妄行，因此扶助正气是首要的，18 好就是在扶正理气补血的大扶正基础上加上四满、水道来调整冲任，人体只有在血足气旺的状态下才能正常的摄血、统血。针方中隐白穴属足太阴脾经之井穴，最早出自《灵枢·本输》，别名"鬼跟"，功于升发脾气，善止血调经。《针灸甲乙经》云：隐白穴主治"气喘，热病，血且不止。"《铜人腧穴针灸图经》卷下："妇人月事过时不止，刺之立愈。"隐白穴经贺普仁先生挖掘整理，并在《一针一得治百病》中推出，在三通法临床上多用于崩漏、月经量大、便血、尿血等血证，还功于癫狂、多梦、惊风等，是增强脾统血功能的要穴，也是三通法临床治疗血证的要穴。血海穴是治疗各种血证的必备穴，治疗血证都要有血海穴引血归经功能的参与。如果此症伴有腹痛，肾 8 可改痛 10 以调整妇科。补益先天，扶助后天，提升正气，健脾、益肾，通调冲任二脉。脾不统血的主要原因是气虚，而气虚之根是血虚，人体是以血生气，以气行血的，所以调整血气是从根本上改变脾不统血之症，是治疗崩漏的关键所在。

另外，现在论述的病证虽然称为"崩漏"，但实际上在临床上真正接触到的都是"漏"，一般"崩"的患者也不会找针灸科治疗，如果遇到"崩"的患者，出血量大，比较危险，不要接诊，建议去西医医院抢救，比较妥当。以现在的针灸技术还不能治疗"崩"的病病，安全第一。

1.14 经行泄泻

经行泄泻是指月经前后或经期内，大便溏薄，甚则水泻，日解数次，经停自止的病证，称为"经行泄泻"，古有称"经行而泻""经来泄泻"。本病以泄泻伴随月经周期而出现为主要特点。临床也有平素有慢性腹泻，遇经行而发作尤甚者，亦属本病范畴。

经行泄泻临床主要表现为月经前后或正值月经期，大便溏薄，经行量多，或有五更泄泻，脘腹胀满，神疲肢软，或面浮肢肿。中医学认为此证的病因、病机主要为脾虚、肾虚。《汪石山医案·调经》云："经行而泻……此脾虚也。脾统血属湿，经水将行，脾气血先流注血海，此脾气既亏，则不能运行其湿。"提出了经行泄泻主要责之以脾。《叶氏女科证治·调经门》指出："经行五更泄泻者……此乃肾虚。"《陈素庵妇科补解·调经门》指出："经正行，病泄泻，乃脾虚。"素体脾虚，经行时气血下注血海，脾气益虚，脾虚失运，化湿无权，湿浊下渗于大肠而为泄泻，或肝木乘脾，致腹痛即泄泻。素体肾虚，命门火衰，经行时经水下泄，肾气虚弱，不能上温脾阳，脾失温煦，远化失司，致成行经而泄泻。中医将此证分为：脾虚证、肾虚证。不同的病因病机会引发不同的证候。

治以健脾渗湿、理气调经、温阳补肾、温阳止泻。选择套穴：18好，上巨虚、下巨虚，肾8（灸）。针方中18好疏肝健脾，理气养血，温补冲任，脐4灸温阳理中，化生气血，扶助后天之本，提升人体正气。上巨虚、下巨虚通利下焦，促进大小肠蠕动而促进肠道功能而止泻。肾8（灸）温阳益肾，扶助先天之本，促进肾功能而司二便。对于严重的、久治不愈的经行泄泻者，可以火5介入治疗，火5以它强大的温热功效，活血化瘀功效，祛湿除滞功效，温暖胞宫，调和冲任。治疗时要做到离穴不离经，避开石门穴。诸穴相伍，治病求本，共愈此证。

1.15　经行情志异常

每值经前后或正值经期，出现烦躁易怒，悲伤啼哭，或情志抑郁，喃喃自言，或彻夜不眠，甚则狂躁不安，经期后复如常人，称为"经行情志异常"，也有称"周期性精神病"。在《陈素庵妇科补解·经行发狂谵语论》就对本病的临床表现、病因病机，证治方药有所论述，指出："经正行发狂谵语，忽不知人，与产后发狂相似，缘此妇素系气血两虚，多怒而动肝火，今经行去血过多，客热于内火并而相搏，心神昏闷，是以登高而歌，去衣而走，妄言谵语，如见鬼神，治宜清心神，凉血清热为主，有痰，兼豁痰，有食，兼消食。"而《妇科一百七症发明》则责之于心、肝二经为患："经来狂言如见鬼神，……肝先郁而后怒……心必先热而后狂。"认为与肝火、心火有关。

中医学认为此证有两大病因病机：肝气郁结和痰火上扰。情志不畅，肝气不舒，郁而化火，肝胆火炽，冲脉隶属于阳明附于肝，经前冲气旺盛，肝火夹入户气逆上，扰乱心神，遂致情志异常。素体痰盛，或肝郁犯脾，脾失健运而湿痰内生，肝郁化火，火性炎上，炼液成痰，痰火壅积于胸，经期冲气旺盛，冲气挟痰火上扰清窍，神明逆乱，以致情志异常。

此证临床主要表现为经行期间或经行前后，出现情志变化，多为烦躁易怒，悲伤啼哭，或情志抑郁，喃喃自语，甚至狂躁不安，经净后恢复正常，伴随月经周期而反复发作。临床中此证的病因病机多为肝气郁结，恚怒伤肝，痰火上扰，素体痰盛。中医将此证分为：肝气郁结证、痰火上扰证。不同的病因病机会引发不同的证候。

治以健脾利湿，养心，疏肝理气，安神定志。选择套穴：神10加上中脘、天枢、气海、四满、水道。针方中神10养心、安神、定志，安抚情绪，在此基础加上腹部诸穴，调整冲任、胞宫。情绪波动与妇科直接有关，故选用安神定志神10为基础套穴，加上治疗妇科诸穴，整体考量，全局考量，治病求本，统畴治疗。

1.16 经行头痛

每遇经期或行经前后，出现以头痛为主要症状，经后辄止者，称为"经行头痛"。中医学认为经行头痛的病因为：气血虚弱、阴虚阳亢、瘀血阻滞、痰湿中阻等。属于现代医学"经前期紧张综合征"的范畴。

经行头痛的病机为气血、阴精不足，经行之后，气血阴精更亏，清窍失养，或由痰、瘀之邪，值经期冲气上逆，邪气上扰清窍而致痛。经行头痛者，素体虚弱，或大病久病，耗伤气血，或劳倦伤脾，气血化源不足，或房劳多产，耗伤精血，经行则冲任阴血外泄，致肾阴更虚。或情志不畅气滞而血瘀，冲气挟瘀血上逆，阻滞脑络，不通则痛。

中医将头痛分为：外感头痛和内伤头痛，经行头痛属于内伤头痛。临床主要表现为每逢月经期或经行前后，即出现明显之头痛，周期性反复发作，经后辄自止。疼痛的部位或在巅顶，或头侧，或两侧太阳穴，疼痛的性质有掣痛、刺痛、胀痛、绵绵作痛，且痛有定处，因人而异，每人疼痛位置不同，严重者剧痛难忍。由于是周期性反复发作，所以给人生理、心理造成巨大压力。中医将此证分为：肝火证、血瘀证、痰湿证、血虚证。不同的病因病机会引发不同的证候。

治以疏肝理气、健脾养血、祛瘀止痛。选择套穴：18好、太阳、率谷、血海、痛10。头痛中医治疗都以实证来诊治，但是，经行头痛必须按虚证来治疗，此证为典型的本虚标实证。病因病机与月经密切相关，调节冲任是治疗此证的基本理念。针方中18好疏肝健脾，理气养血，四满、水道将套穴产生的合力，引经至冲任。方中脐4（灸）补益后天，使血气化生有源，提升人体正气，血海穴引血归经，太阳、率谷二穴都是治疗头痛的特效穴位，直接作用于痛点位置。临床中如偏头痛严重者，可加上患侧丝透。后脑疼痛者，可加上至阳穴。情绪波动较大者，可加上内透、神门。严重内分泌失调者，可加上背五 3。

诸穴相伍，清热平肝息风，化瘀通络，养血益气，标本兼治，共愈此证。

2. 淋证

淋证是以小便频数短涩，淋沥刺痛，小腹拘急，隐痛为主要表现的病证。淋证是《黄帝内经》首次提出的病名。《素问·六元正纪大论》称本病为"淋""淋溲""淋闷"。张仲景在《伤寒杂病论》中提出了淋证"热在下焦"的病因病机。《金匮要略·消渴小便不利淋病脉证并治》云："淋之为病，小便如粟状，小腹弦急，痛引脐中。"《诸病源候论·淋病诸候》把淋证分为石、劳、气、血、膏、寒、热七种。《中藏经》认识到淋证是属于一种全身性的病证，诸如"五脏不通，六腑不和，三焦痞涩，营卫耗失"皆可导致此症。《诸病源候论·诸淋病候》明确指出了淋证的病位在肾与膀胱，并论述了两者之间的关系："肾虚则小便数，膀胱热则则水下涩，数而且涩，则淋沥不宣。故谓之淋。"中医学认为淋证的病因病机为膀胱湿热，过食肥甘辛热，肝郁气滞，恼怒伤肝，脾肾亏虚。久淋不愈，湿热耗伤正气。隋·巢元方在《诸病源候论·诸淋病候》对淋证的病机进行了高度的概括，他指出："诸淋者，由肾虚而膀胱热故也。"这种以肾虚为本，膀胱热为标的淋证病机分析，成为多数医家临床诊治淋证的主要依据。

淋证的主要病因为饮食不节，情志不畅，劳逸失当，素体正虚。淋证的病位在肾与膀胱，且与肝脾有关。其病机主要是肾虚，膀胱湿热，气化失司。肾与膀胱相表里，肾气的盛衰，直接影响膀胱的气化与开合。淋证日久不愈，热伤阴，湿伤阳，易致肾虚，湿热秽浊邪毒容易侵入膀胱发为淋证。

淋证类似于现代医学的尿路感染、泌尿道结石、急慢性前列腺疾病、乳糜尿及尿路综合征等。主要中医病因、病机为外感湿热、饮食不节、情志失调、劳伤、体虚等。临床主要表现为小便频急，滴沥不尽，尿道涩痛，小腹拘急，痛引腰腹为基本特征。病久或反复发作常伴有低热、腰痛、小腹坠胀、疲劳等症状。此症多见于已婚女性。在诸淋中的"石淋"不在此篇章中讨论（在后篇"输尿管结石"篇中讨论）。

治以扶正祛邪、通利下焦。选择套穴 18 好（免灸）、复溜、快针点刺咳喘10、肾 8（灸）、火 5。肾气亏虚，膀胱湿热是本病主要致病因素，所以治疗本病要从扶助正气和通利下焦两个方面入手。针方中 18 好疏肝健脾，理气养血，扶助后天之本，调节冲任，化生气血，清利下焦湿热。治疗中快针点刺咳喘 10，是源于肺能"通调水道"的理念，在治疗起到辅助作用。肾 8 益气养肾，颐养先天，主开阖，司二便。复溜穴归足少阴肾经，为本经金穴，本穴五行属金，金生水，故为肾经母穴，故有温肾利水、通利下焦、滋补肾阴的作用，也是三通法治疗小便问题的要穴。复溜穴是贺普仁先生挖掘整理，并在《一针一得治百病》中推出，在三通法临床上专门治疗膀胱病变的穴位。治疗中遇到严重的，久治不愈的病情，也可加上火5，进行针对性治疗，充分发挥火针的祛湿热，除瘀滞的功能，热因热用。诸穴相伍，扶正、益气、通利下焦、促开阖、司二便、治病求本。此症可愈。

3. 男科

3.1 不育

不育是指男性两年之内，正常性生活，没有任何避孕措施而未孕者。且女方检查正常，男方检查异常，则称为男子不育。中医称本病为"无嗣""不男""男子艰嗣"等。《内经》中首次提出了以"肾"为轴心的男科学理论。认为肾精的盛衰，天癸的有无，脏腑功能的协调与否，直接决定着男子的生殖能力。中医学认为与先天之本肾，后天之本脾及任脉、冲脉的元气精血不足有关。叶天士的《秘本种子金丹》一书比较详尽的论述了男性不育的病因："疾病之关于胎孕者，男人则在精，女子则在血，无非不足而然。男子之不足，则有精滑、精清、精冷，或临事不坚或流而不射，或梦遗频频，或小便淋涩，或好女色以致阴虚，阴虚腰肾疲惫，……皆男子之病，不得尽诿之妇人也，尚得其源而医之，则事无不济也。"古人非常全面而详细的阐明了男子不育的病机病因。同时也明确的指出，男人的问题也是"无嗣"的重要原因，不能盲目的责全于妇人。

根据多年的临床实践发现，确实像古人论述的那样，男子不育三个关键问题：发育优良的精子、正常的性功能、畅通的输精管。这其中男子不育的最突出的问题就是精子问题。一般多为无精子症、少精子症、精子弱症等。男性不育，现代男子不育的发生率逐步在增加。另外，还有一个造成男子不育的病证，那就是：精索静脉曲张。是一种血管病变，指精索内蔓状静脉丛的异常扩张、伸长和迂曲，可导致疼痛不适及进行性睾丸功能减退，也是男性不育的常见原因之一，而且病情比较隐蔽，容易被忽略。《医林改错》中提出"青筋显露，非筋也，现于皮肤者血管也，血管青者，内有瘀血也。"中医学认为此症的病因多为血瘀络阻、气虚夹瘀、肾虚夹瘀、寒滞厥阴等。从某种意义上讲，男子不育，相比女子不孕还要复杂，还要难治。特别需要指的是《女科准绳·求子》所说，饮食、嗜好品和男性不育有关，"宜戒酒""慎味"。

中医学认为造成男子不育的病因主要为先天禀赋不足，肝气郁结，肾精亏虚，瘀血阻滞，任脉、冲脉空虚，房事不节，生活不节等。中医将此证分为：气血虚弱证、肾经亏损证、气滞血瘀证、湿热下注证。不同病因病机会引发不同证候。

治以滋补先天、扶助后天、养益精血。通调经络佐以疏肝、理气、养血。选择套穴：18 好、火 5、肾 8（灸）或痛 10，或痛 10 火后毫。针方中 18 好是在大扶正疏肝健脾，理气养血的基础上增加四满与水道二穴，扶助正气，化生气血，调节冲任、四满、水道引经至病所。特别针对湿热下注，热灼阴精，致精少而黏稠，阴囊潮湿或痒，小便滴白，少腹会阴不适或疼痛有治疗效果。严重的久治不愈之症，火 5 的介入，大大的加强了治疗的力度，尤其是针对精索静脉曲张之症，火针的介入是必须的。肾 8（灸）温肾益精，补益先天之精，治病求源。血气充盈，才能精旺、精强，才能孕育后代，才能使后代茁壮。

这个套穴的变化使用在于患者有无阳痿、早泄，如果有阳痿、早泄，采用 18 好、痛 10，如果没有阳痿、早泄，采用 18 好、肾 8（灸）。方中火 5 主要是针对于精索静脉曲张的治疗，作用是非常显著的。

精子问题存在着遗传等诸多因素，不是短期内能解决的，因此，要有长期治疗的思想准备。同时还要树立信心，坚持治疗，定能战胜自我，战胜顽疾。

3.2　阳痿、早泄

"阳痿"顾名思义是属于男性方面的问题，阳痿是在性生活需要的时候，生殖器不能充血，根本不能勃起，不能完成正常的性交。早泄是勃起功能没问题，性交之始即行排精，时间很短，比如低于一分钟甚至还没完全插入就直接射精。正像《沈氏尊生书·卷十八》所形容的："未交即泄，或乍交即泄。"不能正常进行性生活为特征的射精功能障碍。

中医称阳痿病为"阴器不用"、称早泄为"鸡精"。《灵枢·邪气脏腑病形》将本病命名为"阴痿"。《素问·五常政大论》云："气大衰而不起不用。"《诸病源候论·虚劳阴痿候》云："劳伤于肾，肾虚不能荣于阴器，故痿弱也。"阳痿之病名实际上是病因、病机的一种偏离。阴痿与阳痿虽一字之差，却将本病的治疗思路从全面引向了片面。"阳痿"之名首见于明代的周之干《慎斋遗书》，在该书的《卷九·阳痿》中有"阳痿多属于寒。"的论述。用阳痿命名影响最大的莫过于张景岳他在《景岳全书·杂证膜·阳痿》中说："凡男子阳痿不起，多由命门火衰，……但火衰者，十居七八，而火盛者，仅有之一二耳。"中医学认为，从病机上讲不外心神失宣，精气亏乏，并与早婚、纵欲、年少时的不良恶习有密切关系。另外，精神紧张，也是重要的因素，《景岳全书·阳痿》云："忽有惊恐，则阳道立痿，亦甚验也。"早泄乃肾气虚弱，心脾两虚，阴虚火旺，心虚胆怯，精关不固所致，《素问·痿论》云："思想无穷，所愿不得，意淫于外，入房太甚，宗筋弛纵，发为筋痿，及为白淫。"中医将此证分为：命门火衰证、心脾亏虚证、肝郁气滞证、惊恐伤肾证、湿热下注证。不同的病因病机会引发不同的证候。

阳痿、早泄二者的病因、病机基本相同，故治疗方法是一致的。先、后天同时补益为治疗之本。故选择套穴 18 好、痛 10。针方中 18 好的组合，就是针对男女各科、生殖系统及泌尿系统疾病的配伍的，是在疏肝、健脾、理气、养血的基础上加上了调经的作用，疏经通络，调节冲任，化生气血，益精固关之作用。痛 10 的位置，本身就最接近有关脏腑（病灶），加上艾灸的温煦作用，温阳益肾，功于补益先天之精，重燃命门之火，直接进行针对性的治疗。必要的时候，对于严重的病情或久治不愈的病情也可以加上火 5 与痛 10 火后毫，关键时刻加大治疗力度。

古针方有：阳痿者可以双四满穴或大赫穴或环中穴行龙虎交战手法（重刺激手法），使针感直达阴茎头，对于阳痿非常有效果。

3.3 遗精

遗精可分为梦遗和滑遗（滑精）。凡在梦中射精名为"梦遗"，无梦或清醒时精自滑出名为"滑精"。一般成年未婚男性偶尔遗精属生理现象，不能作为病态。对于此症中医又有失精、精时之下、漏精、溢精、梦泄精、梦失精等名称。

中医学认为遗精多因劳欲过度、饮食不节、恣情纵欲等引起。基本病机为肾失封藏，精关不固，病变脏腑责之肾、心、肝、脾。现代医学则认为遗精的病因为神经衰弱、神经官能症、前列腺炎、精囊炎、包皮过长、包茎等。

本病首见于《内经》，称遗精为"精自下"。对于起病原因，兼见证候，均有论述。汉·张仲景在《金匮要略·血痹虚劳病脉证并治》称本病为"失精"，并认为："夫失精家，少腹弦急，阴头寒，目眩，发落。""梦失精，四肢酸痛，手足烦热，咽干口燥。"认为本病由虚劳所致。《灵枢·本神》篇云："怵惕思虑则伤神，神伤则恐惧，流淫而不止，恐惧而不解则伤精，精伤则骨酸痿厥，精时自下。"明确指出遗精与情志内伤有密切关系。《诸病源候论·虚劳溢精见闻精出候》云："肾气虚弱，故精溢也，见闻感触，则动肾气，肾藏精，今虚弱不能制于精，故因见闻而精溢出也。"认为遗精与肾虚关系密切。《济生方·小便门》认为"心肾不交"在本病病机上占绝大多数。《折肱漫录·遗精》云："梦遗之证，……大半起于心肾不交。"《普济本事方》正式提出"遗精"和"梦遗"的名称。金元时期，朱丹溪将遗精分为"梦遗"与"滑精"，还倡导了相火致遗精的理论。青春早婚，房事过度，频犯手淫，或醉而入房，纵欲无度，日久肾虚精脱，肾关不固，乃成遗精。在此基础上，后世医家在治疗上提出了滋阴降火，补脾化湿，清热利湿，益气提升的原则。中医将此证分为：君相火旺证、劳伤心脾证、湿热下注证、肾气不固证。不同的病因病机会引发不同的证候。

　　遗精的主要病因为劳心太过，欲念不遂，饮食不节，恣情纵欲等。造成肾失封藏，精关不固。因此，治疗与调养都是重要的。改掉不良陋习，放松情态，科学的饮食结构，规律的作息时间，适当的体育锻炼，关键还要洁身自爱、自律。

　　治以疏肝、健脾、理气、养血、益肾。选择套穴：18 好、肾 8（灸）。严重者，久治不愈者加上火 5。18 好是在大扶正疏肝、健脾、理气、养血扶助后天的基础上加上四满、水道，这两个穴将大扶正产生的合力根据医者意念引向人体生殖系统，直达病所，使之此症能得到正气而愈。此病与人体素虚密切相关，所以扶助正气，补益气血是治疗的基础和原则。同时扶助后天，使血气生化有源，正气足，精气旺，肾 8（灸）补益先天，滋补肾气，血气旺盛，加固精关，从源头治起，治此症于根本，治标求本。

4. 前列腺疾病

4.1 前列腺炎

前列腺疾病属于男性专科疾病。常见于长期反复下尿路感染，由多种复杂原因引起。多因劳损、饮酒后性生活频繁发生，前列腺炎不同于其他前列腺疾病。多发于 40～50 岁或以上的成年人，而且前列腺炎的临床表现也比其他前列腺疾病要严重得多。

　　前列腺炎的临床表现为盆骶疼痛，排尿异常，性功能障碍，呈放射样疼痛到尿道、精索、睾丸、腹股沟、沿尿路放射性疼痛酷似肾绞痛。排尿异常主要表现为尿频、尿急、尿等待、排不尽、尿线分叉，夜尿增多，尿道还会分泌出乳白色分泌物等。性欲减退、阳痿、早泄、射精痛等症。

　　前列腺炎属于中医"淋证"范畴。《医学新语·赤白浊》："浊之因有二种，一由肾虚，败精流注，一由湿热渗入膀胱，……"《素问·至真要大论》曰："诸转反戾，水液浑浊，皆属于热。"《素问·痿论》："思想无穷，所愿不得，意淫于外，入房太甚，宗筋弛纵，发为筋痿，及为白淫。"病因、病机多因过食肥腻，七情失和，久坐久卧，脾肾阳虚致使膀胱气化功能失司，体虚气血瘀滞，下焦开阖不利所致。《诸病源候论》指出："小便不通，由膀胱及肾俱有热故也。"《金匮要略》有云："热在下焦者……亦令淋泌不通。"最主要病因还是肾虚，肾司二便，与膀胱相表里，肾虚直接影响膀胱开阖不利而致此疾。

　　治疗此症须在扶正的基础上，疏肝、健脾、理气，祛瘀滞，调气血，温通下焦，以利开阖。基础针方：18 好，火 5、复溜、快针点刺咳喘 10、肾 8（灸），针方在大扶正（疏肝、健脾、理气、养血）的基础上加上四满水道（即 18 好）通调下焦，调整膀胱之开阖功能，加上火 5 强大的温经通络和消炎的作用，扶助正气，调补后天，使开阖通畅。复溜穴负责引经至病所，咳喘10的介入，主要源于肺能"通调水道"的理论，是古人治病的大局观、整体观的体现，在治疗中起着重要的辅助治疗作用。肾8滋补益肾，补助先天，标本兼治，治病求源。

对于前列腺疾病，火针的参与是必不可少的，火针强大的消炎作用、化瘀作用，在治疗中起着关键性的作用，是其他针法无法替代的。另外，治疗前列腺炎是个长期过程，需要使用火针，施针时应注意错过上次扎过的针孔，使肌肤得以修复，把伤害降到最低。这是治疗中的细节，但是很重要，细节决定成败。

另：患者伴有阳痿、早泄、射精痛的可用痛10，痛10可以毫针，根据疾病程度可以火后毫，也可以直接毫火。18好配合痛10专门针对男性生殖系统之疾。治疗疾病有法可依，但又法无定法。

4.2 前列腺增生

前列腺增生是一种前列腺非癌性增生，本病的发生与雄激素有关，早期可无明显症状。目前现代医学认为高龄和睾丸病变是前列腺增生发病的两个重要因素，两者缺一不可。发病率随着年龄的增长而增加，一般男人在45岁以后前列腺有不同程度的增生，多在50岁以后出现临床症状。而且病程一般都较长，症状轻时，不重视，直至病情加重才肯就医。

前列腺增生的临床表现主要为尿频、尿急、尿失禁、夜尿多、排尿困难。前列腺增生不仅会影响泌尿系统功能，还会造成肾功能损害，严重的可以造成肾衰竭。

前列腺增生属于中医"淋证"范畴。多为肾虚湿热蕴于下焦，膀胱气化失司所致。《金匮要略》有云："淋之为病，小便如粟状，小腹弦急，痛引脐中。"就其病机《金匮要略》认为"热在下焦者，……亦令淋泌不通。"《诸病源候论》说："小便不通，由膀胱及肾俱有热故也。"古人对前列腺增生的症状分析的非常清楚，认为湿热是此症的主要病机。

治疗以疏肝、健脾、理气、利下、益肾为要，配伍针方：18好、复溜、快针点刺咳喘10、火5、肾8（灸）。针方中18好疏肝、健脾、理气、调血、通利下焦并扶正祛邪，促进膀胱开阖之功能。火5强大的通经疏络之功，祛除瘀滞，通利下焦，软坚散结，通调水道。复溜在治疗过程中越级的作用，将18好所产生的合力引经直达病所，同时复溜穴也具有清利膀胱之功效，以助顺畅排尿。咳喘10的参与，主要源于肺能"通调水道"的理念，辅助治疗。肾8（灸）温阳益肾，补先天，司开阖，促排尿，通尿道，治病求本。

4.3 前列腺肥大

前列腺肥大也称前列腺增生，是前列腺增生的升级版，前列腺增生久治不愈，继而发展为前列腺肥大。前列腺肥大主要由于老年男性体内有较多的雄性激素，会刺激到前列腺的腺体，而造成前列腺体积增肥、增大。病发人群多见于 50 岁以上的中老年人。前列腺肥大会造成膀胱出口梗阻刺激到膀胱黏膜，就会出现尿频、尿急、尿痛等刺激症状，还会出现排尿困难，尿线细，射程短等症状。

前列腺肥大属于中医"精癃""淋证"范畴。中医学认为前列腺肥大形成的原因主要因为年老体弱，中气不足，脾肾两虚，气滞血瘀，湿热互结等导致痰湿凝聚，气血瘀滞于下焦，膀胱气化失司，开阖不利而造成。另外，劳累过度、情志刺激、外感六淫、饮食不节也是常见的发病条件。《诸病源候论》指出："小便不通，由膀胱及肾俱有热故也。"《灵枢·口问》云："中气不足，溲便为之变。"《症因脉治·阳虚小便不利》云："肾之真阳虚，则关门不利，此聚水生病，而小便不利之因也。""肾主关门，肾阴不足，则水竭于下而小便不利。"古人认为肾虚是前列腺肥大的主要病因。除了肾虚外还有气滞血瘀、湿热壅盛、脾虚气陷等诸多原因。治疗此症当以扶正为先，在扶正的基础上祛邪。

首选针方：火 5、18 好、复溜、快针点刺咳喘 10、肾 8（灸）。针方中火 5通经疏络，祛瘀除滞，活血化瘀，通调水道，软坚散结，18 好针后加灸振奋元阳，益气固元，健脾理气，清淋，治以足膀胱开阖通畅。复溜穴为肾经母穴，金生水，补肾利尿以促肾之开阖。治疗中咳喘 10 的参与，主要源于肺脏"通调水道"的功能，起重要的辅助治疗作用。肾 8（灸）扶正先天，益肾固本，复溜穴引经，直达病所。诸穴相伍，祛除瘀滞，利尿通淋，清利下焦。在治疗中，火 5是必不可少的，火针以它强大的温煦功能，活血化瘀功能，软坚散结功能，消炎止痛功能，在治疗中起着关键的作用，尤其是针对这种增生类的疾病更是得心应手，针对性极强。对于某些病证，火 5 是不可替代的。在治疗中严格选用火针的温度、长度及深度。

5. 癃闭

癃者，小便不利，闭者，小便不通，二者总称"癃闭"。《灵枢·本输》称为"闭癃"。属于现代医学尿潴留范畴。癃闭是以小便排出量少，点滴而出，排尿困难，甚则小便闭塞不通为主要表现的一种疾病。《类证治裁·闭癃遗溺》云："闭者，小便不通，癃者，小便不利。"其中小便不畅，点滴而短少，病势较缓者称为"癃"，小便闭塞，点滴不通，病势较急者，称为"闭"。《丹溪心法·小便不通》云："小便不通有气虚、血虚、有痰、风闭、实热。"《谢映庐医案·癃闭门》云："小便之通与不通，全在气化与不化，然而气化二字难言之矣。"古上历代医家对癃闭的病因证治逐渐深入而全面，《诸病源候论》《备急千金要方》《丹溪心法》《景岳全书》等医籍都对本病有比较详细的论述。特别是清代李用粹在《证治汇补》中将本病的病因归纳为热结下焦，肺中热伏，阴液亏虚，肝气横逆，脾虚气弱等方面，并详细阐述了癃闭的治法，形成了本病病因、病机、病理、证治较为完善的理论体系与治疗体系。

癃闭的病位在膀胱，与肾司二便，三焦气化关系密切。其病机是膀胱气化失常，造成膀胱气化不利的原因是多方面的，有热结下焦，肺中伏热，脾经湿热，肾元亏虚，痰涎阻结，津液枯耗，肝郁气滞，忿怒气闭，脾肾气虚热等。癃闭的发生，常与久病虚弱，情志不畅，外伤劳损，饮食不节，感受外邪等因素密切相关。《诸病源候论·便病诸候》云："小便不通，由膀胱与肾俱有热故也。"临床表现为排尿困难，小便不通或通而不畅或点滴不通，小腹胀满，多烦善怒，气短，下肢肿，烦渴欲饮，精神不振等。中医将此证分为：膀胱湿热证、肺热雍盛证、肝郁气滞证、浊痰阻塞证，脾气不升证、肾阳衰惫证、肾阴亏耗证。不同的病因病机会引发不同的证候。

治则：扶正气，调气机，通水道，利开阖。选择套穴：18好、复溜、快针点刺咳喘10、肾8（灸），病情严重或久治不愈的可以加上火5。肾与膀胱相表里，肾司二便，肾8（灸）益肾气，促开阖，亦可以补益先天。18好能在补益后天的基础上，加上四满、水道，将诸穴相伍之合力引经至病所，同时对于膀胱功能进行调整。18好是在大扶正的基础上加上四满、水道通利下焦，通调水道，复溜穴作为肾经的母穴，引经到病所，复溜穴本身也具有对膀胱功能调整的作用。治疗中咳喘10的参与，是源于肺能"通调水道""肺为水上之源"的理念，肺气能促进尿道的通畅，以利小便，也是体现古人治病的大局观、整体观，也是中医"提壶揭盖"之治疗原则，在治疗中起到积极的辅助作用。诸穴相伍，疗效显著。

火5对于严重的癃闭、对于膀胱系统病证的治疗非常重要。但是在临床上也要谨慎操作，遇到闭症（未经西医插尿管的），腹大如鼓，火5时切记不能深刺，以免伤及脏器。复溜穴属足少阴肾经，出自《灵枢·本输》，别名"伏白"。《针灸学》（南京）：复溜穴："主治五淋。"专治小便不利等诸多小便之疾，是三通法临床上治疗小便问题的要穴。复溜穴是本经的金穴，金生水，故为肾经母穴，虚则补其母，益肾而司开阖，有温肾利水，通利下焦，滋补肾阴，温阳益气的作用，并有强大的双向调节作用，既治疗癃闭，同时还能治疗尿崩，在治疗中起着重要的导向作用。

6. 尿崩

尿崩是以尿多如崩，烦渴，多饮，多尿（尿中不含糖及蛋白质）为临床特征。

《外台秘要》引《古今尿验》中有类似的记载："渴而引水多，小便数……"《诸病源候论》说："遗尿者，此由膀胱虚寒，不能约水故也。"临证中，此类患者多无"尿甘"之征象，只是饮多，溲多，故排除糖尿病之嫌。《仁斋直指方》云："下焦虚寒，不能温制水液，则苗出不紧。"现代医学认为是下丘脑神经垂体病变。同时认为有可能与遗传有关。中医学认为导致尿崩多由于禀赋不足、饮食不节、情志不畅、跌仆外伤或客邪外侵等因素造成。

尿崩属于中医"淋证"范畴。我个人认为这个病不同于消渴病，病因、病机完全不同，业内有学者认为尿崩属于消渴病的上消，笔者不同意这个观点，消渴病的尿中有大量的糖和蛋白，尿崩不是这样，尿崩的尿是低比重的，尿色清淡，就像古人形容的表现为口干渴欲饮，"饮一溲一"，喝水越多尿的越多。这种病证极易给人造成巨大的思想压力而情绪波动。

尿崩的临床表现为饮后渴不缓解，饮后即尿，尿频，尿多，尿色清，饮一溲一、面色无华，腰膝酸软，神疲乏力等。此患病人群，不分男女、年龄，均可患此病。尿崩的症状令人烦躁不安，不敢出远门，在生活中此病也带来了诸多不便，同时也会造成巨大的思想压力和情绪波动。

选择套穴：18 好、复溜、火 5、快针点刺咳喘 10、肾 8（灸）。此症的治疗重点在肾与膀胱，中医学认为肾虚在前，膀胱病变在后，致使水液输布失常，本证为本虚标实证，扶正是根本，先天、后天同时调补是关键，治病求本，扶正祛邪。针方中 18 好疏肝健脾，理气养血，温补下焦，通调水道，促进膀胱开阖之功效。治疗中快针点刺咳喘 10，源于"肺为水上之源""肺通调水道"的理论，肺气能调整尿道的正常排泄，同时肺脏与肾脏是"金生水"的母子关系，肺气能够助肾气而司二便，起到辅助治疗的作用，也是中医治病的大局观、整体观的体现。方中的复溜穴在治疗中起着非常关键的作用，它把 18 好套穴所产生的合力引向病所，同时复溜穴本身也具有通调水道的功能。复溜穴属足少阴肾经，五行属金，金生水，所以复溜是肾经的母穴。既利肾又利尿，是三通法临床上专以治尿的要穴。

通过对癃闭和尿崩二病的讨论，再一次显示出穴位的双向调节作用。同样的针方套穴却能治疗病性相反的病证，此套针方既治癃闭又治尿崩，既能疏通，又能固摄，这才是中国针灸真正的魅力所在。

7. 输尿管结石

输尿管结石一般是肾结石排出过程中，暂时受阻在输尿管狭窄处导致的腹痛或血尿。原发输尿管结石很少见。青壮年是高发人群：发病的高峰年龄是

20～50 岁，也就是好发于正值壮年的劳动力人群，其中男性是女性的 2～3 倍。临床表现，肾绞痛是输尿管结石的典型症状，通常在运动后或夜间突然发生一侧腰背部剧烈疼痛，感觉为"刀割样"疼痛，同时可以出现下腹部及大腿内侧疼痛，排尿时突然中断，尿道利痛，窘迫难忍，肉眼可见血尿，恶心呕吐，面色苍白，患者坐卧不宁，大汗淋漓，呈虚脱状态，约有 80% 的患者出现血尿。在现代医学的内科治疗常规中，此病痛甚时，是允许注射"杜冷丁"的，可见输尿管结石疼痛之严重。

输尿管结石属于中医"淋证"范畴，属于淋证中的"石淋""血淋"。《金匮要略·五脏风寒积聚病脉证并治》称为"淋秘"。《素问·六元正纪大论》称为"淋闷"。《金匮要略》描述了此病的症状："淋之为病，小便如粟状，小腹弦急，痛引脐中。"《诸病源候论》云："肾主水，水结则化石，故肾客砂石。""诸淋者，由肾虚而膀胱热故也。"《中藏经》云："虚伤气，邪热渐强，结聚而成砂石，又如水煮盐，火大水少，盐渐成石类。"古人非常明确的指出了病因。本证病位在肾与膀胱，且与肝脾有关，多因湿热蕴结下焦，湿浊郁久化痰，脉络郁滞而为瘀血，以及热邪侵袭，膀胱气化不利而致，湿热伤阴，湿遏阳气，伤及肝肾导致膀胱湿热，煎熬尿液，使尿液中杂质结成砂石造成病。结石注留日久，阻遏经脉而致气滞血瘀，不通则痛，所以此症临床最突出的症状就是腹痛。通过现代医学理论得知，结石下行遇阻，便会疼痛，尿道狭窄处被划破，还会血尿。此症越痛，越证明结石在下行。

治以疏肝理气，通淋排石。选择套穴：18 好、蠡透、中封、肾 8（灸）。方中 18 好是治疗泌尿系统疾病的套穴，蠡沟穴肝经络穴，贺普仁先生在《一针一得治百病》推出此穴专门治疗输尿管结石的穴位，缓解此症疼痛立竿见影。《铜人腧穴针灸图经》云："治卒疝少腹肿，时少腹暴痛，小便不利如癃闭，数噫，恐悸，少气不足，腹中痛，悒悒不乐。"蠡沟穴可清肝胆湿热，通利下焦，治疗小便不利，并可缓解小腹胀痛，腰背拘急等症状，这些症状都是输尿管结石的临床症状，所以扎上蠡沟穴，输尿管结石的腹痛症状立即缓解或消失。《针灸甲乙经》卷九曰："阴跳腰痛，实则挺长，寒热挛，阴暴痛，遗溺……蠡沟主之。"中都穴，又名中郄，属足厥阴肝经郄穴，可疏理肝气，治疗小腹疼痛。《针灸甲乙经》云："崩中腹上下痛，中郄主之。"蠡沟透中都一针贯两穴，可加强两穴的联系，远远超过分别针刺两穴能起到的作用。使清利湿热之功加乘，亦可使腹痛快速减轻或消失。中封穴属是厥阴肝经，出自《灵枢·本输》，别名"悬泉"，为本经金穴，可清肝胆湿热，通利下焦，《备急千金要方》曰：中封主治"五淋不得小便"。蠡透、中封有明显的镇痛、排石作用。当患者剧烈腹痛，说明结石已运行到输尿管狭窄部位，这恰恰也是排石的最佳时机，此时顺势而为，事半功倍。此症需培补正气，18 好、肾 8 可从后天、先天同时调理，疏肝、健脾、理气、养血，温肾益气，四满、水道亦可使清利下焦之功加强。蠡透、中封催石下行，排出体外，此套穴的神奇在于结石排出，并无痛感，甚至在人不知晓时排出。诸穴相伍，基本一次就能排石而治愈此症。

第九节　18 通

18 通是专门治疗各种大便问题的套穴。18 通是在疏肝健脾，理气养血的基础上加上上巨虚、下巨虚穴，将套穴产生的合力，由上巨虚、下巨虚引经直达大小肠，直达病所，同时上巨虚、下巨虚穴又具有促进肠道蠕动之功能，是清利下焦之要穴作用明显。在三通法临床上，治疗大便问题，必须配伍咳喘 10，这是源于"肺与大肠相表里"的中医理论，肺从经络上，血气上，起源于中焦，联络大肠后才循行胃口上膈才属肺，所以调动肺功能，能够促进与提升肠道功能，属于重要的辅助治疗，同时肺脏与肾脏是"金生水"的母子关系，肺气有助肾气而司二便，这也是中医治病的整体观、大局观、综合调理的具体体现。这组套穴充分显示出了穴位的双向调节作，无论便干、便稀、便秘等，18 通都能很好的调整治疗。临床中要根据具体病情对套穴进行加减变化，灵活运用好套穴，充分发挥此套穴的功效。

1. 泄泻

泄泻是指排便次数增加，粪质稀溏或完谷不化，甚至泻出如水样便为主症的病证。古人将大便溏薄而势缓者称为"泄"，大便稀溏，时作时止。大便清稀如水而势急者称为"泻"，倾泻之意，病势较急。现代医学常见于急慢性肠炎、肠道肿瘤、肠结核、吸收不良综合征等。

历代医籍对本病论述甚详，名称亦颇多。《黄帝内经》始称为"泄"，如"濡泄""洞泄""飧泄""注泄"及"溏糜"等。《伤寒论》则称为"下利"。《诸病源候论》首次提出泄与痢分论。

泄泻的致病因素很多，有外邪与内伤。情志失和，脏腑虚弱，饮食不节（洁），感受外邪等均可导致泄泻的发生，其病位在脾胃与大小肠，与肝肾也有密切关系。病机不外乎脾虚与湿盛两个方面。《素问·举痛论》认为泄泻的病机为："寒邪客于小肠，小肠不得成聚，故后泄腹痛矣。"《灵枢·师传》云："胃中寒，则腹胀，肠中寒，则肠鸣飧泄，胃中寒，肠中热，则胀而且泄。"《古今医鉴》

云："夫泄泻者，注下之症也，盖大肠为传导之官，脾胃为水谷之海，或为饮食生冷之所伤，或为暑湿风寒之所感，脾胃停滞，以致阑门清浊不分，发注于下为泄泻也。"《素问·至真要大论》云："暴注下迫，皆属于热。""诸病水液，澄彻清冷，皆属于寒。"《素问·太阴阳明论》云："饮食不节，起居不时者，阴受之……阴受则入五脏……入五脏则腹满闭塞，下为飧泄。"《三因极一病证方论》载有泄泻叙论，认为不仅外邪可以导致泄泻，情志失调亦可引起泄泻，如说："喜则散，怒则激，忧则聚，惊则动，脏气隔绝，精神夺散，以致溏池。"《医宗必读·泄泻》对泄泻的治法做了进一步的概括，提出了著名的治泄九法："淡渗，升提，清凉，疏利，甘缓，酸收，燥脾，温肾，固涩。"认为"夫此九法者，治泻之大法，业无遗蕴，至如先后缓急之权，岂能预设，须临证之顷圆机灵变。"古人对泄泻的病因、病机论述的非常详细明了，同时指出泄泻有寒热之别，虚实之分，寒邪与饮食不节（洁）为主要病因，古人将病因病机论述的系统而全面，从而也为治疗指出了明确的方向。中医将此证分成两大类：暴泻与久泻，暴泻又分寒湿证、湿热证、食滞证。久泻又分为脾胃虚弱证、肝气乘脾证、肾阳虚弱证。不同的病因病机会引发不同的证候。

　　泄泻的病因主要是湿邪、寒邪所致，病机上与肝、脾、肾关系密切，主要病变在大小肠，三通法治泄泻皆以疏肝、健脾、理气、温阳、通利。选择套穴：18通、快针点刺咳喘10。五更泻或久治不愈的泄泻都要加上肾8(灸)。病情较重者，还要加上火5，当以驱邪，在治疗中使用火5很关键，利用火针的温热、消炎功能，疏经通络，清利下焦。火5对风寒外束型可疏解，暑热侵入型亦清化，伤食型可消导，湿盛者可分利。方中的基础套穴其实就是大扶正，功效为疏肝、健脾、理气、养血专以治疗虚症、寒症。脾虚者以健脾益气，肝旺脾弱者抑肝扶脾，水饮留肠者健脾通阳，瘀阻肠络者化瘀显络。大扶正与火5诸穴相伍后所产生的功效合力，将由上、下巨虚穴引领到大小肠，直达病灶，同时上巨虚、下巨虚穴也能促进肠道蠕动，通利下焦之功，在治疗中起着至关重要的作用，由于二穴的介入，此套穴才称为18通。针方中曲池、合谷穴在治疗中的作用至关重要，二穴均为大肠经之穴，有专攻肠道诸疾之功，将18通的功效聚集于下焦，通利肠道促进肠道蠕动功能。套穴中脐4灸的作用至关重要，温补中焦，化生血气，扶助正气，尤其悬灸神阙穴，作用更是不容小视。快针点刺咳喘10，是源于"肺与大肠相表里"的中医理论，肺气能够促进大肠功能的提升与改善，是中医学整体观的体现。临床中如遇水样泻严重者，可以加上复溜穴，以利小便，用利尿的方法，缓解水样泻，这也是古人"利小便以实大便"的具体落实。

　　在泄泻病证之中，有一种由于肾阳虚引起的泄泻，那就是"五更泄"，也称

"鸡鸣泄"。每与黎明之前，脐腹作痛，继则肠鸣而泻，完谷不化，泻后则安。此证必须温补肾阳才能根治，所以在18通的基础上，还要加上肾8（灸），治病求本，综合调理（此证在后面还有专门论述）。在临床中，在治疗其他病症时，如伴有大便问题，也可以加上上巨虚、下巨虚进行辅助治疗，这也显示出针灸治病的灵活性、有效性。这也是针灸优于其他学科的地方。

婴幼儿腹泻快针（少儿针灸不宜留针）点刺曲池、合谷即可。

2. 便秘

便秘是指排便次数减少，大便秘结不通为主要特征，同时伴有排便困难，粪便干结。一般多见于老年人，是老年人常见的症状，约1/3的老年人出现便秘，严重影响老年人的生活质量。正常人每日排便1～2次，或1～2日排1次，便秘患者每周排便少于3次，并且排便困难、费力，粪质硬结，量少。有的患者大便并不干燥，也会出现排便困难，排便时间长达30分钟以上，总有意犹未尽之感，并伴有腹胀、食欲不振。现代医学认为出现便秘主要原因为年龄、不良的生活习惯、精神心理因素、肠道病变、全身性病变、滥用药物等。

便秘中医古代文献称之为"大便难""脾约""秘涩""后不利""秘结"等。中医学认为便秘的发生主要由于体素阳盛，肠胃积热，情志失和，年老体虚，肠道气滞，脾肾气虚，感受外邪，气机郁滞，气血不足，下元亏损等原因。中医将便秘分为热秘、气秘、虚秘、冷秘。《内经》认为便秘与脾、肾关系密切，如《灵枢·杂病》所说："腹满，大便不利……取足少阴，腹满，食不化，腹响响然，不能大便，取足太阴。"《圣济总录·大便秘涩》云："大便秘涩，盖非一证，皆荣卫不调，阴阳之气相持也。若风气壅滞，肠胃干涩，是谓风秘，胃蕴客热，口糜体黄，是谓热秘，下焦虚冷，窘迫后重，是谓冷秘。或肾虚小水过多，大肠枯竭，渴而多秘者，亡津液也，或胃燥结，时作寒热者，中有宿食也。"《医学启源·六气方治》云："脏腑之秘，不可一概论治，有虚秘，有实秘，有风秘，有气秘，有冷秘，有热秘，有老人津液干结，妇人分产亡血，及发汗利小便，病后气血未复，皆能作秘。"古人将便秘的证型划分的非常细致，并对病位的归属也区分的非常清楚，这就为治疗清晰的指明了方向。

正气不足、气机不畅是便秘的总病机，病位在肠道，与肝、肺、脾、肾都有关系密切。《诸病源候论·大便难候》云："大便难者，由五脏不调，阴阳偏有虚实，谓三焦不和则冷热并结故气。"大便的排出与大肠的传导直接相关，饮食入胃，经脾胃腐熟，运化，吸收水谷精微之后，剩下的糟粕经大肠的传导变化而成大便排出体外，这个过程有赖于正气的推动和津液的濡润，若气虚则无力排出，气滞则不能下行，津液枯竭则停积不动皆可造成便秘。《实室秘录·大便秘结》说："大便闭结者，人以为大肠燥乎？肺燥则清肃之气不能下行于大肠。"明确指出便秘与肺有关。《杂病源流犀烛·大便秘结源流》则强调"大便秘结，肾病也。"以肾主五液，开窍于二阴，认为便秘从肾治。便秘的形成主要是大肠传导功能失常，与其他脏腑关系密切。中医将便秘分为两大类：实秘与虚秘。实秘又分出热秘、气秘与冷秘。虚秘又分出气虚秘、血虚秘、阳虚秘与阴虚秘。不同的病因病机会引发不同的证候。

治以疏肝、理气、健脾、润肠、通便。这一切都是扶正的基础上进行的。选择套穴：18通、快针点刺咳喘10。针对气虚便秘，便干或未见便干而排便困难者，加上痛10火后毫或直接毫火加灸，增强对肠道功能的调整与加强，加强排便的力量。针方中的肾俞穴针对肾精亏耗则肠道干涩者，肾阳不足命门火衰则阴寒凝结者，均有较好的调整。传导失常形成的便秘，病机为肠道气机不畅，传化失司，故用18通加灸，对气机调整，温阳化瘀，以促行滞，润肠通便，针对中气下陷而滞，便秘肛门坠胀者及肾阳虚弱，阴寒内生的冷秘，温阳化瘀，润肠通便，上巨虚、下巨虚引经直达病所，同时上巨虚、下巨虚也有增强肠道蠕动的作用，通利下焦的作用，有助于肠道通畅。痛10套穴位于腰骶，是与肠道最近的套穴，基于古人"腧穴所在，主治所在"的理念，痛10能够有效的增强18通的排便功能，尤其针对大便干燥排便困难或排便无力、排便时间过长的患者。治疗中根据病情，可采取火后毫或直接毫火。咳喘10的参与，源于古人"肺与大肠相表里"的理论，肺气可以促进大肠功能的提升，同时肺脏与肾脏是"金生水"的母子关系，肺有助肾气而司二便，是中医治病的整体观理念的体现，同时彰显了古人的智慧。

三通法充分利用穴位的双向调节作用，运用18通既治疗泄泻，也治疗便干、便秘的优势，在大扶正疏肝、健脾、理气、养血扶助正气的基础上，充分利用上巨虚、下巨虚的引经作用，治疗一切大便问题，由于穴位的双向调节作用，无论是实秘或虚秘，此套针方均可治疗。治疗中艾灸的温煦功能，在治疗中的作用也是至关重要的。针与灸产生的合力凸显了古人的智慧。

治疗大便问题的18通，既治疗便稀、便溏，也治疗便干、便秘。针灸的这种双向调节作用充分证明了针灸的特点、特长，彰显了中国针灸的神奇与魅力。

3. 肠炎

肠炎是细菌、病毒、真菌和寄生虫等引起的小肠炎症和结肠炎症。临床以腹痛、腹泻、稀水或黏液脓血便为常见。部分患者可有发热及里急后重感觉，故亦称感染腹泻。此病在我国夏、秋季发病比较高，一般潜伏期为 12～36 小时。分急性和慢性两种。临床表现为恶心、呕吐、腹泻、消化不良，严重的可出现大便失禁，还有大便带血者，直肠受损，可出现里急后重，粪质多呈糊状，混有大量黏液，有的形成脓血便。

肠炎属于中医"腹痛""霍乱"范畴。此病有别于中医的"泄泻"，肠炎腹痛突出，便中黏液较多，有里急后重，甚者脓血便。症状虽有不同，但病理机制、发病原因基本差不多。皆因正气不足，情志失和，脾失健运，下焦湿热下注等。由于此症内邪滞结，只有邪气全部排出病证才可治愈，因此，对于病邪要给以出路，用特殊的方法治疗特殊的病症。严重的肠炎，还需要火针的参与，火 5 对于肠道炎症，有着突出的治疗作用，这是因为火针具有强大的活血化瘀、消炎的功效。

取穴：小扶正，上巨虚、下巨虚、中脘、快针点刺咳喘 10、火 5。小扶正的功效是疏肝、健脾、理气。在此基础加上中脘穴，固守中土，养血、培补中气，提升人体正气，使气血生化有源而荣养全身。诸穴相伍所产生的合力，由上巨虚、下巨虚引经直指病所，通利下焦，以通为用，迫邪外出。治疗中咳喘 10 的使用，是源于"肺与大肠相表里"的理论，肺气有助于大肠功能的调整，同时肺脏与肾脏是"金生水"的母子关系，肺气助肾气而司二便，这也是中医大局观、整体观的治疗理念。火 5 攻坚克难，消除炎症。以守为攻，以输为通，扶正祛邪，相得益彰。

此套穴位的组合实际上是 18 通去掉了天枢、气海，而且还去掉了灸法，将18 通固摄止泄的功能转变为促进排泄。因此，此套针方的作用不再是固涩止泻，而是促进肠道蠕动，将毒素排出体外，是以输通为主，以促排为主，这不同于治疗普通的腹泻，是以通为用的治疗方法，虽然是大便问题，特殊情况下 18 通产生了加减变化，给邪留以出路。针方中疏肝、健脾、理气的功能基础上中脘穴的作用是至关重要的，化生气血，充实中气，气血充旺以促排，将病邪（有毒）之物排出体外，驱邪自退。中脘穴位于中焦，是肺经起源之地，是肺经发生、发展的地方。针刺中脘穴亦能起到促进肺经功能的作用，"肺与大肠相表里"因此也达到促进肠道功能的作用。这一切都源于对疾病的认识，对套穴的理解，也是法无定法的具体落实。套穴中曲池、合谷穴的伍用，在治疗中起到的也是促排毒邪糟粕之作用。这样综合调整，整体考虑，辨证论治，这也是古人的智慧结晶。

4. 痢疾

痢疾是痢下赤白脓血，腹痛，里急后重为临床特征。主要病因是外感时邪疫毒，内伤饮食不洁，病位在肠，与脾胃有密切关系。病机为湿热、疫毒、寒湿结于肠腑，气血壅滞，脂膜血络受损，化为脓血，大肠传导失司，发为痢疾。古代文献将本病之传染性强而病情危重者称为"时疫痢"和"疫毒痢"。痢疾的治疗，初痢宜通，久痢宜涩，热痢宜清，寒痢宜温。

《内经》称痢疾为"肠澼""赤沃"。《素问·至真要大论》曰："少阴之胜，……腹满痛，溏泄，传为赤沃。"《难经》称痢疾为"大瘕泄"。《伤寒论》与《金匮要略》将痢疾与泄泻统称"下利"。《千金要方》称痢疾为"滞下"。宋代《济生方》正式用痢疾命名"今之所谓痢疾者，古所谓滞下是也"。金元时代已认识到此病能互相传染，普遍流行称为"时疫痢"。正如朱丹溪在《丹溪心法》中所说："时疫作痢，一方一家之内，上下传染相似。"明清之后古人对痢疾的认识趋于深入，进一步阐发痢疾的病因病机和辨证论治，提出痢疾有伏积，所谓"无积不成痢也"。清·李用梓《证治汇补·痢疾》曰："无积不成痢……痢起夏秋，湿热交蒸，本乎天地，因热求凉，过吞生冷，由于人也，气壮而伤于天者，郁热为多，气弱而伤于人者，阴寒为甚，湿土寄旺四时，或从火化，则阳土有余，而湿热为病，或从水化，则阴阴土不足，而寒湿为病。"古人的远见卓识，认为痢疾是有潜伏期的，邪积而成而后发作。现代医学的细菌性痢疾、阿米巴痢疾与此症相同，还有溃疡性肠炎、放射性肠炎等亦均同于本病。中医将痢疾分成几个证型：湿热痢、疫毒痢、寒湿痢、阴虚痢、虚寒痢、休息痢。不同的病因病机会引发不同的证候。

治以疏肝、健脾、理气、温通、利下。选择套穴：18通（去掉天枢、气海）、火5、咳喘10（快针点刺）、肾8（灸）或痛10（灸）。针方中18通经过变化以后已经成为小扶正加中脘穴，基本功效仍以疏肝、健脾、理气为主，此方在补益后天的基础上加上中脘穴，增加了补益气血的功效，小扶正加上中脘后的扶正祛邪合力由上巨虚、下巨虚引领，直达病所，同时上巨虚、下巨虚也能促进肠道蠕动而通利下焦，使有毒之便排出体外，是在扶正的基础上以通为用，同时扶助后天使后天之本得以充实，气血生化之源盈满，正气存内，邪气自退。针方中的中脘穴既补益气血，又能增强肺气而促进肠道功能。改变的18通已由原来的固摄止泄功能，变化成为促进排泄的针方，我个人认为，此证不宜固摄，应该促邪外泄，将有毒糟粕排出体外。中脘穴在治疗中有着举足轻重的作用，温补中焦，扶助正气而助通利下焦。治疗中咳喘10的介入，是源于"肺与大肠相表里"的中医理念，肺气能促进大肠功能的提升，调整大肠功能。同时肺还能通过肺与肾"金生水"的母子关系，补益肾气而司二便，这是中医治病从整体考虑的理念。火5具有温阳散瘀和强大的消炎功效，对于严重的大便问题的治疗起着关键的作用。肾8和痛10既补益先天之精，又对肠道起着温煦濡养的作用，属于综合调理，全面治疗。现在的针方作用，不是止泻，而是促排，有毒之糟粕，必须排出体外，逼邪外出，才能治愈此症。痢疾属于疑难的肠道疾病，治疗要有信心，更要有耐心，欲速不达，坚持长期治疗，必会痊愈。

临床中痢疾以腹痛、大便次数增多、里急后重、排赤白脓血便为主要症状。与肠炎症状相似，最主要的区别就是痢疾具有传染性，属于"疫毒痢"。肠炎与痢疾的病因病机相似，所以治疗方法也基本相同，都是以促排为要。治疗肠炎与痢疾都不能止泻，与治疗普通腹泻的固摄止泻的方法不同，而是要输通，要给邪留以出路，只有这些有毒糟粕排出体外，才能治愈此证。因此，在辨证、配穴、施针时，意念上是以通为用，清利下焦，使邪毒外泻，而不是治疗普通泄泻的理念。

5. 肠梗阻

任何原因引起的肠内容物通过障碍统称肠梗阻。它是常见的外科急腹症之一。有时急性肠梗阻诊断困难，病情发展快，常致患者死亡。临床多表现为阵发性腹痛，伴恶心、呕吐、腹胀及停止排气排便等。属于中医"肠结""腹胀""痞证"的范畴。六腑者，传化物而不藏，故实而不能满，六腑以通为用，六淫、七情、饮食不节等均能引起腑气不通，阴阳关格或津液枯竭，糟粕痞结，致使肠道阻塞，大便不通。主要由于饮食不节，劳累过度，寒邪凝滞，热邪郁闭，湿邪中阻，瘀血留滞，燥屎内结或虫团集聚等因素使胃肠功通降功能失调，滞塞不通，造成此病。《素问·厥论》云："太阴之厥，则腹满胀，后不利，不欲食，食则呕，不得卧。"《素问·举痛论》云："热气留于小肠，肠中痛，疸热焦渴，则咽干不得出，故痛而不通矣。"《内经》云："饮食不下，膈塞不通，邪在胃脘。"明代《医贯》云："关者下不得出也，格者上不得入也。"中医学认为肠梗阻是大肠传导功能失常，导致肠内容物不能正常运行或通行障碍而致。

临床表现为腹痛突发，疼痛剧烈拒按，痛在脐周，恶寒，肠鸣有声，呕吐、口干、口苦，大便闭结。苔黄腻，脉洪大而滑。肠梗阻基本病机就是肠道痞塞，腑气不通，以痞、满、燥、实为主证。

《医学入门》云："关格死在旦夕，但治下焦可愈……"古人明确的指出了此证的危险、危急状况，同时也指出了治疗方法，通利下焦，是治疗此症首选的治法，下焦不通则气机逆乱。但究其此症，人体必然正虚，因此，扶助正气也实为治疗之基本，通调腑气，清利肠道为治疗之要，使下焦通畅，此症可愈也。中医将此证分为：寒邪内阻证、湿热壅滞证、中虚脏寒证、饮食停滞证、肝郁气滞证、瘀血阻滞证。不同的病因病机会引发不同的证候。

选择套穴：18通、火5、带2、快针点刺咳喘10、痛10。针方中18通疏肝健脾，理气养血，扶助正气，通利下焦，疏解腑郁，针对此证主要病机，针对性的调整腑气，疏通大肠而通利下焦。在临床中情况是复杂的，症状是有阶段性变化的。火5的使用，在治疗中需谨慎，不宜针刺过深，因为此症会出现严重的腹胀，甚至"腹胀如鼓"，深刺易发生危险。治疗初期由于患者腹胀严重，恐怕难以俯卧，因此，痛10难以施针，只能以针刺前面为主，也可以侧身位，火针点刺痛10，待病情缓解后，再俯卧施以痛10。在临床中，腹部胀满是此证最突出的症状，减轻腹胀是当务之急，三通法治疗腹胀关键的穴位就是足三里穴，在实施18通时，足三里单穴进行手法治疗，即对足三里穴进行"九六"补泻（重刺激），也就是平补平泻，旨在缓解腹胀的压力。治疗中使用咳喘10源于"肺与大肠相表里"中医理论，肺气能促进大肠功能而以促正常排泄。同时肺与肾是"金生水"的母子关系，肺气助肾气而司二便，也是中医治病整体观的体现。18通是专门各种大便问题的套穴，有很强的通利下焦之功效，肠梗阻最突出的问题就是肠道不通，腹压增高，只有下焦通畅，使大便通畅以通腑气，才会有效、快速的缓解症状。带2可以辅助缓解腹胀，促进肠道蠕动。痛10的部位是离肠道最近的部位，痛10灸的温煦功效直接作用于肠道，对肠道进行濡养，调整肠道的排降功能，润肠通便，降逆为顺，此症可解。此症属于比较严重的急腹症，需尽快的缓解症状，避免危及生命。

6. 五更泻

五更泻，又名："鸡鸣泻""肾泻"。也称"五更溏泻"。中医学认为，此病主要由于脾肾阳虚所致。病久渐虚，脾病损肾，则见脾肾阳虚。肾阳不足，命门火衰，不能蒸化致病。黎明之前，阴气盛，阳气未复，脾肾阳虚者，胃关不固，隐痛而作，肠鸣即泻，称"五更泻""鸡鸣泻"。《景岳全书·泄泻》云："肾为胃关，开窍于二阴，所以二便之开闭，皆肾脏之所主，今肾中阳气不足，则命门火衰，而阴寒独盛，故于子丑五更之后，阳气未复，阴气盛极之时，即令人洞泄不止也。"指出五更泻的总病机是肾阳虚。古人又将五更泻细化分为五种类型，《病因脉治·泄泻论》指出五更泻有：肾虚五更泄泻、酒积五更泄泻、寒积五更泄泻、食积五更泄泻、肝火五更泄泻等。肠鸣即泻，泻后腑气通则安。《不居集·泄泻》指出："五更溏泻，有肾虚失闭藏之职。"肾亏则腰膝酸冷，脘腹畏寒，形寒肢冷，四肢不温，肾阳虚衰，命门火衰，温煦无力，小便清长，夜间尿频，舌质淡，舌体胖有齿痕，脉无力，均为脾肾阳虚之证。

五更泻属于现代医学"腹泻"范畴。临床主要表现为黎明泄泻，肠鸣脐痛，大便稀薄，泻后痛减，混杂不消食物，形寒肢冷，四肢不温，腰膝酸冷，疲乏无力，小便清长，夜尿频等。此症多发于夏秋交替季节，男性多于女性，多见于中老年人，多见于体虚的人，多见于大病初愈之人。因此，治疗此症扶正则是重中之重，只有正气充沛，才能完治此疾。

治以健脾温肾止泻。选择套穴：18 通、快针点刺咳喘 10、肾 8（灸）。针方中 18 通是专门治疗各种大便问题的套穴，疏肝健脾，理气润肠，扶助脾胃正气以止泻，上巨虚、下巨虚促进肠道蠕动，将 18 通产生的合力引经直达病所，清利止泻。治疗中使用咳喘 10 是源于"肺与大肠相表里"的中医理论，肺气能促进大肠功能的提升，使大便正常排泄，同时肺与肾属于"金生水"五行的母子关系，肺气有促进肾气功能的作用，属于"虚则补其母"的原则，是中医治病的大局观、整体观的具体体现。肾 8（灸）以温补肾阳补益先天，而司二便。虽然是大便的问题，但其病因主要肾阳虚造成，故温补肾阳乃治疗之关键，属于治病求本，从源头治起。治疗中先、后天同时调补，提高人体正气，激发经气，激发阳气，是治疗的根本所在。二套针方配合，扶正祛邪，治病求本，标本兼治，相得益彰。

7. 克罗恩病

克罗恩病是一种原因不明的肠道炎症性疾病，在胃肠道的任何部位均可发生，克罗恩病为贯穿肠壁各层的增殖性病变，可侵犯肠系膜和局部淋巴结。病变局限于小肠（主要为末端回肠）和结肠，二者可同时累及，产生肠道渗漏而污染腹腔而腹痛，严重影响生活质量。

临床表现为腹痛拒按、肠梗阻，可伴有发热、贫血、食欲不振，里急后重，营养障碍，人体急骤消瘦。由于小肠等渗漏，腹腔会积存脓液，腹大而胀满。临床表现与肠梗阻极为相似，只是本病有肠道渗漏症状。由于肠道渗漏，人体营养流失不能正常吸收，而且患此症均有大便不通的共性症状，所以病者急骤消瘦，随之正气亦衰，属于危重病证。

克罗恩病属于中医"腹痛""积聚""痞满"范畴。《灵枢·五变》云："人之善病肠中积聚者……如此则肠胃恶，恶则邪气留止，积聚乃伤。"中医学认为造成克罗恩病主要由于饮食不节，感受外邪，情志不畅，以及久病体虚所致，湿邪内蕴，气血壅滞，脾肾亏虚是克罗恩病的病机关键。本虚标实，虚实夹杂是其特点，本虚责之脾、肾气虚或阳虚，标实表现为湿热壅滞，肝气郁结或气滞血瘀。我个人认为此病的主要病机则是下焦不通，使之气机逆乱而致，因此，通便则是重中之重。只有清利下焦，大便畅通才能减轻肠道内的压力，使症状减轻或消除。

治以疏肝、健脾、理气、清利下焦。选择套穴 18 通、火 5、带 2、咳喘 10、痛 10。针方中 18 通疏肝健脾理气，清利下焦（大便畅通，必然减轻肠内压力），同时扶助正气，使血气生化有源，提升人体正气。火 5 以它强大的温热功效与消炎功能化瘀祛滞，同时疏通肠道。需要注意的是，如腹胀过于严重，火 5 时不能针刺过深，以免伤及脏器。带 2 祛瘀除满，促进肠道蠕动，疏通肠道。咳喘 10 加强肺卫增强肺与大肠之间的联系以清利下焦之瘀滞，促进调整肠道功能。痛 10 是距离病位最近的套穴，活血化瘀，濡养肠道，促进肠道功能而使肠道畅通。诸穴相伍其主要治疗目的是清利下焦，使肠道畅通以减轻肠道内的压力，肠道内的压力正常了，肠道还会渗漏吗？同时为肠道渗漏创伤愈合接供了条件，肠道内压力过大，渗漏的创口难以愈合。方中火 5 的作用是至关重要的，消除肠道炎症，是治疗的重中之重，也是治疗的关键，治疗此症必须以大局观、整体观综合治疗，治病必须求本。

此病缓解的标志，就是腹内的渗漏造成的脓液在减少或消失（B 超可以检测），这说明肠道渗漏问题在缓解或痊愈。我个人认为，解决渗漏问题，必须减轻或降低肠道内压力，而减轻或降低肠道内压力的唯一办法，就是使大便畅通。因此清利下焦是最有效的办法。

这是一个完全没有文献、经典借鉴的病证，古人的论述也只是局限于临床表现和证型上。古人对于此症并没有一个完整的认识。从中医治症状的角度出发，如果没有现代医学的检测，凭中医理论很难认清此病的真正病因。所以中西医不能排斥，西医对我们有用的东西，我们一定要借鉴，然后再用中医的手段去解决问题，去完善治疗方法，才能极大的发挥中医的优势，才能更有效的治疗疾病。

第十节 痛 10

痛 10，这组套穴主要针对痛经、闭经、阳痿、早泄、不孕、不育、排便困难、骶骨痛等症，对于这些病证有着突出的疗效。痛 10 是针对男科、妇科、泌尿系统、生殖系统所设的重要套穴，针对性极强。根据病情来决定用毫针，还是火后毫，还是直接毫火。

痛 10 功于通经舒络，温经化瘀，调经暖胞，调精固涩，化瘀止痛。

1. 痛经

痛经选择套穴：18 好，严重的可以使用火 5，配伍痛 10。痛经属于 18 好的治疗范畴，痛 10 配合 18 好治疗痛经。此症在前面已详细讨论过，这里不在多叙。

2. 不孕

不孕属于妇科疾病，亦属于 18 好的治疗范围。痛 10 亦属于辅助手段，配合 18 好治疗不孕症。前面已论述过，此不再叙。

3. 不育

不育症属男子生殖系统病变，亦属于 18 好的治疗范围。痛 10 也是配合 18 好的治疗，起到辅助治疗的作用。前文已经论述，此不再叙。

4. 骶骨痛

骶骨痛多由于骶尾部的滑囊炎引起来的，主要和劳累受凉及长时间坐着有很大关系，腰椎间盘病变也是造成骶骨痛的主要原因。另外，风湿痹症也能引起骶骨痛。劳损，房事劳伤，肝肾虚弱，外邪侵袭，腰扭伤等均能引发骶骨痛。

骶骨又称"尾闾"，《灵枢·骨度》又称"尾骶"。上连腰脊下接尾骨。中医学认为骶骨痛的主要病机就是肾气亏虚所致。"腰为肾之府"，"肾主骨"，肾气亏虚为主要病因。骶骨痛往往因先天不足，骶骨未能完全闭合，因劳累或损伤而诱发，起病较缓慢，而且疼痛症状亦不甚剧，常伴有遗尿等症状。因此补益肾气，就是治疗骶骨痛的治疗理念和治疗思路。而因血瘀气滞的骶骨痛常见于体胖的女性，有明显的跌仆挫伤史，起病突然而疼痛剧烈，尤其尾部压痛明显，多伴有大便秘结，治疗此症补益肾气，活血祛瘀止痛，就是治疗骶骨痛的关键治疗理念和治疗思路。

选择套穴痛 10，椎 8，委中至昆仑，严重的可以环中至昆仑，既补益肾脏又能针对病灶进行治疗，亦属于治病求本的典型疗法。痛 10 可以毫针、火针、毫火综合使用，疗效最好的就是火后毫。火针的参与既活血化瘀，又温经散寒，又能祛痛消结，能够做到标本兼治。大量的临床实践证明，痛 10 在治疗骶骨痛方面有着突出的疗效。在治疗的同时，还要结合颈腰同治的原则，加上椎 8，配合治疗。加上委中至昆仑，这本身也符合中医针灸的远端配穴的原则。另外，治疗骶骨痛还有一种形式，肾 8 加上八髎（灸）的方法，可以火后毫，也可以直接毫火，加上委中至昆仑，这种方法适用于单纯的腰痛伴有骶骨痛的情况。除此之外是严禁肾 8、八髎同用的，如痛经伴腰痛，就是这种情况，遇到这种情一般采取肾 8 火针，然后再针刺痛 10 的方法。除了单纯治疗骶骨痛，不能肾 8 与痛 10 同用，特殊情况特殊处理。

第十一节 肾8

肾8这组套穴主要的功效是补益先天之精，滋阴益阳，调整肾功能，祛除腰部病变，加强"肾主纳气"之功效，促进肾司二便之功效，温阳壮骨，通脑生髓，是三通法临床上扶正的重要的套穴，也是治疗男科、妇科、泌尿系统、生殖系统病变的必选套穴。

1. 肾虚

肾虚是指肾精气不足或肾阴阳虚损，包括肾气虚，肾阳虚，肾阴虚以及肾精不足等四种。

《素问·灵兰秘典论》记载，"肾者，作强之官，伎巧出焉。"把肾比喻成一个大力士，是国家劳动部部长，一方面决定身体力量的强弱，与体质有关，另一方面影响大脑的灵活、精细成度，是智力的表现。《黄帝内经》认为肾气在五脏六腑里最为重要，称得上是人体的"生命之气"。肾气盛则寿命长，肾气虚则寿命短。《素问·六节脏象论》说道："肾者，主蛰，封藏之本，精之处也。其华在发，其充在骨。"《灵枢·脉度篇》云："肾气通于耳，肾和则耳能闻五音矣。"肾精亏损造成肾虚的临床表现为腰膝酸软，神疲乏力，头昏耳鸣，尿频等。女性肾虚可导致月经周期紊乱，月经量减少或崩漏，月经质地改变，闭经，不孕等。男性可导致性功能减退、阳痿、早泄、遗精、精少不育等。

肾气虚包括肾气虚弱，肾不纳气。肾气不固，肾阳虚包括肾阳不振，肾虚水泛。肾阴亏虚多为腰膝酸软，头晕耳鸣，遗精早泄。阴虚阳盛主要表现为潮热盗汗，五心烦热等。肾精不足，小儿发育迟缓，智力低下，成人性功能减退，男子少精，女人闭经不孕，过早衰老等。所以，肾气是人体的精气之根，先天之本，也是必须要培补的精气，自古医认为"肾无实证"必须补益，不得攻伐，是扶正祛邪的主要方面之一。补益先天之本，首先要辨明阴阳，肾阴虚与肾阴虚的补益方向法有所不同，在三通法临床主要表现在肾8灸与不灸，肾8灸补肾阳，肾8不灸滋肾阴，是有明确界定的。

中医学认为肾虚的主要原因多由先天不足、情志失调、房劳过度、久病伤肾、年老体衰等原因引起。治疗以补益先天，扶助后天为原则。

选择穴位：肾8（灸），大扶正。也就是完全大扶正，补益先天，扶助后天。阴阳通调，气血双补，提升人体正气。提高人体生命力。这种方法尤其针对"亚健康"人群，各种检测无器质性病变，就是精气神不足，全身倦怠，不适，生活质量下降，主要的感觉是力不从心。用此方法可全面提升人体素质，使人达到精神饱满的状态。

另外，在临床中，单纯肾虚就诊的患者并不多见，绝大多数伴有其他病证，在临床中兼顾治疗。肾8的使用，也属于综合治疗，还要根据辨证，配合其他套穴来达到治疗的目的。

2. 腰痛

腰痛主要是指下部腰椎、腰骶区或骶髂区感觉疼痛，常伴有腿部症状，疼痛向一侧臀部或下肢放射性疼痛。腰痛一证最早见于《黄帝内经》，《素问·刺腰痛篇》认为腰痛属于足六经之病。详细介绍了足三阳、足少阴经、足厥阴经等经络发生病变时，引起腰痛的各种表现及使用针刺的治疗方法。中医学认为"腰为肾之府"，腰痛的原因很多，各条经络的病变都能引腰痛。《丹溪心法·腰痛》把发病原因归纳为"湿热""肾虚""瘀血""挫闪""痰积"五类。而其中最为重要就是肾虚。在诸多致腰痛病因中，笔者认为腰椎间盘问题是引起腰痛，甚至腰腿痛最主要、最突出的原因。《仁斋直指附遗方》云："腰者，肾之外候一身的恃，以转移关辟者也。盖诸经皆贯于肾而络于腰脊，肾气一虚，凡冲风受湿伤冷，蓄热血沥，气滞水积，堕伤与夫失志作劳种种，腰疼叠见而层出矣。"腰部的所有病变皆与肾的功能盛衰有直接关系。这种腰腿痛中医也称"坐臀风"，《灵枢·经脉》云："腰似斩，髀不可以曲，腘如结，腨如裂……""腰、尻、腘、腨、脚皆痛。"古人形象的论述了腰椎间盘病变的临床特点。

腰痛的病因很多，主要分为外感和内伤，外感多由风寒湿邪侵袭，外伤，劳损等。内因多为肾虚造成。当今造成腰痛的主要问题就是椎间盘问题，在椎间盘病变中最隐蔽、病程长、后果严重的当属腰椎间盘膨出。腰间盘突出造成的腰痛，来势猛，腰痛严重，严重者只能卧床，不能行动。腰椎间盘膨出则不同，来势缓慢，甚至几年，腰痛逐渐加剧，有的可持续5～10年，随着病程的迁延必要蔓延至下肢，造成腰腿痛，出现下肢的麻木、疼痛。《医学心语》云："腰痛拘急，牵引腿足。"严重的影响到生活质量。但此证的特点是，当腿部出现麻痛以后，腰部疼痛会大为缓解，一侧下肢麻木疼痛为主要症状。腰痛的主要病机为外感与内伤腰痛，外感多因外邪（风、寒、湿）痹阻经脉，气血运行不畅，内伤腰痛多因肾精气亏虚，腰府失其滋润、濡养、温煦，总之肾虚是腰痛不可逾越的总病机，也就是说肾虚是腰痛的病理基础，肾虚是腰痛病变的关键。中医将腰痛分为：寒湿腰痛、瘀血腰痛、肾虚腰痛。不同的病因病机会引发不同的证候。

《素问·刺腰痛》指出："足太阳经脉令人腰痛。"所以治疗腰痛多以足太阳经穴位为主。治以温经益肾，强腰壮骨，除湿祛痹。选择穴位：肾8（灸）、椎8、委中至昆仑，根据临床的具体情况，酌情配穴，腿部症状严重的加上环中至昆仑，远端配穴还要加上椎8。针对久治不愈或严重的腰痛肾8可以火后毫，也可以直接毫火。针方中足太阳膀胱经的穴位居多，首先是病变部位是在经络循行的位置，这正是古人"经脉所过，主治所及"理念的具体实施，既有局部取穴，也有远端配穴，也有上下呼应，既是局部治疗，也有整体考虑，是中医治病大局观的体现。

临床上腰椎间盘膨出的病证有下肢的症状，治疗此病的配穴为：椎8、肾8、患侧下肢环中至昆仑，健侧委中至昆仑。上述穴位可以毫针，也可以火后毫，亦可以直接毫火（毫火环中穴必须使用三寸以上的针，才够深度）。尤其患侧下肢按照重点痛点部位也可以施以火针密刺，也可以直接毫火。根据患者的具体情况，还要实施小扶正、大扶正、或者是降压套穴扶助后天之本进行整体的综合治疗。

腰痛至腿的治疗，在后面"腰腿痛"篇中还要详细论述，这是另外一个课题。

3. 肾病

3.1 肾炎

肾炎是指各种因素引起不同程度功能减退的一组肾脏疾病。患者多出现血尿、蛋白尿、水肿、高血压等临床表现。肾炎不仅造成肾功能损害，还会导致内分泌、循环、消化道等功能障碍，久治不愈可导致肾功能不全和尿毒症，严重者可危及生命。

肾炎属于中医"水肿""腰痛""虚劳"范畴，并与邪毒感染密切关系。外感、水湿、血瘀、情志等可诱发和加重本病。以水肿、蛋白尿、血尿、高血压及肾功能减退为主症，具有病程长、易反复、难康复的特点。目前现代医学对本病尚无特效药物。此病的发生主要由于先天禀赋不足，身体素虚，肾精不足，后天失养为病因基础，阴阳气血的失衡，久治不愈，势必造成人体素质的整体下降，同时也造成很大的心理压力。治疗此症应以扶正为主，补益先天。

选择穴位：肾俞（灸），艾灸1小时以上（格外注意艾灸的温度，避免发生烫伤）、大扶正。肾炎之病中医学认为是虚证，按照古人"虚者补之"的原则，首先要补益先天之本，肾俞就是补益先天的首选穴位，肾俞穴出自《灵枢·经脉》，属太阳膀胱经，功于调补肾气，通利腰脊。重灸肾俞穴，以艾灸温煦之功，温阳补肾，旨在益肾填精，壮骨生髓，滋补肾气，提升元气，提升精元，提高肾功能，提升人体的精、气、神。治疗中还要针对人体的血气进行调整，大扶正功于疏肝健脾、理气养血，扶助后天之本，使气血生化有源，提高人体正气，先天、后天同时调补，提升人体正气之本。治疗中表面看艾灸了肾俞，其实也悬灸了命门穴，此穴出自《针灸甲乙经》，为元气之根本，生命之门户，命门可谓是无名英雄，悬灸命门穴起着非常重要的作用，实际上是两个穴位同时在起作用，而且补益的力量大于单穴肾俞穴。治疗根据具体的症状配伍穴位，高血压，降压套穴，水肿，大扶正加复溜穴，贫血，大扶正加内透、血海穴，失眠，神10，便溏，大扶正加上巨虚、下巨虚。这样的治疗是三通法的特色，主症、兼症同时调整治疗。

　　总之，此症属疑难杂症，须坚持长期治疗，医患双方都要树立信心，相信套穴，定能达到预期的治疗效果。

3.2 肾囊肿

　　肾囊肿是成人肾脏常见的一种结构异常。可为单侧或双侧。临床上大部分患者没有自主症状，严重者可有腹部及背部呈现间歇性钝痛。肾囊肿可并发尿路感染、结石、梗阻及腹膜后出血，少数有恶变的可能。随着年龄的增长，肾囊肿的发病率会越来越高，30～40岁单纯肾囊肿发生率为10%左右。

　　单纯性的肾囊肿多无症状，对肾功能和周围组织影响也不大，因此不需要治疗，也不必要担心。严重的，体积较大的肾囊肿会出现血尿、蛋白尿或出现高血压的症状。这就必须要引起重视，抓紧治疗。

　　肾囊肿属于中医的"积症""腰痛""尿血"等病的范畴。主要病因为先天禀赋不足，加之情志郁结，过劳而致肝肾爱损，气机不通，脾失健运，肝失疏泄，胃失和降，肾气先损，从而导致湿浊内停，凝结为痰，痰瘀交阻，脉络不畅，瘀血及痰浊搏结于肾，凝聚不散，不通则痛，气滞不通，瘀血内结，而成积证。

　　针灸治疗肾囊肿有着很强的优势，因为穴位的软坚散结的能力很强。选择穴位：肾8（灸）、小扶正。也可加上肾区的火针点刺。根据症状针对性治疗。高血压患者小扶正改成降压套穴，肾8不灸。针方中小扶正疏肝、健脾、理气，滋阴扶正，扶助人体正气。肾8对于肾功、肾气均能调整，轻症肾囊肿，可以消失，重症肾囊肿，火针点刺肾区，效果非常明显。其实，一般轻症肾囊肿，没有症状，可以不理睬。因为在中医临床上没有症状，就没有痛苦，人体是相对和谐的。

　　严重的肾囊肿毕竟属于顽疾，冰冻三尺，不可能快速痊愈，要有长期治疗的思想准备。要相信科学，要相信套穴，保持良好平和心态，配合治疗。另外，规律的良好的生活作息，科学健康的饮食结构，适当的体育锻炼，也是很重要的。

3.3 蛋白尿

蛋白尿是慢性肾病的典型症状，蛋白尿的形成原因与肾小球屏障功能有着密不可分的关系。主要分为肾性蛋白尿和非肾性蛋白尿。此病在早期没有明显的症状，随着病情的发展，会出现面部、颈部以及下肢浮肿，蛋白尿能够加重慢性肾炎，使慢性肾炎进入慢性肾衰竭的时间提前，缩短患者的寿命。

此病在中医范畴中尚无恰当的病名，与淋证的热淋、膏淋相对接近。对于蛋白尿的出现，中医多从精微物质的异常外泄的角度探讨的。"肾者主蛰，封藏之本，精之处也。"脾主统摄升清，若肾虚不足，失于封藏，精关不固，精微下泄，脾气虚脾不升清，脾失统摄，均可致精微下泄，蛋白也属于人体的精微物质，随小便外泄而见蛋白尿，造成人体的营养物质大量流失而气血双虚。现代医学蛋白尿不属于单独的一个病，而是肾病的一个症状，因此，追根溯源，补益肾脏才是治疗的关键。

蛋白尿的各种病因之中，肾气虚弱是最突出的，因此补益肾气，补益先天是尤为重要的。取穴：肾俞、18好、复溜。肾俞重灸1小时以上（注意艾灸的温度，要避免发生烫伤，如果条件允许可以延长艾灸时间），目的非常明确，就是滋补肾脏，提升元气，调整肾功能，同时补益先天。治疗此症后天的补益也是非常重要的，因此，选择套穴：大扶正（可以加上四满、水道，一定要祛除18好的概念，虽然是18好的组穴，仍以大扶正为主，仍以扶助后天为主）。疏肝、健脾、理气、养血，扶助后天，四满、水道清利下焦，祛邪通瘀。大扶正提升正气，使之气血生化有源，扶正祛邪。复溜穴清利下焦，同时此穴五行属金，金生水，是肾经之母穴，有益肾之功效，同时也有虚则补其母的内涵。临床中遇到少儿患者，亦同此方，正面免灸。治疗此症必须先天、后天共同补益，但实正气，恢复肾功能，逼邪自退。

3.4 肾性贫血

肾性贫血是由于肾功能受损，尤其是患者肾小球滤过率低或血清肌酐浓度高，且血红蛋白降低时导致的正色素正细胞性、增生低下性贫血。本病是慢性肾脏病的常见并发症，也是慢性肾病患者合并心血管并发症的独立危险因素。如未能及时治疗，可因严重贫血诱发心绞痛和心力衰竭，导致死亡。

临床上表现为畏寒、疲惫、嗜睡、食欲减退、肌无力、活动能力下降、注意力集中困难、记忆力和智力下降、休息或活动时气促、心悸、心绞痛及性欲下降等。

肾性贫血中医属于气血双虚之证，属于"虚劳""血劳"范畴。多为先天禀赋不足，肾虚日久，损伤气血而致血虚，脾肾虚衰为主，气血生化乏源，五脏六腑四肢百骸无以滋养，肾精亏耗，精不生髓，髓不能生血，精血不能互生，以致气血双虚。属于中医虚证范畴。必须气血双补才能治愈。

此症虽然贫血突出，但是真正的病因还是肾功能的失常，这是肾性贫血的最大特点，我们要充分利用西医的理论来查明此病之原委，运用三通法优势来进行针对性的治疗，所以还是要以补益肾脏为主，改善调整肾功能为主。选择套穴：肾俞（灸）、咳喘10、大扶正、火点督、内透、血海、隐白。取穴肾俞艾灸1小时以上（如果条件允许可以延长艾灸时间），补益先天之精，调整肾功能，从源头治疗。咳喘10，"虚则补其母"，金生水，促进肾功能的调整。以大扶正、血海、内透，扶助正气，温补后天之本以促气血生化，补精填髓使之气血生化有源。选用大扶正疏肝、健脾、理气、养血，先天、后天同时调补，脐4灸对于养血、生血、调血的作用还是很突出的，以使气足血旺诸症乃平。治疗此证，既要生血、养血、调血，同时还要统血，隐白穴的使用，其目的就是增强脾统血的功能。针方中火点督旨在通髓、生髓、生血（此乃西医理论）。在治疗中必须提及无名英雄"命门穴"，命门，隶属督脉，出自《针灸甲乙经》，此穴为元气之根本，生命之户，艾灸肾俞穴的同时，也悬灸了命门穴，在治疗中也起到了至关重要的作用，命门穴应对的是神阙穴，二穴均为元气之根，由于艾灸的渗透力极强，艾灸肾俞穴，其温煦之力可达神阙，这种前后通透的热感，也是病情明显好转的表现，这种热感对于提升人体元气是非常有益的，扶助正气，提升元气，对于治疗起到了积极的重要作用。

另：此病亦是久治不愈之症，是长期肾病的结果，是典型的虚证。医患都要树立信心，坚持长期治疗，欲速则不达。在治疗中还要格外注意艾灸的温度，不宜温度过高，以免烫伤，由于肾病患者免疫力低下，艾灸的渗透力又极强，一旦烫伤就是深部烫伤，极易产生炎症而并发败血症，出现此情况，病情就危险了。一定要在治疗中多观察，多询问，不能掉以轻心。还要根据病情的发展与变化，辨证施治，对于出现的症状，进行针对性的治疗。

3.5　肾性高血压

肾性高血压主要由于肾动脉狭窄引起的肾脏血流减少，激活肾素，血管紧张素系统，导致血压升高及心功能不全。不但影响心血管，还可引起肾脏、肺脏病变，并累及泌尿系统。肾性高血压严格的说是慢性肾病的一个症状。此病的最重要病因，还是肾功能问题。因此，治疗肾性高血压，必须以治肾、调肾、养肾为主。实际上，肾功能恢复正常，血压随之恢复正常。

中医学认为，其病机主要是由于瘀血互瘀所致，常伴有肝肾虚损，虚阳上浮之象。并认为肾性高血压的发病机制为肝肾阴虚，肝阳上亢，湿热内盛，上蒙清窍，水不涵木。主要因为肺、脾、肾功能失调，三焦气机壅滞，水湿内停，水湿郁久化热，形成湿热，或素体肝肾阴虚，病久及肾，肾阴亏损，肝肾同源，二者相互影响，由于肾虚造成肝阳上亢。其病机以正虚标实为主。可见阴虚阳亢和湿热内盛为导致肾性高血压的主要因素。其证本虚标实。此症的主要病因在肾，这点是西医理论帮我们搞清楚的，凡是西医理论对我们有益处的，我们都要借鉴为我所用。所以治疗应以治肾补肾为主，疏肝潜阳为辅。

治疗以扶正祛邪为治疗原则，选择穴位：肾俞（灸），针刺加艾灸 1 小时以上（如果条件允许可以延长艾灸时间），快针点刺咳喘 10，降压套穴。扶助先天，温经益肾。单穴刺灸，主要针对的是肾脏（功能），增强肾功能的功能与活力，提升精元，扶助正气，其目的性非常明确，就是针对肾脏本身功能进行调治，这是与肾 8 不同的，肾 8 是针对整个肾脏系统，而单穴肾俞不是，旨在加强肾脏本身功能。然后降压套穴以降肝阳、疏肝、健脾、理气，滋阴扶正，并调气血。咳喘 10，"虚则补其母"，金生水，以促肾功能的恢复调整，缓解症状，在单穴肾俞悬灸的过程中，同时也悬灸了命门穴，在治疗中的作用也是非常重要的，同肾俞穴一起共同完成滋补肾脏、促进和提升肾功能的之作用。诸穴相伍，标本兼治，针对性极强的调治本证。

肾性高血压是个慢性病、疑难病，一般病史较长，遗传因素比较明显，首先治疗此病，病位一定在肾脏，其次才是肝。所以要以肾为主，治肝为辅。因为此病大部分患者都有肾病史，"肝肾同源"，肾久病及肝，主要是水不涵木，造成肝阳上亢，本症属于本虚标实。治疗此病不能着急，循序渐进，坚持长期治疗，欲速则不达。

在临床上，一般治疗高血压（肝阳上亢）之症，肾 8 不用灸法，采用滋阴补肾的理念，但是肾性高血压则采用的肾俞灸，而且艾灸时间超常 1 倍以上，这是由于病因病机所决定的，首先治的是肾，是为了恢复肾功能，只要肾功能恢复，血压自然正常。这就是不同于其他治疗高血压的原因，因病治宜，法无定法。

4. 痛风

痛风是一种复杂的关节炎类型疾病，造成痛风的本质原因是体内尿酸水平的超标，嘌呤代谢障碍所致。造成了尿酸盐结晶在关节和肾脏部位的沉积，导致关节部位的疼痛、红肿和炎症。痛风病目前在我国发病率较高，尤其沿海地区，并且趋于年轻化，与饮食结构、饮酒关系密切，是值得注重的问题。

痛风发作初犯者，通常发病的关节是大脚趾（医学术语：第一跖骨），随着病情的迁延，会逐渐侵犯其他关节，如膝关节、手部关节、肘关节。晚期会侵犯全身很多关节，包括耳朵。有学者认为长期痛风会导致肾功能出问题，笔者不太同意这种观点，笔者认为首先是肾功能出现了问题，不能正常调节人体血液中的尿酸含量，尿酸偏高而产生大量的尿酸盐结晶，流注到骨关节，才造成的痛风发作。痛风这个病，在中医史上始终是一个误区，根据症状肯定把它误诊为痹症中的热痹。如果是痹证，它的病因在脾，与肾有关，如果是痛风，它的病因在肾，与脾有关，这种病因、痛机的差异，对治疗影响很大，搞不清病位，极易出现误治。通过借鉴西医的理论，让我们认清了痛风的病因、病机，因此也就有了根治的办法。凡是西医理论对我们有益的，我们都要借鉴、为我所用。痛风之证的治疗就是在借助西医理论来完成的，同时也证明是正确的、有效的。

由于体内血液中尿酸含量超标，就会产生大量的尿酸盐结晶，随着重力的作用，会下沉，会沉积在最下面的关节（最易患病的就是第一跖骨），随着病情的迁延，会逐渐侵犯到上部的其他关节。痛风发作的临床表现为突然关节红肿、热痛、经常会夜晚突然性的关节疼痛，行走困难，发病很急，持续几天、几周不等。疼痛部位反复发作，会导致骨骼变形，形成凸起，内部产生有膏状黏液，久治不愈会产生尿酸结石（非手术不能取出），严重影响生活质量。

痛风发作，发病急，疼痛，活动受限，严重影响到生活质量，当下最首要的就是消炎止痛，祛除症状，减轻痛苦。这就是古人所提倡的"急则治其标"的原则。根据症状，选择的是三法合一的治法，这就是微通法、温通法、强通法三法并用的治疗方法。病灶部位火针密刺，令其出血，此时出血的意义非常明确，就是将病灶部位尿酸盐结晶含量非常高的血液放出来，正常（尿酸盐结晶含量少）的血液补充过来，症状就会立刻减轻或消失。火针点刺后，毫针密刺，留针毕，快速拔针，目的是令其二次出血。出血量决定病情恢复的速度，也就是说出血量越大，邪随血出，症状消失的越快，恢复的越快。这是按照古人的"急则治其标"的原则，尽快的祛除症状，尽快的减轻患者的痛苦，提高患者治疗的信心。

症状减轻或消失后，还要遵循古人的"缓则治其本"的原则，进行彻底的治疗。既然病因在肾脏，所以还要补益先天，采用肾8（灸）或单穴肾俞（灸）的方法调整肾脏功能，使之能正常调节人体血液中的尿酸含量，针对较严重（超标严重）的痛风病证，采用单穴肾俞（重灸1小时）对于肾功能的调整更加有利，肾功能能够正常调节人体血液中尿酸含量时，痛风症状会自然消失。然后，大扶正，扶助后天，使气血生化有源，提高人体正气。治疗痛风病，还要咳喘10的参与，这是遵循古人"虚则补其母"的原则，使肺气促进肾功能之提升，这也是中医治病大局观、整体观的体现。如果患者有阳盛征兆，大扶正改为降压套穴或小扶正。综合调理，标本兼治，从根本上治愈此症。

既然放血疗法是治疗的主要手段，而且出血量越多越好，症状的祛除越明显，那么用三棱针放血岂不又多又好？千万不可，首先三棱针没有火针强大的消炎作用，况且三棱针三角形的伤口不易愈合而易加重炎症，所以治疗痛风时禁用三棱针放血。治疗痛风发作，最有效的方法还是用火针加毫针的方法放血，令邪随血出，迅速减轻或消除症状，以减轻痛苦为主要目的。治病求本，从源头治起，要有整体观、大局观、全向调整，综合治疗。

痛风患者在治疗期间，还是要保持科学的饮食结构，先管住嘴，这对病情的恢复是有帮助的，一般我不太提倡"忌口"，但是这个病不行，必须忌口，因为每一次痛风发作都是对肾功能的一次损伤，在治疗期间忌口还是很有必要的。这对于治疗，对于病情的恢复都是非常有帮助而非常重要的。

5. 腘窝囊肿

腘窝囊肿是指腘窝深部滑囊肿大或膝关节滑膜囊向后膨出的统称。腘窝囊肿，顾名思义就是长在腘窝里的囊肿。腘窝囊肿分为先天和后天。先天多见于儿童，多双侧对称，常和关节相通，无关节内病变，多可自愈。后天形成的可由滑囊本身的疾病如慢性损伤等引起，但有一部分患者是并发于慢性膝关节病变（如骨关节炎、半月板损伤、软骨损伤、类风湿关节炎、关节内创伤等），临床上多见于中年以上患者。患者可觉腘窝部不适或行走后发胀感，有的无自觉症状。囊肿较大时可影响膝关节的屈伸活动。检查可见腘窝有囊性肿物，大小不等。

中医学认为此病多因劳损外伤，外邪侵袭，此症易发生于身体较胖的人，造成膝关节的超负荷，由于脾肾虚，使得肌肉筋骨失养所致。初期症状时，治疗不及时，延误了病情，使其腘窝形成囊性包块。

治以滋肾补脾，软坚散结。肾8、小扶正、委中至昆仑，腘窝病灶处火针密刺，释放囊中的黏液，如果黏液不易放出，火针点刺后，拔火罐（4号火罐），将囊内液体吸出，然后毫针密刺。针方中肾8补肾壮骨，委中至昆仑疏通筋脉，小扶正疏肝、健脾、理气补益后天，综合调治。治疗中关键是火针的运用，火针以强大的温热功能，活血化瘀功能，软坚散结功能，消炎止痛功能，能够有效的治疗此症。此症治疗后，还要采取"生命在于静止"的原则，最大限度的减少运动，取消一切体育锻炼，静养，直至完全恢复后再逐步加大运动量，这一点中西医的观点是一致的。

6. 少儿遗尿

遗尿又称"遗溺"，包括现代医学的夜尿症、神经性尿失禁，尿崩症（此证在前面已论述过)等。中医学认为,此症与先天不足,脏腑功能失调,尤其是肺、脾、肾功能失调关系密切。现代医学认为,遗尿是由于神经系统发育不全,骶骨有先天病变,条件反射不完善所致,多为功能性改变。

中医学认为,如《素问·宣明五气论》所言:"膀胱不约为遗尿。""肝所生病者遗尿。"《诸病源候论》又云:"遗尿者,此由膀胱虚冷,不能约水故也。膀胱为足太阳,肾为足少阴,二经为表里,肾主水,肾气不通于阴,小便者水液会余也,膀胱为津液之腑,腑既虚冷阳气衰弱,不能约于水,故令遗尿也。"张仲景明确指出:"日睡中遗阴者,此下元虚寒,所以不固。"此症的病因多为禀赋不足所致,下无虚寒,肺脾肾虚,肝经湿热,也是致病的重要因素。

治以补肾、健脾、益气。选择穴位:肾俞、中脘、气海、关元一律快针点刺(不留针),复溜穴,留针5分钟。针方中,点刺肾俞穴,补益先天,提升肾经之气,治病求源。点刺中院,扶助后天之本,提升正气,化生血气。点刺气海、关元补益元气,调整膀胱气化而司开阖。复溜穴能双向谐节膀胱开阖之功能,同时为肾经母穴,金生水,而促进肾之功能而司开阖。诸穴相伍,有疏有补,促进膀胱功能,治愈此症。临床中先天骶骨病变造成的遗尿,比较难以治愈,需要长期治疗。

第十二节　椎8

椎8这组套穴根据古人"腧穴所在,主治所在"的原则,是专门治疗颈椎病以及颈周围软组织病变的组穴。使用中可以毫针,也可以火后毫,也可以直接毫火。严重的颈椎病变使用火后毫、毫火还是效果明显的。是在使用时注意安全的深度。当火针点刺风池穴时,定要把握好针刺的深度,一般掌握在0.5寸左右,过深,伤及延髓有生命危险。单凭椎8不足以完治颈椎病,还要与其他套穴配合使用,才能使椎8发挥到极致。

1. 周围型颈椎病

周围型颈椎病是一种综合征,它常见于久坐工种的人,尤其是白领,属于职业病范畴。周围型颈椎病会导致手麻,颈部酸痛,严重的还会出现恶心、呕吐的情况。有的还伴有头痛、头蒙等症状。周围型颈椎病一般会影响上肢,发生一侧或双侧肢体的麻木,周围型颈椎病都是以手麻开始的。颈椎病多见于长时间伏案工作的人。当下患颈椎的人,逐年上升,在诸多颈椎病病因中,又有了一种新的致病因素,那就是在当今社会中,一种新的社会现象,也成了颈椎病的致病因素，那就是长时间的看（玩）手机，这个看似没什么的动作，已经成为颈椎病的隐形杀手，已到了非常严重的地步。另外，这种习惯除了有损颈椎外，还会严重影响视力，需要高度重视。

当今社会由于工作压力普遍较大，伏案工作时间过长，加班加点，以至于患颈椎病的人很多，而且趋于年轻化，已属于多发病，在白领界（坐办公室、伏案工作的人）已很普遍。但由于种种原因没能及时治疗，在工作中出现了头晕、手麻才引起重视。因此，颈椎病已经成了当今社会上的热门病。在患颈椎病的人群中，患周围型颈椎病的比例较高和普遍。中医将此证分为：风寒痹阻证、劳伤血瘀证及肝肾亏虚证。

选择套穴：椎8、肾8、委中至昆仑。严重的周围型颈椎病椎8可以火后毫，也可以椎11（督脉再加三针，与椎8并列平行）火后毫，也可以直接毫火。治疗颈椎病椎8配肾8、委中至昆仑，是三通法的特色，三通法认为，当人体颈椎出现问题后，腰椎肯定也会出现问题，一般情况下采取的是颈腰同治的原则。委中至昆仑属于针灸的远端配穴、上病下治的原则。患者有上肢麻木症状，加上患侧的曲池、合谷，指麻加上八邪。如果是双上肢麻木，加上双侧曲池、合谷、八邪。病症影响到肩背部的，加上胛6，可以火后毫，也可直接毫火。根据患者的具体情况来决定肾8灸与否，如果患者阴虚，肾8只针不灸。

坚持长期治疗，工作时间适当调整，恢复工间操习惯，避免一个姿势工作时间过长，劳逸结合，坚持适当的体育锻炼，配合治疗，防范于未然。

2. 脊髓型颈椎病

脊髓型颈椎病是颈椎病中比较严重的疾病。多在中年以后发病，男性较为多见。临床表现为整个上肢麻胀、无力。多表现为无名指、小指麻胀明显，也可出现手指间肌、鱼际肌萎缩等。脊髓型颈椎病的严重性在于会影响到下肢。病变的发展初期自觉下肢麻木、无力，重症者，下肢发紧，痿软，站立不稳，行走困难，易摔倒。甚者还可出现膀胱、直肠功能障碍。

脊髓型颈椎病属于中医"痿症"范畴。因为此病会影响到下肢，出现萎软、麻木、肌肉萎缩等症。《景岳全书·痿证》指出："元气败伤则精虚不能灌溉，血虚不能营养者，亦不少矣。"《临证指南医案·痿》指出本病为"肝肾肺胃四经之病。"中医学认为脊髓型颈椎病的病因、病机主要原因是邪热伏于筋骨，湿热蕴结，脾胃虚弱，肝肾不足等。另外，体虚、劳损、外伤、风寒侵袭等诸多因素均是引发颈椎病的原因。

选择套穴：椎8火后毫、火点督、肾8、环中至昆仑、大扶正或降压套穴。

所有套穴都要火后毫，肌肉萎缩的部位还要火针密刺。由于此症易发生下肢痿软，行走困难，因此环中至昆仑的火后毫就显得尤为重要，环中穴一定要采用三寸以上针毫火（否则达不到理想的深度），承扶、风市、股门穴也可采用三寸毫火，采用火点督，按照"痿证"进行治疗。根据下肢的痿软程度来决定是否火点督后毫还是火点督不毫。肾8也要根据患者的具体情况来决定灸与否，如果患者阴虚，肾8只针不灸。椎8与肾8的组合，也是三通法的"颈腰同治"的原则，同时也补益先天之本，上下呼应，相互促进。严重的病情，久治不愈的病情椎8可以改成椎11（督脉加三针与椎8平行）。上肢麻木的加上曲池、合谷、八邪，可以火后毫，也可以直接毫火。这组套穴是在补益先天的基础上祛除症状。然后，大扶正（或降压套穴）扶助后天之本，以提升人体正气。

如果患者患有高血压或其他阳盛症状，大扶正改成降压套穴。长期脊髓型颈椎病，久治不愈，极易产生情绪上的波动，也可以大扶正、降压套穴改成神10，以安神定志，稳定情绪。初接此症，不可妄言痊愈，首先要做到的是扼制住病情发展的趋势，在病情稳定不再发展的基础上再图好转。这种难治的疑难病证，稳定住病情是重中之重。

脊髓型颈椎病的治疗，火针和毫火的介入是非常重要的，起着关键的作用。治疗中严格执行火针与毫火的操作规范，因为颈部结构复杂，失误会造成危险，因此要认真把握火针与毫火的温度、深度和力度。如临深渊、如履薄冰、手如握虎者才能成为大医的风范。

此病属严重的疑难杂症，普遍病史较长，医患双方都要有长期治疗的思想准备。治疗中患者要具备平和的心态，还要有自信心，积极配合治疗，体能的训练也是至关重要的，俗话说"三分治，七分练"，坚持锻炼，十分重要。治与练相辅相成，医患配合，家属配合，共愈此证。

3. 颈椎间盘突出

颈椎间盘突出由颈部创伤、退行性等因素导致，也是颈椎病中比较严重的病症之一。常见的症状有的会引起患者眼睑无力、视力下降、听力减退、耳鸣、还会伴有头晕、恶心、呕吐、迷糊等症状。此症很容易与低血压、眩晕症混淆。当颈椎间盘的突出物压迫食管时，会使患者有吞咽困难，喉咙处感觉有火烧的感觉。当颈椎间盘的突出物压迫脊髓神经的，会引起患者有四肢无力，手臂酸麻，手指抓握能力减退，走路不稳，严重者有瘫痪的可能。颈椎间盘突出症，最重要的病因就是外伤，此证大多是由外伤引起的。

这个病的中医归属还真不好讲，基本属于中医"痿证"范畴，因为严重的颈椎间盘突出也会影响到下肢，出现下肢痿软的症状，所以把此证归属于"痿证"范畴。临床上还是要参照现代医学的检查结果，借助西医的理论，从根本上认清颈椎间盘突出的病因与病机。洋为中用，西为中用，发挥三通法的优势，战胜顽疾。

选择套穴：椎8、肾8、环中至昆仑。在治疗过程中椎8必须使用火针后毫针或者是直接毫火，严重的久治不愈的病证，还可以椎11（督脉加三针，与椎8并列），或椎14，加大治疗力度，这是古人"腧穴所在，主治所在"的理念。迁延至背部症状，可采用胛6火后毫（由于背部的危险性大，慎用毫火）。伴有上肢麻木的还要加上曲池、合谷、八邪，可以火后毫，也可以直接毫火。指麻严重者，可以十宣放血。大多情况治疗颈椎病都配以委中至昆仑，作为远端取穴配合。当影响到下肢时，出现下肢麻木、痿软、肌肉萎缩，还要采用环中至昆仑。严重者也要采用火后毫或者直接毫火，环中穴必须使用三寸毫火（弥补火针深度不够）。此症及时治疗，坚持治疗，首先要扼制住病情的发展，在病情稳定的前提下，再求治愈，欲速则不达。治疗中火针的操作还是深度、力度的把握，切勿深刺，以确保安全。

第十三节 火 点 督

火点督是以火针点刺督脉为主要治疗方法，激发人体阳气，功于醒脑开窍，在临床中如痿证、骨痹（强直性脊柱炎）、震颤及小脑病变等，还有神经元病变，帕金森症等症均以火点督来治疗，以达到通髓、醒脑、养脑之功效。施针的原则是"宁失其穴，不失其经"。火针的温度把握为"针下有声，针后有晕"。凡是使用火点督之病证，基本都属顽疾，都需要长期治疗，因此，长期扎火针一定要错开针眼，让皮肤得到适当的恢复，以便长期治疗。

1. 强直性脊柱炎

强直性脊柱炎是以骶髂关节和脊柱附着点炎症为主要症状的疾病。可引起异常免疫应答。是四肢大关节、以及椎间盘纤维环及其附近结缔组织纤维化和骨化，以及关节强直为病变特点的慢性炎性疾病。强直性脊柱炎属于风湿病范畴，病因尚不明确，是以脊柱为主要病变部位的慢性病，累及骶髂关节，引起脊柱强直和纤维化，造成不同程度胸、肺、肌肉、骨骼病变，是自身免疫性疾病。

对于16～25岁青年，尤其青年男性，强直性脊柱炎一般起病比较隐匿，早期可无任何症状，有些患者早期可表现出轻微的全身症状，如乏力、消瘦、间断低热、厌食、轻度贫血等。由于隐蔽，极易耽误治疗。绝大多数首先侵犯骶髂关节，以后上行发展至腰椎、胸椎、颈椎，病变处关节有炎性疼痛，并伴有关节周围肌肉萎缩，有僵硬感，晨起明显。病情发展表现为反复发作的腰痛，腰骶部僵硬感，间歇性出现两侧臀部痛，可放射至大腿，随着病程的迁延，会引发身体多处疼痛，如两胁、两胯、肩背，还会影响到四肢，病程后期最常见为驼背畸形。

强直性脊柱炎属于中医"骨痹""龟背风""竹节风""脊强"等范畴。强直性脊柱炎的晚期，很多医家都将强直性脊柱炎归属在中医"大偻"的范畴，我不同意这个观点，本人认为久治不愈的强直性脊柱炎的晚期的症状，部分符合"大偻"的特征。"骨痹"的病名首见于《黄帝内经》，在《素问·长刺节论》云："病在骨，骨重不可举，骨髓酸痛，寒气至，名曰骨痹。"汉·华佗《中藏经》曰："大凡风寒暑湿之邪……入于肾，则名骨痹。"宋代《圣济总录》曰："肾者水也，而生于骨，肾不荣则髓不能满，故寒甚至骨也……病名曰骨痹。"对于强直性脊柱炎的症状，古人也有论述，《素问·风论》曰："脊痛不能正立。"《素问·缪刺论》曰："督脉为病，脊强反折。"《针灸甲乙经》《证治准绳》《张氏医通》等古籍都有"脊痛脊强"的论述。中医学认为主要是由于先天不足或后天失养，肾精亏虚不能濡养督脉，督脉失荣，造成督脉空虚外邪乘虚而入，邪气（主要是风寒湿之邪）闭阻经脉筋骨，气滞血瘀而成本病。强直性脊柱炎实际就是脊柱上的类风湿。类风湿本身就是风湿病中最为难以治愈的疾病，所以强直性脊柱炎亦属于难治的疑难杂症。

病机以肾虚、督脉空虚为本，寒湿、或湿热、瘀血为标。治以祛风散寒、活血化瘀、补肾壮骨、通络止痛、激发人体阳气为治疗原则。选择套穴：火点督后毫、火点华佗夹脊后毫针、肾8（灸）、环中至昆仑火后毫、大扶正。针方中火点督、火针点刺华佗夹脊是治疗的关键，火针以它的温热功效和活血化瘀功能，还有强大的消炎作用，点刺督脉和华佗夹脊，通脉生髓，祛瘀除痹，强筋壮骨，祛腐生新，激发经气，激发人体阳气。火针后施以毫针，疏经通络，活血化瘀。肾8（灸）温阳益肾，扶正先天，治病求源。环中至昆仑火后毫，疏经通络，下肢取穴，配合治疗。此针法是微通法与温通法并用，寒邪遇温则散，因此火针与艾灸在治疗中的作用是无可替代的。

在施治过程中针对身体疼痛部位要火针点刺后毫针，尤其是肌肉萎缩部位更要火针密点（刺）。方中火点督可以强力激发人体之阳气，激发人体经气，同时达到通督生髓的作用。肾8（灸）温补肾阳、补益先天以壮骨，环中至昆仑远端配合相辅相承。强直性脊柱炎的痛点，除了脊柱和脊柱两侧之外，还会有其他部位的痛点，如两胁、两个肩胛、两髋关节等，这些部位都需要用火针点刺来治疗。

大扶正扶助后天，化生气血，调血养血，培补正气，正所谓正气足邪自退。

强直性脊柱炎是一个慢性的疑难病证，治疗过程是漫长的，在长期的治疗过程中，火针的使用是非常关键和重要的，也是无法替代的。火点督后毫针与火点华佗夹脊后毫针需要交替使用（隔日、隔次），可以今日火点督，华佗夹脊毫针，下次（明日）火点华佗夹脊，督脉毫针，这样交替进行。这样做首先为了减少配穴的数量，以免用穴过多而增加治疗难度，造成对患者机体的伤害。再者为了使火针后的肌肤得以恢复，减轻伤害到最低程度。

另外，此病除了坚持长期治疗外，保持积极向上的心态，坚定的信心非常重要。还要坚持适当的体育锻炼，配合治疗，恢复身体的柔韧性、协调性。定能战胜顽疾，战胜自我。

2. 脊髓炎

脊髓炎是由病毒、细菌、螺旋体、立克次体、寄生虫、原虫、支原体等病原体感染引起，或由感染所致的脊髓灰质和（或）白质的炎性病变，以下肢瘫痪、感觉障碍和自主神经功障碍为其临床特征。

临床表现为颈痛、胸背痛和束带感，双下肢麻木、疼痛、无力、干燥、感觉障碍、发热等。严重者会出现吞咽困难，发言不清，呼吸肌麻痹，二便失禁，儿童、青壮年在感染或疫苗接种后1~2周急性起病。脊髓炎普遍的症状，也是最严重的症状，就是下肢瘫痪，给患者与家庭带来巨大的痛苦和不幸。

脊髓炎中医属于"痿证""痿躄"范畴。《难经本义》曰："髓自脑下注予大杼，大杼渗入脊心，下贯尾骶。"中医学认为肾主骨生髓，如果出现了脊髓炎，肯定与肾精亏虚相关，造成脊髓空洞。肾精亏虚不能濡养督脉，邪气痹阻经脉筋骨，督脉失荣，而成此病。中医学认为此证多为气滞血瘀、湿热内盛、邪郁肺卫、肝肾阴虚等，身体素虚或禀赋不足，七情失和，肝肾阴虚，脾失健运，外邪侵袭是造成此病的主要原因。

治以疏肝、健脾、理气、养血、壮骨生髓、温补肾阳、疏通督脉。选择套穴：大扶正、火点督后毫、肾8（灸）、环中至昆仑火后毫，对肢体肌肉萎缩部位实施火针密刺，或火后毫，或直接毫火。

针方中火点督后毫是治疗此病的关键，火针以它强大的温热、活血、化瘀、消炎之功效，点刺督脉，极大激发人体的正阳之气，振奋元阳，振奋经气，醒脑通髓、通经舒络、强筋壮骨，配合肾8（灸）、环中至昆仑、大扶正共同完成扶正祛邪之功。针方中肾8（灸）补益先天之精，振奋精阳、精气，提升机体之生命力，生髓荣脑、壮骨。大扶正疏肝、健脾、理气、养血，扶助后天之本，使气血生化有源，荣养肌肉四肢，提升人体之生命活力。环中至昆仑火后毫，首先扼制下肢肌肉萎缩的趋势，火针还要点刺髀关、伏兔、阳陵泉、阴陵泉等环中至昆仑的穴位，恢复肌肉力量，祛萎生肌，恢复肢体活力。

此病属于严重的疑难杂症，病情重，病程长，必须坚持长期治疗。由于身体虚弱，采取隔日治疗最为适宜。俗话说三分治，七分练，增强体能，增强肌肉力量，医患配合，坚持治疗，坚持锻炼，调整心态，坚定信心必会取得理想的结果。

3. 震颤

震颤是一种病名，也称"震颤麻痹"，发生于中年以上年龄，男性多于女性。也是一种节律性、交替性摆动动作，由肌肉收缩与松弛的重复性形式所造成。震颤有帕金森病的静止性震颤，震颤于静止时发生。小脑病变所引发的意向性震颤，在动作时发生，愈近目的愈明显。还有老年性震颤，表现为肢体或者头部不自主的抖动。此证中"帕金森病"的震颤，主要是下肢和手的震颤。

中医学认为震颤属于"风证"，也称"振掉"。属于"瘈疭"范畴。《素问·五常政大论》描述了其临床表现为"其病动摇""掉胳巅疾""掉振鼓粟"，《素问·至真要大论》云：诸风掉眩，皆属于肝。指出病位在肝。《素问·脉要精微论》云："骨者髓之府，不能久立，行则振掉，骨将惫矣。"明确了病变与脑髓有关。《赤水玄珠·离振》认为震颤的病因、病机是"木火上盛，肾阴不充，下虚上实，实为痰火，虚则肾亏。"属本虚标实，虚实夹杂之症。《医宗·己任篇》云："大抵气血俱虚，不能荣养筋骨，故为之振摇，而不能主持也。"《张氏医通·卷六》云："有头动而手足不动者，盖木生风生火，上冲于头，故为颤振，若散于四末，则手足动而头不动也。"五脏之中，肝主风，主藏血，开窍于目，"肝肾同源，精血同源"，"治风先治血，血行风自灭"，震颤的病机属于肝风内动，肝阳上亢，肾阴亏虚，水不涵木，筋脉失养，筋脉拘急。其本为气、血、阴、阳亏虚，病因多属督脉亏虚不通或受阻，属于本虚标实之证。需激发人体阳气，滋阴潜阳，醒脑开窍。

震颤的临床主要表现为姿势性震颤，它是肢体肌肉的一种非自主但是有节律性的震颤，通常是两侧对称性的，并从手为起始部位，影响到头颈部、声音、腿部或是躯干。部分患者摄取酒精可减少震颤，42%～75%的患者饮酒后，震颤减轻只维持2～4小时，第二天震颤反而加重。

选择套穴：火点督，肾8（灸）、大长对刺、委中至昆仑或环中至昆仑火后毫、降压套穴。针方中的重点是"火点督"，既激发阳气，振奋元阳，又醒脑开窍，打通督脉，养脑通髓，治病求本。大长对刺醒脑通髓，激发经气，振奋元阳，在治疗中起着至关重要的作用，只是操作时要谨慎，尤其是长强的针法，更要严格遵守操作规程，以免出现危险。降压套穴疏肝息风，肾8滋肾生髓，补益先天。诸穴相伍，标本兼治，扶正祛邪。

此病多发于老年人，年迈体衰，正气衰弱，因此扶助正气相当重要，治疗中还要根据具体情况，进行针对性的治疗。此病属于慢性病、疑难病，需要长期治疗，首先要扼制住此病的发展趋势，这是相当关键的，在此基础之上再图好转。治疗期间家人的关心与呵护也是重要与必需的，平和心态、放松精神对于治疗也是必不可少的因素。坚持治疗，相信针灸，相信自我，定能战胜顽疾。

4. 截瘫

截瘫为瘫痪的一种类型。脊髓颈膨大以上横贯性病变引起的截为高位截瘫，第3胸椎以下的脊髓损伤引起的截瘫为双下肢截瘫。下半身瘫痪，多由脊椎外伤、肿瘤或病毒感染引起，受伤平面以下双侧肢体感觉、运动、反射等消失，以及膀胱、肛门括约肌功能丧失，下肢功能障碍，大小便失禁，下肢明显肌肉萎缩。

截瘫属于中医"痿证"的范畴。《素问·玄机原病·五运主病》曰："痿，谓手足痿弱，无力以运行也。"临床上以下肢痿弱较为多见，故称"痿躄"。中医据其病因、证候的不同将痿证分为皮、脉、筋、肉、骨五痿。认为主要病因病机为湿热浸淫气血不畅、脾胃亏虚精微不输、肝肾亏损髓枯筋痿。中医学认为截瘫（痿证）是指肢体经脉弛缓，四肢软弱无力，运动困难，尤以下肢为甚，甚以下肢肌肉萎缩为主症的疾病。究其病因多为内伤情志，五脏失养，五体失用，气血不荣，阴精不充，致筋脉、肌骨失养、痿弱，脾胃亏虚，肝肾亏损致使督脉阻滞。此症对于患者情绪影响极大，与病情成恶性循环之势。

治以通督、生髓、养骨、生肌、养血、扶正。选择套穴：火点督后毫、肾8（灸）、环中至昆仑火后毫、大扶正、肌肉萎缩部位火针点刺。治疗中火点督是非常关键的，起着主要的治疗作用。火点督的起穴是百会，止穴至腰奇，火点督能极大的激发阳气，激发经气，通脑生髓，督脉上行属脑，与足厥阴肝经会于巅顶，与肝肾关系密切，六条阳经都与督脉交会于大椎穴，故称"阳脉之海"。火针以它强大的温煦之功，通过督脉传递到全身，以提正人体元阳，正气内存。

施针时要做到离穴不离经，每次治疗要错开上次的针眼，以使皮肤得到恢复。所有穴位全部火后毫，对于肌肉萎缩部位可以火针密刺，以扼制萎缩的趋势，以促生肌。肾8补益先天，生髓通脑壮骨，从源头治疗。环中至昆仑火后毫，疏通经络，活血化瘀，除滞生肌。大扶正疏肝、健脾、理气、养血，扶助后天之本，气血生化有源，提升人体正气。人体正面下肢肌肉萎缩部位，仍须火针密刺，以扼制萎缩的趋势，以促生肌。大扶正的脐4灸，化生血气，温阳益气，以脾主四肢为则，濡养四肢。对于情绪波动极大的病症，可以加上内透、神门以安抚心神。诸穴相伍，综合调治，扶正祛邪。

截瘫是很严重的疑难杂症，要坚持长期治疗，要树立患者的信心，更要有平和的心态。医患配合，更需要家属的配合，关心与呵护，慰籍绝望的心灵，使患者重拾信心，看到未来的美好。另外，适当的体能锻炼也是很重要的，加强下肢肌肉力量，对于康复也有促进作用。

5. 小脑萎缩

小脑萎缩准确来说不是一种疾病，而是一种神经影像学的表现。既可见于一些遗传性、变性性疾病，也可见于某些急性病程如急性小脑炎的后期及某些药物中毒等，甚至某些临床无症状的人。影像学检查也可见到小脑萎缩，尤以老年人多见。其共同特征是神经影像学检查发现小脑的容积减小，脑沟增宽。由于小脑主要参与躯体平衡和肌肉张力的调节，因此，小脑萎缩患者临床出现步态不稳，共济失调，视物异常，语言不清等症状。常见病因多见于遗传、缺血缺氧、药物中毒、炎症、酒精中毒等。

小脑萎缩中医属于"眩晕""虚劳""中风"等病的范畴。中医学认为，小脑萎缩病位在脑，涉及肝、肾，肾为封藏之本，藏精、主骨、生髓，老年则肾气渐衰，肾精亏耗。脑为髓海，脑之神明依赖髓之荣养，肾虚则精髓不足，脑失充润致神明空虚。中老年之人气血阴阳不足可引起肝、脾、肺、肾及三焦等脏腑功能失调。肺、脾、肾及三焦与水液代谢关系密切，肺主宣降，通调水道，输布津液，脾主运化水液，肾阳主水液蒸化，三焦为水液调之渠道。故气血阴阳的不足可聚湿而生痰饮，或有形，或无形。若痰迷清窍则可见神昏、痴呆、健忘、语言謇涩，步履不正、行为异常，啼笑皆非，痰饮上犯于头，清阳被扰，浊阴失降可见眩晕等症状。总之，情志不遂也是导致本病的原因之一。

治以通督、升阳、醒脑、开窍，扶正祛邪。选择套穴：火点督、肾8、椎8、环中至昆仑、降压套穴。针方中的火点督是非常重要的，在治疗中起着关键性的作用。督脉，通髓、通脑，总督诸阳，为阳脉之海，统一身阳气，络一身阴气，火点督打通受阻督脉的经络之气，使清阳之气上输于脑，激发阳气，激发经气，以达醒脑开窍之功。火点督在使用过程中，匀速进针，以一、二、三秒的进针速度（没必要针体烧的过红），做到"针下有声，针后有晕"即可。而且切记离穴不离经，每次施针必须要错开上次火针施刺的部位，不能重复扎同一部位（针眼），以免出现瘢痕。同时也是为了肌肤得到恢复。肾8益肾养阴以通脑生髓，以助醒脑开窍。椎8属于配合治疗，同时也具有醒脑的作用。降压套穴疏肝、健脾、理气、息风、健脑。几组套穴配合运用，并且不可偏废，是相辅相成的，只有通疏相结合，才能战胜这世界级的疑难杂症。

另外，扼制住病情发展，是重中之重。此病以一种不可逆的趋势在发展，以痊愈之心接诊，是不可取的，必须要认清此病的本质，不是不能痊愈，是概率极低，控制住病情不再发展，乃万全之策。

6. 运动神经元损伤

运动神经元损伤是属神经内科的一种族病，主要是侵犯上、下两级运动神经元，造成损伤，是一种慢性疾病。其类型较多，主要包括肌萎缩侧索硬化症、进行性延髓麻痹、原发性侧索硬化。

临床主要表现为单侧或双侧手肌无力，并带有明显颤动，上肢肌肉及肩胛运动神经元病表现为抬手困难，梳头无力，下肢呈痉挛性瘫痪，行走缓慢，步态成剪刀状，声音嘶哑，舌肌萎缩，说话不清，吞咽困难，进食或喝水呛咳，呼吸困难，痰液不易咳出，身体明显肌肉萎缩。此病还极易发生突变，肌肉迅速萎缩，四肢痿软，呼吸困难，病情极难控制。

运动神经元损伤属于中医"痿证"的范畴。病因病机与肝、脾、肾、脑密切关联，发病原因主要是脾肾亏虚或中气不足所致。其病机为脾肾亏虚，气血不足，初病在脾，进而损及肝肾，每因六淫、劳倦、情志而诱发。中医学认为，脾为后天之本，气血生化之源，营养五脏六腑，肌肉筋骨，且脾主肌肉，脾胃虚弱，则气血化生不足，肌肉无以营养而发病。肾为先天之本，主藏精，主骨生髓，先天禀赋不足，精亏血少不能营养肌肉筋骨，髓海不足，逐渐出现肌肉无力、萎缩。肝藏血，主筋，主一身运动，"肝肾同源"。肝、脾、肾、髓空虚是本病发生的根本所在，在临床上采取肝、脾、肾、髓同治是治疗本病的根本所在。

治以扶正为本，健脾益肾，温阳生髓为要，佐以疏风散寒化湿，理气化瘀通络。选择套穴：火点督、肾8（灸）、环中至昆仑、大扶正，火针点刺肌肉萎缩部位。方中火点督以火针的温阳之功，输通督脉，激发阳气，激发经气，振奋元阳，通髓养脑。环中至昆仑可以火后毫，也可以直接毫火，针对下肢痿软，壮骨生肌。火针密刺身体萎缩部位，扼制住肌肉萎缩旨在生肌。方中大扶正疏肝、健脾、理气、养血，扶助后天化生气血，输布全身而提高正气以扶正祛邪。本病的治疗重点在于有效的控制病情的发展，扼制住病情，在此基础上再提高生活质量。此症属于疑难杂症，及时、及早、抓紧治疗尤为重要。控制好患者情绪，避免烦躁、恼怒，否则不利于病情康复。

另外，扼制住此症的发展势头，是最为关键的。因为此症以一种不可逆的趋势，迅速发展，稳定病情、扼制发展是重中之重。稳定住病情，不再发展就是胜利。

7. 帕金森病

帕金森病是一种神经系统疾病，老年人多见，平均发病年龄为 60 岁左右，40 岁以下发病的青年帕金森病较少见。其临床表现为包括静止性震颤、运动迟缓、肌强直和姿势步态障碍，初期多表现在上肢，随着病程的延长会逐步发展到下肢。同时可伴有抑郁，便秘和睡眠障碍等非运动症状。此证严重影响生活质量。

中医学认为帕金森病病因以年老体虚，肾精亏耗，髓海不足，瘀血阻络，气血亏虚，痰热风动为主要原因。帕金森病属于中医"风证""痿疾"范畴。《张氏医通·卷六》云："有头动而手足不动者，盖木生风生火，上冲于头，故为颤振，若散于四末，则手足动而头不动也。"《医宗·已任篇》指出："大抵气血俱虚，不能荣养筋骨，故为之振摇，而不能主持也。"人到中年以后，肾中精气逐渐耗损，如果再过劳累，伤了肾气，使肾功能下降，不能协调肝脏供给能量，筋脉失去韧性，躯体僵直，体液不能上济心火，心神失守不能控制经脉而导致震颤。髓海不足，久病不愈，积劳成疾，"脑为元神之府"为五脏六腑之大主，脑神不足，调控失司，神不导气，脑髓不足神机失养，筋脉肢体失主而成疾。气血亏虚，中焦失于运化，水谷不能化生气血，则气虚、血少，阳弱阴亏，阳气不能上煦于头，不能充养于脑，神机受累，筋脉肢体失司失控而发生震颤。

治以温阳生髓、温阳益肾、疏肝、健脾、理气、养血。选择套穴：火点督后毫、环中至昆仑、肾 8（灸）、大扶正或小扶正或降压套穴，根据病情而定。方中环中至昆仑可以火后毫，也可以直接毫火，施针时环中穴要用三寸毫火，才能达到治疗深度，严重的病情也可以承扶穴、殷门穴施以三寸毫火。火点督后毫，以火针强大的温阳化瘀之功，激发阳气、经气，振奋元阳，通髓养脑，火针后毫针，加大了对督脉的刺激，生髓养脑之功，更加强大。环中至昆仑输通经脉，火后毫的温阳化瘀功能凸显。肾 8（灸）补益先天，生髓通脑，荣养脑神。大扶正补益后天，疏肝、健脾、理气、养血，使气血生化有源，提升人体正气。诸穴相伍，标本兼治，追本溯源，共治此疾。

另外，此症实属世界级的疑难杂症，此症以一种不可逆的趋势发展，因此，扼制病情的发展是重中之重，只有在稳定病情的情况下，再图提高生活质量。

8. 脊柱侧弯

脊柱侧弯也称脊柱侧凸，它是一种脊柱的三维畸形，包括冠状位、矢状位和轴上的序列异常。正常人的脊柱从后面看应该是一条直线，并且躯干两侧对称。如果从正面看双肩不等高或后面看到有后背左右不平，就应怀疑"脊柱侧弯"。这个时候就应该拍摄站立位的全脊柱 X 线片，如果正位 X 线片显示有大于 10°的侧方弯曲，即可诊断为脊柱侧弯。轻度的脊柱侧弯通常没有明显的不适，外观上也看不到明显的躯干畸形。较重的脊柱侧弯则会影响婴幼儿及青少年的生长发育，使身体变形，严重者可影响心肺功能，甚至累及脊髓，造成瘫痪。

脊柱侧弯按照病因可以分为功能性或器质性两种，或称非结构性或结构性者。非结构性脊柱侧弯的病因主要因为姿势（不良的坐姿习惯）性侧弯，腰腿痛、肿瘤，双下肢不等长，髋关节挛缩，炎症刺激（如阑尾炎），癔症性侧弯。结构性脊柱侧弯大部分都是先天的，或由一些特殊性疾病引起，主要从事重体力劳动者，在长期的劳动中的职业病，这种病多发于中年以上的劳动者，甚至出现在老年。

脊柱侧弯是脊柱平衡失调造成的，也就是脊柱周围的肌肉拉力失衡，脊柱会弯向拉力大的一侧。中医学认为，肾主骨生髓，上通于脑，脊柱对应的是人体的督脉，督脉总督一身阳气，脊柱侧弯说明人的阳气运行出了问题，脾主肌肉，肝主筋，肾主骨。肌肉力量不平衡筋骨的脊柱又侧弯，是脾肾亏、肝阴虚、肾虚造成。长期肝肾阴虚，骨失濡养，筋失荣润，外伤劳损，六淫侵袭，先天不足，情志所伤而造成背部骨、肉、筋功能失调而侧弯。长期保持不良坐姿，如低头、弯腰、翘二郎腿、坐姿不端正等均易发生此症。在造成脊柱侧弯的病因中，最突出的两个病因，发病率最高的是先天畸形，其次是从事重体力劳动造成的劳损。

临床表现为体态畸形，两肩倾斜不在一个水平高度，有的患者会因胸廓畸形压迫内脏有明显的自觉症状。

治以疏肝、健脾、溢肾、通督、养骨、生肌。选择套穴：火点督、华佗夹脊火后毫、肾 8（灸）、委中至昆仑、椎 8、大扶正。脊柱侧弯的形成主要由于脊柱两侧的肌肉拉力不平衡造成的。三通法重点使用火针点刺督脉、华佗夹脊激发人体阳气，活血通络，温经助阳，使脊柱两侧肌肉得到充足的血气濡养，从而使僵硬板结的肌肉组织恢复柔软和弹性，脊柱两侧的肌周拉力逐渐变的均衡，疾病随之而愈。火点督主要针对脊柱，火点华佗夹脊主要针对脊柱两侧的肌肉。肾 8（灸）补益先天，主骨生髓，椎 8 与肾 8 上下呼应，辅助治疗。委中至昆仑主要作为远端配穴，加强对膀胱经功能的调整。大扶正疏肝、健脾、理气、养血扶助后天，使气血生化有源，提升人体正气。诸穴相伍，先天、后天同时调补，激发督脉阳气、经气，加强脊柱两侧肌肉的拉力与平衡，治愈此症。

华佗夹脊平行于督脉，对脊柱的平衡起着至关重要的作用，在治疗中，华佗夹脊与督脉要交替进行火后毫，隔次替换，首先是治疗的需要，其次是对皮肤（针眼）的保护，给肌肤恢复的时间。大扶正培补后天，化生血气，使人体得到源源不断的营养补充，提升人体正气，肌肉得以荣养，从而治愈此证。

第十四节　脑12

脑12是专门治疗心智受损的脑病，主要功效是醒脑开窍，主要用于癫痫、癫狂、痴呆、大脑发育不良等疾病。开发心智，醒脑开窍。

1. 脑瘫

脑瘫又称小儿大脑性瘫痪，俗称脑瘫，是指从出生后1个月内脑发育尚未成熟阶段，由于非进行性脑损伤所致的以姿势各运动功能障碍为主的综合征。是小儿时期的中枢神经障碍综合征，病变部位在脑，累及四肢，常伴有智力缺陷、癫痫、行为异常，精神障碍及视觉、听觉、语言障碍。

引发小儿脑瘫的原因很多，父母亲的问题、基因遗传、不良恶习、吸烟、酗酒、吸毒等，早产、难产等也是造成脑瘫的原因。主要的症状为运动障碍、姿势障碍、智力障碍。

脑瘫属于中医"五迟""五软""痴呆"范畴。《古今医统》中又名"胎怯"，《婴童百问》将头软、项软、手软、脚软、肌肉软称为"五软"。中医学认为脑瘫的成因源于母体虚弱感受邪毒影响胎儿发育导致，或其父母酒色过度，元气虚弱者，导致小儿先天不足或难产、外伤等引起后天损伤，主要病机为肝肾不足，元气不充，脉络不畅，肢体不用，脑髓空虚。因肝主筋，肾主骨，肝肾不足则筋骨不支，又项为督脉及足太阳经所过，督脉空虚，精髓不足，太阳经失养以至头项软弱不正。后天失调脾气虚馁五软，病机在脾胃，胃为水谷之海，五脏六腑之化源，脾胃失调脏气失其所禀，四肢无所主，故手软而懒于抬，足软而艰于步，肌瘦皮宽，清阳之气不升，故头不举，项软难收。上下齿属手足阳明，足太阴脾经连舌本，散舌下，脾胃虚，舌不能藏而舒出，口软不收而成五软。所以此病变部位涉及脑、肝、脾、肾。

治则当以醒脑开窍、疏肝、补肾、健脾、养心、生智。选择套穴：脑12。针方中脑12填精补髓，根据患儿具体情况选择套穴大扶正还是小扶正，还是降压套穴。一般肌张力较高的，选择降压套穴，肌张力较低的，选择小扶正，体质较差的，选择大扶正。所有脑病都是慢性病、疑难病。需要长期治疗，半年是一个治疗周期，有的甚至要几年，三通法治疗此症，主要是促进大脑正常发育，最终目的达到生活自理。脑瘫问题，是个社会问题，需要全民来关注，治疗脑瘫，是利国利民之举。

由于少儿气血流动要比成人快得多，所以少儿针灸基本不留针，年纪稍长或病情较重适当留针，一般不超过 10 分钟，少儿禁用灸法。

2. 智障

智障又称智力障碍，又称智力缺陷。一般指的是由于大脑受到器质性损害或是由于脑发育不完全从而造成认识活动的持续障碍。由于遗传变异、感染、中毒、头部受伤、颅脑畸形或内分泌异常等有害因素造成胎儿或婴幼儿的大脑不能正常发育或发育不完全，使智力活动的发育停留在某个比较低的阶段中，称为智力迟滞，由于大脑受到物理、化学或病毒、病菌等因素的损伤使原来正常的智力受到损害，造成缺陷，则称痴呆。

智障，中医属于"痴呆"范畴。智障与父母遗传关系密切，先天禀赋不足，肾精不足，元气不充，脑髓空虚，经络不畅等原因造成此病。治以醒脑开窍，选择套穴：脑 12。根据患儿具体情况，可以增加相应的穴位，如感冒，咳喘 10；腹泻，曲池、合谷、上巨虚、下巨虚；消化不良，足三里、中脘等。坚持长期治疗，并要求家长的积极配合，加强日常一点一滴的诱导和启发。智障与脑瘫的病因、病机基本一致，所以治疗方法与理念也是一致的。

3. 秽语综合征（抽动症）

秽语综合征是以多发性运动抽动和发声抽动为首发症状，也称为"小儿抽动秽语综合征"。或无音节的喊叫，或发各式各样的动物叫声，清嗓音，或发无意义的自叙声，或不适当语境，往往是重复刻板秽语。还会出现频繁眨眼、摇头和一些奇怪的动作。秽语综合征也称抽动症。这些患儿普遍存在注意力不集中的问题，容易紧张或激动，往往显得很暴躁，这种症状也是少儿多动症的范畴。秽语综合征属于中医"肝风""筋惕肉""瘛疭""慢惊风"范畴。中医学认为，本病多与儿童的"肝常有余，心常有余，阳常有余"，"肺常不足，脾常不足，肾常虚"的生理特点有关。小儿情志不遂，木失调达，郁而化火生风，肝亢风动则喊叫不已，火热极盛，灼液成痰，痰热内扰心神。小儿脾常不足，易为饮食所伤，或过食生冷或过食肥甘厚味，致脾失健运，痰湿内生，脾虚肝亢故见噘嘴，口唇蠕动，四肢抽动，脾为生痰之源，肺为储痰之器，肝亢风动，挟所生之痰上扰清窍则秒语。其病机主要是阴阳失调，肝火生痰，心、肝、脾、肺、肾的功能失调。此症智力方面缺陷不明显，而且都求治欲望强烈，渴望康复。往往患儿都配合治疗，主动接受治疗。

治以醒脑开窍，选择套穴：脑12。醒脑开窍，开发心智，生髓养脑。佐以降压套穴（平肝息风），或者神10来安神定志，降压套穴扶土抑木，缓肝理脾祛除症状，促进大脑正常发育。神10安神定志以养心神。所有治疗用穴均采取不留针的方式，如果患儿超过14岁，脑12点刺（不留针），神10或降压套穴留针10分钟。

此症亦属脑病范畴，属于脑12治疗范围，也属疑难病证，需要长期治疗，欲速则不达。治疗期间家属的配合也是非常重要的，家长要耐心有序的进行心理疏导，严禁打骂，医患配合，此证可愈。

4. 自闭症

自闭症又称孤独症，孤独永或孤独忙障碍等，是广泛性发育障碍的代表性疾病。患此症的男童比例大于女童。主要症状为社会交往障碍，在社会交往方面存在质的缺陷，回避目光接触，对人的声音缺乏兴趣和反应，不愿与人接触，缺乏与同龄儿童交往或玩耍的兴趣，成年后仍缺乏交往的兴趣和社交的技能，不能建立恋爱关系和结婚。交流障碍，患儿常以哭或尖叫表示他们的不适或需要。表情也常显漠然，很少用点头、摇头、摆手等动作来表达自己的意愿。兴趣狭窄。患儿对一般儿童所喜爱的玩具和游戏缺乏兴趣，而对一些通常不作为玩具的物品却特别感兴趣，如车轮、瓶盖等圆的可旋转的东西。有些患儿还对塑料瓶、木棍等非生命物体产生依赖行为。部分患儿在智力低下的同时可能出现"孤独症才能"，如音乐、计算、推算日期、机械记忆和背诵方面呈现超常表现。自闭症主要病因为遗传因素、大脑发育问题，感染与免疫因素等。

自闭症中医属于"痴呆"范畴。多由于禀赋不足，髓虚而脑失濡养，肾精不足，元气不充，经络不畅所致。治以醒脑开窍。选择套穴：脑12、小扶正。此病是大脑发育不良所致。也是难治的疑难杂症，因此，欲速则不达，一定要有耐心，有信心，坚持治疗，坚持长期治疗。治疗过程也是一个潜移默化的过程。家属的配合也是至关重要的，治疗与行为锻炼密不可分。

5. 老年性痴呆

老年性痴呆现代医学称为阿尔茨海默病，是一种起病隐匿的进行性发展的神经系统退行性疾病。临床上以记忆障碍、失语、失用、失认、视空间技能损害、执行功能障碍以及人格和行为改变等，全面性痴呆表现为特征。病因迄今不明。

65 岁以前发病者，称早老性痴呆，65 岁以后发病者，称为老年性痴呆。此症与现代医学的老年性痴呆、血管性痴呆、混合性痴呆以及脑叶萎缩症、正压性脑积水、脑淀粉样血管病、代谢性脑病、中毒性脑病等基本属于同一类型。

老年性痴呆属于中医"呆傻"范畴。孙思邈在《华佗神医秘传》中首倡"痴呆"病名。《灵枢·天年》云："六十岁，心气始衰，苦忧悲，故好卧，……八十岁，肺气衰，魄离，故言善误。"《景岳全书·杂证谟》云："痴呆证，……若以火惊猝恐，一时偶伤心胆，而致失神昏乱者，当以速扶正气为主，……"《景岳全书·癫狂痴呆》云："痴呆证，凡平素无痰，而或以郁结，或以不遂，或以思虑，或以疑忌，或以惊恐，而渐致痴呆，言辞颠倒，举动不经，或多汗，或善愁，其证则千奇百怪，无所不至。"临床主要表现为轻者表情淡漠，寡言少语，善忘迟钝，重者则终日不语，或口中喃喃，或言辞颠倒，或忽哭忽笑，或不欲食，数日不食不知饥饱。

中医学认为老年性痴呆的病因病机多为年迈体虚、七情内伤、久病耗损、肝肾亏虚、脑髓失养、瘀血内阻、脾肾两虚、痰浊蒙窍、阻于脑络而成。《医林改错·脑髓说》云："小儿无记性者，脑髓未满，高年无记性者，脑髓渐空。"说明年老肝肾亏损，脑髓失充是本病的主要病因。

治以醒脑开窍，安神定志，养心理气。选择套穴：火点督、脑 12、降压套穴、内透。脑 12 醒脑开窍，开发心智。火点督通髓养脑，激发人体阳气和经气，振奋元阳，有助于醒脑开窍。降压套穴疏肝、健脾、理气、息风止痉。几组套穴共同完成醒脑开窍，开发心智，疏肝理气，清脑通络之功。

此症以一种不可逆的趋势在发展，会随着病程的延长而越发严重，因此，首先要做到的是扼制住此病的发展趋势，在此基础上，再考虑好转的问题，此症除治疗外，极需亲人的关爱和呵护（最主要是陪护），生活环境和生活条件的完善，也是十分关键的。

第十五节 大 长 对 刺

1. 癫痫

此病已在前文已详细论述过，此处不再繁叙。需要说明的是在使用脑 12 时，其中有"大长对刺"的特殊针法，一定要把握好，注意安全。

2. 震颤

此病在前文已详细论述过了，此处不再繁叙。在治疗过程中，在套穴的使用上"大长对刺"作用很大，但一定要注意安全。

3. 摇头

摇头，是头部不自觉的摇动或摇摆不能自制的症状。俗称"摇头风"。《灵枢·经脉》篇有"头重高摇"之记载，《医学细目》《医学准绳六要》等皆称为"头摇"。《素问·脉要精微论》云："骨者，髓之府，不能久立，行则振掉。"中医学认为骨髓空虚是主要致病因素。《金匮要略·痉湿暍痛脉证》曾云："身热足寒，颈项强急，恶寒头热，面赤目赤，独头摇动，卒口噤，背反张者，痉也。"虽有独头摇动之症，但颈项强急，反背张者为主症，正如《杂病源流犀烛·风头旋》所述"头自摇动，别无疾病，不知不觉"。《证治准绳·杂病》中指出："颤，摇也，振，动也，筋脉约束不住而莫能任持，风之象也。"古人明确指出此症多发于老年人。明·王肯堂指出："壮年鲜有，中年以后乃有之，老年尤多。"

摇头风的临床表现主要为头部摇动，不能自制，眩晕，肢体震颤，烦热盗汗，面目红赤，失眠，神疲乏力，口苦咽干，舌红苔黄，脉象弦数。

中医学认为摇头属于风阳上扰。《医学入门》谓："风盛则头摇……"《医学准绳六要》认为"头摇属风属火。"《证治准绳》的论述比较详细："头摇风也，火也，二者皆主动，会之于巅，乃为摇也。"本病病机乃为"风阳上扰"。

古人根据多年的临床总结，分析出督脉不通是造成摇头的主要病因。激发阳气，激发经气，振奋元阳，使经满髓充，才能祛风止摇。因此，打通督脉是治疗摇头的关键。

选择套穴：火点督、脑12（大长对刺）、降压套穴。火点督通督脉，通脑、生髓，操作时要做到离穴不离经，火针的温度不宜过高，采用一、二、三秒匀速进针，要做到"针下有声，针后有晕"。由于此病的治疗是长期的，需要经常使用火针，为了肌肤得以修复，每次火针施针不要重复上次的针眼，以免造成不必要的伤害，同时肌肤也得到修复。脑12专门醒脑开窍的套穴，火点督通髓入脑，脑12醒脑配以火点督后，功效加强，使得经满髓充，祛风止摇效果显著。针方中降压套穴疏肝、健脾、理气、健脑、息风，与火点督、脑12相互配合，前后呼应，相辅相成。诸穴相伍，显示出中医治病的整体观与大局观。

大长对刺操作的要点关键是长强穴的扎法，三寸针以上，针尖向上，向脊柱方向，安全刺入。安全的角度一定要针尖向斜下方30°沿骶骨下缘进针。长强穴属于督脉，《灵枢·经脉》云：长强主治"实则脊强，虚则头重，高摇之。……"在三通法临床上大椎穴与长强穴的组合多用于摇头、抽动、震颤、癫痫、癫狂等症，是醒脑开窍的关键针法。降压套穴疏肝、健脾、理气，清利头目，镇痉，醒脑。诸穴配合，标本兼治。

第十六节　胛6

　　背痛、背寒、背怕风怕凉、肩背痛、颈背痛。在临床中，背部疾病（疼痛）的现象很常见，胛6可以针对性的治疗。所谓背部之症，绝大多数患者表现的都是肩胛的缝隙间的疼痛与不适。比如颈椎病也可以累及肩胛部位，落枕也可以影响到肩胛部位，肩周炎也可以影响到肩胛部位，外伤、劳损、风寒邪气均可伤及肩胛部位。胛6可以毫针，也可以火后毫，也可以直接毫火。胛6的使用，一般都是在治疗其他病证时，伴有肩背病变的时候，才使用胛6，专程治疗背胛病变的极少，除非症状严重的。人的背部相对来说，比较薄，因此为了安全，采取斜刺比较稳妥。毫火的使用也应该格外注意，因为毫火的深浅把控相对较难，因此，背部尽量少使用毫火，以保安全。

第十七节　环中至昆仑（委中至昆仑）

1. 腰腿痛（腰椎间盘膨出）

　　腰腿痛在临床中是常见病，不分性别，中老年以上经常发生，这种病可以多年久治不愈，而且严重的影响患者的生活质量。在临床中发现造成腰腿痛最突出的病因，也是最大的诱因，就是腰椎间盘问题。单纯性的腿痛，实际上很少发生，通常都是腰部问题引起腿痛的比较常见。

　　腰椎间盘突出和腰椎间盘膨出，都是因为腰椎间盘退变所引起的腰腿痛。腰椎间盘退变后，如果纤维环未出现破裂，椎间盘的髓核阻结则出现膨出。在腰腿痛病变中，腰椎间盘膨出的问题是最为突出的病因。初起，症状比较轻微，（因为腰椎间盘膨出往往发生在第四、五腰椎之间或发生在第五腰椎与骶骨之间），没有什么剧烈的症状，往往不引起重视。这种疾病虽然不如腰椎间盘突出的症状那么强烈、严重，但随着病程的迁延，腰部疼痛明显或加剧，而且会转移到下肢，出现一侧下肢麻木疼痛。一般这种转移会出现在发病3～5年以后的时间，这时，腰部的疼痛反而会减轻，症状转移到腿部，出现麻痛，甚至夜里都会发作。

　　中医学认为"腰为肾之府"，凡是腰病都与肾虚有关。《备急千金要方》卷五十九《腰痛第七》曰："凡腰痛者有五：一曰少阴，少阴肾也。十月万物阳气皆衰，是以腰痛。二曰风脾，风寒着腰，是以腰痛。三曰肾虚，役用伤肾，是以腰痛。四曰暨腰，坠堕伤腰，是以腰痛。五曰取寒眠地，为地气所伤，是以腰痛。痛下上，引牵腰脊，皆痛。"古人已将腰痛的病因病机阐述的简洁明了，内伤源于肾虚，外邪侵袭，风、寒、湿邪气的侵入，劳损、外伤等均是造成此病的原因。中医将这种腰腿痛归在"坐臀风""痹证"的范畴。

　　治以温阳益肾、舒经通络、祛瘀止痛。选择套穴：肾8（灸）、环中至昆仑、椎8、大扶正。严重的可以火后毫或者直接毫火。环中、承扶、殷门穴均可采取三寸毫火，以增强针刺力度、刺激量以及刺激深度。凡是腿部痛甚部位都可以毫火密刺，或者火后毫密刺，以迅速缓解症状，临床中使用环中至昆仑是遵循了古人"经脉所过，主治所及"的理念，祛除经络循行部位的症状。针方中肾8（灸）温阳益肾，补益先天，壮骨生髓，舒通经脉，祛瘀止痛，治病求本。环中至昆仑活血通络，散瘀活血，除麻通痹。椎8属远端配穴，相互呼应，下病上治。大扶正疏肝健脾，理气养血，使气血生化有源以荣养四肢肌肉。先天之精与后天之本同时调补（属于完全大扶正），治病求本，扶正祛邪。

2. 股骨头坏死

　　股骨头坏死的早期，主要的症状是一侧臀部或腹股沟部以及腰部出现疼痛，膝关节部位可以出现牵拉性疼痛，下肢感觉到寒冷、无力、发酸，这些症状不一定同时出现，也仅仅可能有一两个症状。随着病情的迁延，可能会出现跛行，行走疼痛，髋关节的外展、内收功能发生障碍，晚期股骨头会出现塌陷，跛行加重，行动困难，疼痛更加明显，下肢肌肉萎缩明显，下肢无力、怕冷、下蹲困难，外展、内收更加困难。同时，两个腿有不等长的表现。现代医学认为，股骨头坏死是一个病理演变的过程，也称为"股骨头缺性坏死"。

　　股骨头坏死属于中医"骨痹""骨痿""骨蚀"的范畴。《素问·痿论》云："肾者水藏也，今水不胜火，则骨枯而髓减，发为骨痿。"《圣济总录》云："肾胀之病腰髀痛者是也。盖肾主腰脚，肾经所过，过髀枢循髀外，是动则病髀不可以曲。"《素问·痿论》云："足不任身，腰背不能举。"《灵枢·刺节真邪篇》云："虚邪之人于身也深，寒与热相搏，久留而内着。寒胜其热，则骨疼肉枯内伤骨为骨蚀。"中医学认为疾病发生的原因为内因和外因，且内因外因相互作用，使人体阴阳失去平衡，气血的失衡而生疾，亦称"髀枢痹"。《灵枢·五变》云："人之有常病也，亦固其骨节皮肤，腠理之不坚固者。邪之所舍也，故常为病。"《素问·脉要精微论》云："曲身不能，行则偻附，筋将惫矣，不能久立、行则久立，行则振掉，骨将惫矣。"说明筋骨的强弱与肝肾精血的亏虚与否密切相关。《素问·宣明五气篇》云："久坐伤肉，久立伤骨，久行伤筋。"强调了长期劳损为该病的致病的主要因素之一。中医学认为股骨头坏死的病因主要是外伤、六淫侵袭、邪毒外态、先天不足、七情所伤。外伤也是骨痹的重要病因之一。《医宗金鉴》明确指出："髋骨或因跌打损伤，以致枢机错努，青紫肿痛不能步履，或上行止欹侧艰难。"《素问》记载："因而强力，肾气乃伤，高骨乃坏。"此病与之最密切的脏腑就是肝、脾、肾三脏。肾为先天之本，"肾之合骨也"是指肾脏与骨有着密切的关系。肾主骨生髓，肾健则髓充，髓满则骨坚，反之，则髓枯骨萎，失去应有的再生能力。《难经·二十四难》指出："足少阴气绝，即骨枯。"肝主藏血，与肾同源，两脏的荣衰是相互影响的，若肝脏受累，藏血失司，不能正常调节血量，心主血，肝藏之，人动则运于诸经，人静则血归于肝脏，若血液藏运不周，营养不济，亦是造成股骨头病的原因。脾胃是后天之本，气血生化之源，脾健胃和，则五谷腐熟，化气生血，以行营卫，若脾胃失健运，生化气血无源，则筋骨肌肉皆无气以生。

治疗股骨头坏死必须治病求本，病因在肝、脾、肾，故扶正以祛邪。选择套穴：椎8、肾8（灸）、环中至昆仑、大扶正或降压套穴。环中至昆仑都要施以火后毫或直接毫火，尤其是环中穴，必须施以三寸毫火才能达到治疗需要的深度。病灶（髋关节）部位火针密刺，然后毫针密刺（一寸半毫针）。针方中椎8主要用于远端配穴，属于下病上治的方法。肾8（灸）的参与是遵循古人的"肾主骨"原则，主骨通髓，同时"腰为肾之府"肾8也有调治局部病变的作用，此病本身的病根也在腰部，也是肾虚所致，也是病的根本所在。治病求本还要补益后天，益气养血，使气血生化有源，荣养四肢百骸，采用大扶正或者是降压套穴（阳盛患者使用）。先天后天同时补养，疏肝、健脾、益肾、壮骨，扶正与祛邪，相辅相成。

3. 痿症

痿症是以肢体筋脉弛缓，软弱无力，不得随意运动，日久而肌肉萎缩或肢体瘫为特征的疾病。此症患者以下肢发病的居多。导致痿症的原因非常复杂，感受外邪，情志内伤，饮食不节，劳倦久病等均可致病。基本病机是肺、胃、肝、肾等脏腑受损，肢体筋脉失养，如肺热津伤，津液不布，湿热浸淫，气血不运，脾胃亏虚，精微不输，肝肾亏损，髓枯筋痿。

中医对痿症早在2000年前就有较深刻的认识。《黄帝内经》专门设有《痿证》篇论述痿证问题。《素问·玄机原病式·五运主病》曰："痿，谓手足痿弱，无力以运行也……脾气热则胃干而渴，肌肉不仁，发为肉痿。"《证治准绳·痿证》云："痿者手足痿软而无力，百节缓纵而不收。"对痿证的病因病机有较为系统而详细的描述，并根据病因影响脏腑的不同，分为脉痿、肉痿、骨痿、筋痿、皮痿等五痿。《内经》云："阳明者，五脏六腑之海，主润宗筋，宗筋主束骨而利关节也。冲脉者，经脉之海也，主渗灌溪谷，与阳明合于宗筋，阳明惚宗筋之会，会于气街，而阳明为之长，皆属于带脉，而络于督脉，故阳明虚则宗筋纵，带脉不引，故足痿不用也。"中医所论述的痿证，在临床上相当于现代医学的论述的"肌肉疾病"。包括重症肌无力、肌营养不良、运动神经元疾病、多发性肌炎及皮肌炎、周期性麻痹、多发性神经炎、脊髓空洞症、强直性疾病等。

治以温经益肾，激发督脉阳气，选择套穴：火点督后毫、肾8（灸）、环中至昆仑火后毫、大扶正。火点督脉的原则仍是：宁失其穴，不失其经，一定要扎在督脉最中线上。另外，环中穴一定要用三寸毫火（普通火针的长度不够，达不到治疗深度）。长期的、久治不愈的痿证会出现不同程度的肌肉萎缩，这些部位，还要火针密刺。针方中火点督，激发人体阳经之气，通脊生髓养脑。肾8（灸）温阳补肾，壮骨生髓，补益先天之精。环中至昆仑火后毫舒经通络，化瘀通脉，舒筋活血，生肌祛痿，体现了古人"经脉所过，主治所及"的理念。阳甚虚患者，还需大扶正疏肝健脾，理气养血，扶助后天之本，使之气血生化有源，以荣养四肢。诸穴相伍，先、后天同时调补，气足血旺，扶正祛邪。

4. 抽筋（肌肉痉挛）

腰酸背痛腿抽筋其实就是寒邪伤人的典型特征。抽筋在医学术语叫"痉挛"，现代医学称为"肌肉痉挛"。这个症状在中医寒证的属性里叫"收引"，就是收缩挛急的意思。肌肤表面遇寒，则毛孔就全收缩，寒邪进一步侵入经络关节，经脉便会拘急，肌肉就会痉挛，导致关节屈伸不利。抽筋经常发生的多在下肢，所以现代医学也称为"腓肠肌痉挛"。因为寒是阴气的表现，最易损伤人体阳气，阳气受损，失去温煦的作用，人体全身或局部就会出现寒象，如畏寒怕冷，手脚发凉等。若寒气侵入人体内部，经脉气血失去阳气的温煦，就会导致气血凝结阻滞，不畅通，除了头痛、胸痛、腹痛，腰背痛之外，还会出现肌肉抽筋的现象。因此得知，抽筋的主要病因就是肝血不足，筋脉失养，肝主全身筋膜，与肢体运动有关。肝藏血以荣筋，夜卧则血归肝而藏，荣筋之血，尤显不足，故于夜里发生。《素问·痿论》云："肝主身之筋膜。"《素问·六节脏象论》云："肝者……其充在筋。"《素问·经脉别论》云："食气入胃，散精于肝，淫气于筋。"肝之气血亏虚，筋膜失养，则筋力不健，运动不利。筋脉拘挛抽搐可见于肝风内动，寒邪的侵袭，本身素虚，脾胃虚弱等。

现代医学认为，抽筋多是因为缺钙、受凉、局部神经血管受压引起的。急剧的运动或工作疲累也能引起抽筋的发生。

临床表现为多发生在睡眠时，腓肠肌强直性收缩、疼痛。可持续发作几秒至几分钟不等。患此病老年人，体弱的人比较多。治以温经散寒、温阳祛邪。选择套穴：肾8（灸）、椎8、委中至昆仑火后毫，火后毫重点的部位就是承山穴及穴位周围，火针密刺或者毫火围刺。火针的温热功能，强大的活血祛瘀功能，温经散寒的功能，除滞祛痛的功能，是治疗由寒邪引起的病症的杀手锏。肾8（灸）扶助天先，治病求本、温阳补虚，标本兼治。椎8下病上治，辅助治疗。如果患者阳虚严重还可以施以大扶正扶助后天，先天、后天同时调补，治病溯源，完治此症。

5. 足跟痛

足跟痛是指足跟部疼痛，不红不肿，不能久立多走，甚则站立艰难而言。其病因为跟骨慢性劳损和炎症，如跟腱炎、足底的脂肪垫炎、跟骨后滑囊炎、肌筋膜炎等。足跟痛属于软组织疼痛，对生活影响较大。此病属当下的多发病，患者众多，因此有效治愈此症，功德无量。

足跟痛属于中医"骨痹"的范畴。中医学认为足跟痛多因气血亏虚，肝肾不足引起，属于虚证。气血亏虚血虚不荣，肝肾不足骨髓失养，外邪侵袭也是足跟痛的致病因素。如《素问·痹论》所言："风寒湿三气杂至，合而为痹也。"外伤也是足跟痛的致病因素之一。老年体弱，肾精不足，气血运行不畅，经脉痹阻，肌肉筋骨失养，不通则痛，不荣则痛。隋代巢元方称之为"脚根颓"，云："脚根颓者，脚跟忽痛不得着也，世俗呼为脚根颓。"朱丹溪在《丹溪心法》中称之为"足跟痛"。此症以老年人及女性发生率高，身体肥胖者，发病率较高。多为足脂肪纤维垫部分消退，急性滑囊炎或平底跖足等原因引起。在诸多因素中，肾虚致病是比较普遍的。

临床多表现为足跟痛、行走痛、站立痛，有些表现为活动后痛减，有些表现为活动后痛甚，有些表现为久卧、久坐之后，站立的那一刻，最为疼痛难忍，稍活动后痛减。还有些遇冷疼痛加剧，还有些个别患者，遇热痛甚，入睡疼痛，这种症状，严重影响了生活质量。

此症需温阳补肾、舒经活络、祛瘀止痛。选择套穴：肾8（灸）、椎8、委中至昆仑、女膝、火针点刺病灶。针方中肾8（灸）温阳补肾，从源头治疗，治病求本。椎8属于下病上治，辅助治疗。委中至昆仑舒经活络，活血化瘀。女膝穴属经外奇穴，具有较强的行气通络之功，而且位于病灶部位，针对足跟痛有直接的治疗作用。对于足跟痛最有效、最直接的治法就是痛点火针或直接毫火，火针以它强大的活血化瘀、消炎止痛功能，一招定乾坤。

第十八节　肩4

1. 肩周炎

肩4是治疗肩周炎的特效穴位。针刺时可以使用毫针，也可以火后毫，也可以直接毫火。关于肩周炎的治疗前面已详细论述过，这里不再叙述。

2. 偏瘫

偏瘫的治疗是以降压套穴为基础针方的，针对此病的具体情况，肩关节的症状进行针对性的治疗，就要使用肩4，比如说单臂不举，可以毫针，也可以火后毫，也可以直接毫火。

第十九节　颈6

颈6套穴主要用于颈部的病变，属于治疗颈部诸疾的特定套穴，对于颈部病变既有治疗作用，也有引经的作用。

1. 瘿证（甲亢、甲减、甲状腺结节、囊肿、纤维瘤、甲状腺癌等）

颈6是对瘿证进行治疗重要的套穴，在治疗中也是不可或缺的。上述诸症，有时是主要治疗，有时是辅导治疗。颈6的主要功能是引经作用，它能够将基础套穴所形成的合力引经至病所，同时也能针对局部病变有明显的治疗作用。这些功效在前面都有过详细论述，在这里就不再多叙。

2. 咽喉病变（咽炎、咽干、咽痒、扁桃体炎、声带麻痹、梅核气等）

颈6在这些方面也会经常用到。这些使用的细节在各个疾病的论述中都已详细讨论过，在此不再叙述。

第二十节　耳4

耳4是专门治疗耳鸣、耳聋的套穴，在三通法临床治疗中起着举足轻重的作用。但此套穴只限于治疗耳聋、耳鸣，至于耳朵的其他病变（如中耳炎、闷、堵、胀等）不在耳 4 的治疗范围之内。在使用中根据疾病的程度、病程必要时耳 4 可以火后毫，也可以直接毫火。关于耳鸣、耳聋的治疗，前面已详细论述过，此处不再叙述。

第二十一节 带 2

1. 妇科

带 2 在治疗妇科方面，有着突出的疗效，对于月经不调、痛经等，在治疗时有着非常重要的作用。

2. 消化

带 2 在治疗消化系统疾病时，起着辅助的作用，尤其是针对腹胀、两胁痞满等症状有着非常明显的作用，如治疗克罗恩病时，带 2 有着举足轻重的作用。

3. 两胁病变

带 2 在针对肝郁不舒造成的胁痛、痞满、胀气等，起着非常重要的辅助治疗作用。

4. 瘦身

带 2 在瘦身塑形方面，有着非常明显的作用，尤其针对产后发胖的女性，作用非常明显、突出。促进内分泌的功能正常，有着很强大的调理作用。

另外，带 2 的穴位数量，并不是固定的，根据病情、体征、体态可以扩展为带 3、带 4、带 5 甚至更多，排列形式可以单排，也可以双排，完全根据需要而定，但是都是以带脉穴为中心展开的，但又不拘泥，法无定法。

第二十二节 廉 3

廉 3 是由上廉泉发展而来的，对于较重的症状在上廉泉两侧各加一个阿是穴，称为"廉 3"。廉 3 主要治疗以下病症：中风后遗症的呛水、舌强、吞咽困难、淋巴结肿大、双下巴、扁桃体增大等。

在这些病症的治疗中如何运用廉 3 套穴前面已有详细论述，在此不再叙述。

第二十三节　火　后　毫

1. 带状疱疹

带状疱疹古医籍中名称不一,《外科大成》称为"缠腰火丹",《外科启玄》称"蜘蛛疮",典型的带状疱疹发生在两胁及胸的,民间俗称"串腰龙"。现代医学称之为"带状疱疹"。是由水痘 - 带状疱疹病毒感染而引起的急性疱疹性皮肤病。其临床主要表现为：发病部位往往先有神经痒痛,继而出现粟粒状疱疹,呈红色,继后出现绿豆大小水疱,数片成群出现。《医宗金鉴·外科心法要诀》对缠腰火丹从病名、症状到病机病位都有精湛的论述："缠腰火丹蛇串名,干湿红黄似珠形,肝心脾肺风热湿,缠腰已遍坐不能。"非常形象的从病机、症状上准确的说明此病的主要特征。

本病是因感染单纯疱疹病毒引起的,多发于中老年人,可以发生于不分性别的人体任何部位。中医学认为带状疱疹的发生主要因为脾胃运化失常,水湿停滞,久而化热,或肝胆湿热郁而化火,或湿热毒邪侵及经脉,湿热内蕴,壅阻脉络,发于腠理,外达皮部,故见疱疹簇生瘙痒而挠之痛甚。中医将此证分为：肝经郁热证、脾经湿热证、瘀血阻络证。

治以活血化瘀,舒经活络。治疗方法：病灶火后毫。沿着血管的走向在病灶部位实施火针密刺,火针尽量烧红,进行浅刺,不要刺的过深,以不扎透血管为宜。在火针点刺过程中如果出血,不必紧张,效果更好。火针点刺后施以毫针密刺,也就是在病灶部位再扎上毫针。再加上患侧的丘墟穴。带状疱疹长在脸上是很痛苦、很危险的,极易留瘢痕或失明或留有后遗症。尤其长在耳朵眼里,极易造成病毒性面瘫。带状疱疹治疗越及时越容易康复,病程越长越难治愈。此病可以多年不愈,既使皮肤表面已完全正常,神经痛还能持续数年。治疗此病必须依靠火针的温热功效和强大的消炎功能是治疗带状疱疹的强有力武器。

2. 痛风

痛风的治疗需要使火后毫,而且在治疗中起着至关重要的作用。火针在治疗中有着温通法、强通法的双重作用,既活血化瘀,又消炎止痛,这种效果单纯毫针是做不到的。火后毫能够快速的缓解症状,减轻痛苦,可以做到针到病除。

此证前面已论述过,在此不再多叙。

3. 斑秃

在三通法临床上，治疗斑秃需要在病灶上施以火后毫，旨在刺激皮下经络气血的循环畅通，祛除瘀滞，激活气血、经气，可促进毛发的再生，效果非常显著。此证在书中已有论述，在此不再多叙。

4. 股骨头坏死

股骨头坏死在三通法临床上，需要在髋关节病灶上施以火针密刺，然后再毫针密刺，其目的在于扼制住病情的发展趋势，刺激血气循环，活血化瘀，使肢体恢复活力，火后毫在治疗中起着至关重要的作用。关于治疗股骨头坏死书中已论述，在此不再多叙。

5. 环中至昆仑

在三通法临床上选用环中至昆仑，可治疗各种病证引起的下肢病变，突出了古人"经脉所过，主治所及"的理念。对于严重的，久治不愈的病证，都需要环中至昆仑火后毫。作用强大，疗效显著。对于此针法的运用，在书中都已详细论述，在此不再多叙。

6. 哮喘

在治疗哮喘时，必须使用咳喘10，当解表时，咳喘10都是以快针点刺的形式施针，唯为治疗哮喘时，必须使用咳喘10火后毫，才能达到治疗的效果，才能有突出的疗效。这是病因、病机、病情所决定的，只有火后毫才能激活经气，促进肺功能的提升。此针法在前面章节已有论述，在此不再多叙。

综上所述，火后毫在三通法临床上使用非常广泛，而且疗效也是非常显著的。还有很多病证需要选用火后毫，比如颈椎病、瘿证、风湿痹证、鼻炎、脊柱病变、神经系统病变、胃脘病变等。在治疗中凸显了火后毫的强大威力和显著疗效，也充分显示了三通法的特色与神奇魅力。

第二十四节 强 通 法

1. 丹毒

丹毒是指患部皮肤突然发红成片，色如涂丹，灼热肿胀，迅速蔓延的急性感染性疾病。本病好发于颜面和下肢，下肢患病者居多，多发于春秋季节。因为发病的部位不同，而有不同的名称，生于胸腹腰跨部位者，称"内发腹"，发于头面部位的称"抱头火丹"，发于儿童足部的称"流火"。现代医学认为本病是由溶血性链球菌引起的急性炎症，相当于急性网状淋巴管炎。《诸病源候论·丹毒病诸论》云："丹者，人身忽然燉赤，如丹涂之状，故谓之丹，或发于足，如手掌大，皆风热恶毒所为。重者，亦有疽之类，不急治，则痛不可堪，久乃坏烂。"《素问·至真要大论》云："少阳司天，客胜则丹疹外发，及为丹熛疮疡……"

丹毒是由于素体血分有热，外受火毒，热毒蕴结，郁阻肌肤而发，或由于皮膜黏膜破伤，毒邪乘隙侵入而成。凡发于头面部者，挟有风热，发于胸腹腰胯部者，挟有肝火，发于下肢者，挟有湿热，发于新生儿者，多由胎热火毒所致。

临床多表现为发病急骤，初起往往先有恶寒发热，头痛骨楚，胃纳不香，便秘溲赤等全身症状。继则局部见小片红斑，迅速蔓延成大片鲜红斑，略高出皮肤表面，边界清楚，压之皮肤红色稍退，放手后，立即恢复，表面紧张光亮，摸之灼手、肿胀、触痛明显。一般预后良好，病情严重者，红肿处可伴发瘀点、紫斑或大小不等的水疱，偶有化脓或皮肤坏死。中医将此证分为：火毒夹风证、火毒夹湿证、贝毒内陷证等。

丹毒的主要病机为风热毒邪犯上，与血分热邪蕴结，郁阻肌肤，湿热毒蕴发于下肢。此证主要是风热恶毒所致。《灵枢·小针解》云："宛陈则除之，去血脉也。"治疗此证首选强通法，三棱针点刺放血。在病灶周围（半公分）放血，直击病灶，郁结的热毒得以释放，从而使热邪随血而出，不再使用其他套穴，每次治疗缩小包围圈，一般1～2次此证可愈，恢复很快。这是强通法的典型病例。

所谓围刺就是采取缩小包围圈的方法，逐渐痊愈。在三棱针点刺时，需要注意，由于丹毒病灶部位红肿热痛，皮肤温度高于其他正常部位，因此，局部的血液也是热的，血的热度也是高于正常部位的，三棱针点刺一定要轻柔，否则会出血量过大，引起负作用。另外，病灶部位严禁使用火针，火针针孔不易愈合而加重感染，极易加重病情而欲速则不达。

2. 小儿疳积

小儿疳积是指由于喂养不当，或因其他疾病影响，致使脾胃功能受损，气液耗伤而逐渐而形成的一种少儿慢性病证。临床以形体羸瘦，饮食异常，面色萎黄，毛发稀疏干枯，精神萎靡或烦躁为特征。本病发病无明显季节性，5岁以下小儿多见，舌代疳证被列为儿科四大要证之一。

小儿疳积中医也称为"疳证"。古人将小儿疳积分为脾疳、心疳、肝疳等证型，最常见的还是脾胃疳积，这与小儿时期"脾常不足"生理特点有关，所以历有"诸疳皆脾胃病"的论点，"诸疳皆为脾胃先病"的论述更为确切。小儿乳食不节，嗜食肥甘，贪食寒凉，家长喂养不当，而成疳积。疳是积之渐也，所谓"积分为疳之母，无积不成疳"。《小儿药证直诀》云："疳，皆脾胃亡津液之所作也。"治疗小儿疳积以运脾化积，理气和胃为主。

选择穴位：四缝放血，中脘、足三里、上巨虚、下巨虚、三阴交、太冲一律快针点刺。四缝穴属经外奇穴，此穴功于健脾和胃、消积导滞、化痰祛湿、调和脏腑。本病病本在脾胃，中脘乃胃募、腑会穴，足三里是胃之下合穴，具有化滞消积之效，三阴交滋阴，太冲穴疏肝，上巨虚、下巨虚通利下焦，使大便通畅，以促胃降。在三通法临床上四缝放血一般使用西医的采血针，因为三棱针点刺对小儿损伤过大，毫针放血效果不佳，采血针放血效果最好。所谓四缝放血，其实放血不是目的，而是要将四缝穴中的黄色黏液放出来，采血针轻点，然后将黏液挤出，这种黏液放出的越多疗效越好。如果症状较轻，病程较短的只需四缝放血无须体针，基本一次痊愈，病程较长者，也能很快见效。

第二十五节 火针点刺

火针是源于古代，发展于当代。近半个世纪以来，通过不断的临床总结、归纳，火针的操作已规范化，适应证已系列化，临床应用已普遍化。单纯使用火针治病的案列很多，尤其针对疮疡痛痒，更是疗效突出，达到了手术、药物达不到的效果。这是因为火针具有强大的活血化瘀功能，软坚散结功能，祛腐生新功能，消炎止痛功能，这些功能都是基于火针的温热功效。火针在三通法临床上，异军突起，功效强大，攻坚克难，屡建奇功。

1. 腱鞘囊肿

腱鞘囊肿是发生在关节部腱鞘内的囊性肿物，是由于关节囊、韧带、腱鞘中的结缔组织退变所致的病症。囊内含有无色透明或橙色、淡黄色的浓稠黏液，以单侧性为多见，多发于腕部和足背部。女性居多，起病缓慢，发病部位可见一圆形肿块，有酸痛感，用力活动受限，严重时会给患者造成一定的功能障碍。

此症与外伤、劳损密切相关，一些需要长期重复腕关节活动的职业如打字员、货物搬运或需要长时间电脑操作的行业等都会引发或加重此病。还有些从事家庭杂务的家庭妇女，也易患上此病。少数腱鞘囊肿可自行消退，但也有部分患者虽经多种方法治疗，仍反复发作。

三通法治疗此症，非常简单而且有效。操作过程：助手一只手抓住患者患侧手腕，另一只手抓住患者手指，向下弯曲到极限，目的就是让病灶产生向外的压力。这时就会发现腕部有凸起，消毒后，火针烧红，瞄准凸起的顶部，火针刺下，不要力度过猛（避免囊体扎穿），拔针后，会有黏液涌出，这时助手不能松手，仍然保持一个向外的压力，在第一针的周围再扎 2～3 针，然后对囊体进行挤压，直至液体全部排出，治疗完毕，基本一次痊愈。

2. 肛周胀肿（肛痈）

肛周脓肿，又称直肠肛管周围脓肿、肛门直肠周围脓肿。是指肛管直肠周围软组织或围间隙发生的急性化脓性感染，脓性渗出物聚集形成脓肿，常为肛腺阻塞感染所致。

肛周脓肿可继发于外伤、克罗恩病、结核病、艾滋病及恶性肿瘤等。肛周脓肿可发生于任何年龄，高发年龄为 20～60 岁，发病率男性高于女性。肛周脓肿可见以下几种：坐骨直肠窝脓肿、括约肌间脓肿、肛提肌上脓肿、直肠黏膜下脓肿。

肛周脓肿临床主要表现为肛门部位剧烈疼痛、肿胀、疼痛呈现越来越严重的趋势，不敢咳嗽，咳则痛甚，坐卧不宁，严重者会出现发热现象，食欲下降，大便干燥，疲乏无力，小便黄赤，病至 1 周左右，形成脓液，此时疼痛更为严重。破溃后容易形成肛漏。

中医称此病为"肛痈""坐马痈"等。中医学认为肛周脓肿的形成多因饮食不节，过食厚味辛辣、醇酒炙煿之品损伤脾胃，引起湿热内生，下注肛门，热毒结聚，湿浊不化、毒阻经络、肺、脾、肾亏损，湿热乘虚下注肛门，郁久热盛，血败肉腐而成肛痈。

三通法在临床上治疗肛周胀肿，方法简洁明了。此症为热毒内蕴所致，而火针有消炎祛邪，祛腐生肌的作用，所以必须用火针来根治，治疗时直接火针点刺病灶。患者屈膝侧身位，火针烧红，对准病灶最凸起部位刺入，拔针后会有脓液涌出或喷出，然后火针烧再次刺入，一般不超过 3 针，待脓血流净后，治疗结束。切记，火针一定要烧红，这样才能有效发挥火针强大的消炎、清热、解毒、散瘀之功效，基本一次痊愈。

3. 乳腺炎（乳痈）

乳腺炎是以乳房红肿疼痛，乳汁排出不畅，以致结脓成痈的急性化脓性病证，现代医学称为"急性乳腺炎"。多发于产后哺乳的妇女，尤其是初产妇更为多见。俗称"奶疮"，中医称为"乳痈"。根据发病时期的不同，又有几种名称：发生于哺乳期者，称"外吹乳痈"，发生于妊娠期者，称"内吹乳痈"，在非妊娠期和非哺乳期者称"非哺乳期乳痈"。现代医学认为，当感染原经乳头侵入乳房组织，使乳腺管发生感染，形成一个化脓的组织感染区，也就是乳腺炎。临床上表现为乳房内会形成一个发红、有触痛的肿块，受影响的乳房一侧的腋窝腺体及锁骨上肿大的淋巴结也会发生触痛，发生灼热、疼痛，乳房跳痛，化脓，溃烂，影响哺乳。

中医学认为乳痈的产生多由肝郁气滞，胃热壅滞，乳汁瘀滞所造成。乳头属足厥阴肝经，肝主疏泄，能调节乳汁的分泌，若情志内伤，肝气不舒，厥阴之气失于疏泄，使乳汁发壅滞而结块，郁而化热，热盛肉腐则成脓。乳房属足阳明胃经，乳汁为气血所生化，产后恣食肥甘而致阳明积热，胃热壅盛，导致气血凝滞，乳络阻塞发生痈肿。各种原因造成乳汁排出不畅，或乳汁过多而婴儿不能吸空，造成余乳积存，致使乳络闭阻，乳汁瘀滞，日久败乳蓄积，化热而成乳痈。中医将此证分为三个节段：气滞热壅（郁乳期）、火毒炽盛（酿脓期）、毒盛肉腐（溃脓期）。此症的治疗越及时（早期）越好。

在三通法的临床上治疗此症非常简便，临床治疗宜清、宜消、宜散，火针点刺即可治愈。火针尽量烧红，从病灶边缘开始向里围刺，根据病灶面积决定扎多少针，如果乒乓球大小，10针左右。脓血流出，即达到治疗目的。火针以它活血化瘀，软坚散结，消炎止痛的强大功效，基本上一次治愈。

需注要意的是，除了火针要烧红外，不能扎的过深，切忌将病灶刺穿。只要出的血中带有乳汁，即证明扎穿了，深浅适度，只流脓血，不流乳汁。一旦扎穿，需要产妇配合，尽量将乳房的乳汁吸出来，减少乳房的压力，促进针眼愈合。

4. 麦粒肿（针眼）

麦粒肿，俗称"针眼"，是指胞睑边缘生出的硬结，红肿疼痛，形似麦粒，易于溃脓的眼病。现代医学称之为"睑腺炎"。麦粒肿分为外麦粒肿和内麦粒肿，是由于睑板腺或皮脂腺感染、葡萄球菌导致。临床主要表现为眼睑皮肤局限性红、肿、热、痛，邻近球结膜水肿，当脓液局限聚积时出现黄色脓头，重者伴有耳前、颌下淋巴结大及压痛、全身畏寒、发热等。

麦粒肿中医称为"土疳""土疡""眼丹"。其病因为外感风热邪毒，或心火上炎，或过食辛辣炙煿，脾胃蕴积热毒，使营卫失调，气血凝滞，热毒上攻，壅阻于胞睑，发为本病。气血不足，正气不固，时感外邪，此证如不根治，会反复发作。本病与足太阳、足阳明关系密切。中医将此证分为：风热外袭证、热毒炽盛证、脾胃湿热证。

此症属于三通法中温通法与强通法的治疗范畴，主要以火针治之。操作过程：助手翻开眼皮，露出病灶，将其固定，应用稍细火针，尽量烧红，对准病灶2～3针即可，根据病程、病情可能有脓血流出，也可能没有，脓血流出，效果最明显，不论怎样，基本一次治愈。这种方法同时适用于外麦粒肿与内麦粒肿。针刺手法一定要稳、准、柔，切忌手法过猛。如遇少儿麦粒肿，可用普通毫针，烧红刺入，效果是相同的。此针法相比于手术、药物治疗，效果要快得多。这是火针强大的活血化瘀、消炎止痛功能所决定的。

第二十六节　一　针　一　得

1. 落枕

落枕是颈部突然发生疼痛，活动受限的一种病证，主要指急性单纯性颈项疼痛，属于颈部伤筋范畴，又称"失枕""失颈"。

落枕的发生常与睡眠姿势不正、枕头高低不适、颈部负重过度、寒邪侵袭项背部等因素有关。本病病位在颈项部经筋，与督脉、手足太阳和足少阳经密切相关。基本病机是经筋受损，筋络拘急，气血阻滞不通。现代医学认为本病是各种原因导致颈部肌肉痉挛所致。

临床主要表现为颈项强痛，活动受限，项背部或颈肩部压痛明显，低头、歪头颈肩背压痛明显。此证患天数不等，可以自愈，但愈后易复发，而成习惯性病变，稍有不慎便患此疾，虽然不是特别严重，但影响生活质量。

在三通法临床上治疗此症，简约、方便、显效，选择穴位：听宫穴。听宫穴治疗落枕，源于贺普仁先生所编著《一针一得治百病》中推出此穴专治落枕之病。具体操作：扎上听宫穴，令患者活动颈项，原则就是怎么活动疼痛，就怎么活动。低头，扭头、歪头等动作，各种动作都要做到极限，直至做任何动作无疼痛感为止。一般活动10分钟后症状完全消失。为了巩固疗效，火针点刺椎8、患侧肩胛部，效果立竿见影，基本一次痊愈。

2. 脚踝扭伤

脚踝扭伤均为外伤引起，如果比较严重，一般认为"伤筋动骨一百天"，不能快速痊愈。脚踝扭伤除疼痛，活动受限外，还会出现水肿、血肿，短时内不易消退。三通法治疗此症，独具特色，采用古人的缪刺法，也就是左病右治，右病左治的扎健侧的方法。具体操作：根据患侧脚踝痛点的位置，在健侧相应的位置上，毫针密刺，密刺至什么程度？硬币大小的面积，20针，一定要扎在疼痛点的相应位置上。施针时一般采取坐姿，针毕，令患者活动受伤的脚踝，原则是怎么痛，怎么活动，让疼痛到极限，活动的越充分，病情恢复的越快。约10分钟后，症状会逐渐缓解、消失，而且患侧水肿也会消失，临床实践证明了祖先的缪刺法神奇，充满了人类的智慧。为了巩固疗效，患则病灶处施以火针点刺。如果是初犯者，基本一次痊愈，此症治疗及时很关键，一般不超出1周，都有此神效，陈旧性病变不宜用此法。

3. 急性腰扭伤

所谓急性腰扭伤，绝大部分都是腰椎间盘突出造成的，也有外伤造成的。一般都表现为发病急骤，活动受限，动则疼痛加剧，严重者只能卧床，严重影响生活质量。

凡此患者，普遍为肾虚体质，古人言"腰为肾之府"，肾虚之人容易患腰椎间盘病变。由于肾虚，腰肌无力，难以维持椎盘间的牢固，咳嗽、喷嚏、猛然回头等动作都容易造成椎间盘突出，再者就是外伤。

本着古人"急则治其标"的原则，首先要减轻或祛除症状，彻底恢复，椎间盘就要复位。选择穴位：养老穴。此穴属手太阳小肠经，出自《针灸甲乙经》，为小肠经郄穴。《图翼》张仲文传灸治仙法，疗腰重痛，不可转侧，起坐艰难，及筋挛，脚痹不可屈伸。养老穴经贺普仁先生挖掘整理，并在《一针一得治百病》中推出，在三通法临床上常用治疗急性腰扭伤。操作手法：令患者坐下，双手手心向下放在膝盖上，扎上养老穴，然后让患者站起来，患此症者坐下起立都是很困难的，当患者困难的站立起来后，遂令患者坐下，这时患者就会明显感觉到与扎针前明显疼痛减轻，然后，连续此动作7次，这时患者会感症状的明显变化，继续站立活动腰部，做弯腰或下蹲动作，原则就是怎么痛怎么动，也就是把腰弄痛。每个动作要做到极限再做下一个动作。待症状减轻后，再做行走动作，抬腿、弯腰等。三组动作做完，基本10～20分钟症状就会完全消失。经过充分活动后，拔针，再施以火针点刺肾8，基本一次痊愈。

有一点值得注意，此针法不适宜年迈之人，尤其有基础病变的老年患者，动作过猛易诱发心脑病变，必须注意！

4. 膝不能弯

膝不能弯是指患者行走时膝关节无明显疼痛，弯曲或上下楼时膝关节疼痛，不能下蹲等证候特征，此症排除膝关节滑膜病变。多发于中老年，多发于女性。中医学认为此症是由于年龄、肥胖、劳损、创伤、关节先天性异常、关节畸形等多种因素造成。中医学认为气血亏虚，营卫不和，肝肾亏虚，脾胃虚损为其主要病机和致病因素。

三通法治疗此症选用风府穴，风府穴属于督脉，别名"鬼枕"，功于散风息风，是人体抵御风邪的第一要穴。风府穴经贺普仁先生挖掘整理，并在《一针得治百病》中推出，在三通法临床上专以治疗膝关节病变。膝不能弯之证，正是风府穴的治疗范围，属于"急则治其标"的范畴，突出缓解或消除症状为主。

具体操作：毫针（一寸针，针0，5寸）扎上风府穴后，令患者活动膝关节，首先做弯膝动作，弯膝、直膝反复做，然后做下蹲动作，动作要做到极限。此动作之后，做爬楼动作（只爬半层），反复做10个来回，然后要求患者一步两个台阶爬楼（下楼还是一步一个台阶），反复来回十趟。这时患者膝关节已行动自如，疼痛完全消失。为了巩固疗效，火针点刺膝5，治疗完毕。一般治疗不超过3次，基本痊愈。

5. 中耳炎

中耳炎是累及中耳（包括咽鼓管、鼓室、鼓窦及乳突气房）全部或部分结构的炎性病变，好发于儿童。可分为非化脓性及化脓性两大类。非化脓性者包括分泌性中耳炎、气压损伤性中耳炎等，化脓性者有急性和慢性之分。临床主要表现为耳痛、流脓、鼓膜穿孔、听力下降等。

中耳炎中医称为"耳脓""耳疳"，属于"聍耳"范畴。认为本病是因肝胆湿热，邪气盛行引起。并分为风寒型、肝胆湿热型、风热型及痰湿浊毒型。《辨证录》曰："少阳胆气不舒，而风邪乘之，火不得散，故生此病。"说明中耳炎一症，盖因肝胆失调，清气不舒，风毒热邪趁势入侵体内，循少阳经络上蒸，以致热郁血络，邪毒侵耳，炎灼鼓膜，生成此病。中医将此证分为：风热上扰证、肝胆火盛证、脾虚湿滞证、肾阴亏虚证。

三通法治疗此症简单而且显效，针刺下关穴，立竿见影，一次显效。如果症轻，基本一次痊愈。如果较重，且病程较长，3～5次基本痊愈。治疗时取穴要准，严格执行闭口取穴，选用1.5寸针，针至1.2寸以上深，针浅效果差。下关穴属阳明胃经，出自《灵枢·本输》，为足阳明、少阳之会，功于清风疏热，通利关窍。《针灸甲乙经》曰："主治面口病证，耳聋、耳鸣、聤耳等症。"下关穴经贺普仁先生挖掘整理，并在《一针一得治百病》推出，在三通法临床上专门治疗中耳炎、牙痛等。

6. 腰胯痛

腰胯痛在临床上没有此病名，一般都腰腿痛的症状。这种症状多发生在腰、胯、髋、股部。多因肾虚，风寒侵袭等原因造成，多因腰腿痛之证影响而成。

治疗此症的方法很多，三通法临床治疗此证却独俱特色，采用跪扎伏兔的方法，此法既简便又显效。伏兔穴属足阳明胃经，出自《灵枢·经脉》，别名"外丘""外勾"，功于通经活络，散寒止痛。伏兔穴经贺普仁先生挖掘整理，并在《一针一得治百病》推出，在三通法临床用于专治腰胯痛。具体操作：令患者跪在床上，身体重要全部压在腿上，压实，取准伏兔穴，三寸针，针尖稍向外倾斜，刺入至二寸半以上，由于姿势和针刺的深度，针感以气胀感为主非常强烈。针刺时间没有定数，完全取决于患者能坚持多长时间，气胀感越来越强，变成憋胀感，同时还会出现麻木感，一般患者15～20分钟，便难以坚持。取针后，令患者迅速伸直双腿，这时会有一股强烈的气流直冲脚部，这正是希望出现的感觉，这种感觉可以让瘀滞不通的经脉疏通，腰胯痛的症状消失，这真是一针一得。

第四章 病案举隅

第一节 小扶正、咳喘10系列病案

1. 女，4岁，发热两日，就诊时体温38.4℃，面色通红，咽喉红肿。

针方：快针（不留针）点刺咳喘10、少商毫针放血（数滴即可），10分钟后，体温36.2℃，面色微红，一次痊愈，家长甚是满意。

2. 女，5岁，咳嗽3个月，中西医治疗未效。慕名前来就诊。

针方：快针（不留针）点刺咳喘10、迎香。一诊痊愈，3个月后随访，一直未犯。

3. 男，12岁，感冒、咳嗽，发热。中西药治疗1周未效。

针方：快针点刺咳喘10、鼻3、少商毫针放血、丰隆。一诊痊愈，后又巩固治疗一次。家长表示，以后孩子有病直接来针灸。

4. 女，55岁，咳嗽数年，中西医治疗时好时坏，久治不愈。临床表现为干咳、少痰、咽痒，遇到有刺激气体、味道干咳不已，夜间尤甚。

针方：火针点刺咳喘10，肾8、椎8、委中至昆仑，小扶正、鼻5、少商。一诊后明显好转，十诊后痊愈，现在继续巩固治疗。个人认为此证系误诊，实际是咽炎，误当咳嗽治疗，故中西医治疗无效。

5. 女，30岁，职业：京剧演员，因感冒失声，要演出焦急万分，前来就诊。

针方：快针点刺咳喘10、小扶正、液门、少商、鼻5（考虑感冒还没痊愈，特加少商、鼻5）。一诊，声音如初，患者称奇，感激万分。

6. 男，60岁，突发全身瘙痒，痒处起红疹，病发部位不固定，以四肢内侧、两肋为甚，夜间瘙痒加剧。西医检查，确诊为湿疹，治疗一个月不见效。来我处治疗，经仔细辨证，认为西医的诊断为误诊，不符合湿疹的症状特点，首先病灶不固定，另外，湿疹一般不会弥漫全身，因此诊断为"荨麻疹"。

针方：快针点刺咳喘10、心俞放血、委中放血、小扶正、血海、内透、迎香。一诊后，症状减轻，三诊后，症状明显减轻。十诊后，痊愈。

7. 男，70岁，退伍军人，三叉神痛10年。发作时不能洗脸、不能喝水吃东西、甚至不能讲话、尤其不能冷空气刺激，否则加剧。

针方：小扶正、面部三叉神经循行路线火后毫或直接毫火。三诊后，症状明显减轻，期间，面部施针火后毫与毫火交替进行（旨在面部皮肤的恢复）。十诊后，症状全部消失，患者满意，继续治疗。

8．女，28岁，面部痤疮。由于年轻爱美，因此症产生强烈的自卑感，心理阴影较重。

针方：背五3，小扶正、面部火针点刺。三诊后，面部不再有新的痘痘出现，治疗中需要对每个痘痘进行火针点刺。后患者自诉大便干燥，在原来针方基础上加上上巨虚、下巨虚以解决大便干燥问题。隔日治疗，每周背五3放血2次。治疗一个半月后，面部痤疮全部消失。半年后随访，一切良好。

9．女，45岁，干燥症。患者口干、咽干、眼干。情绪波动较大，严重的影响了生活质量，中西医治疗无明显效果，慕名前来就诊。

针方：小扶正、内透、臂臑、液门、承浆、上廉泉、眼周穴位（四白、瞳子髎、球透）。三诊后，患者感觉症状缓解。五诊后，症状明显改善，尤其口干、咽干、眼干症状变化较大。治疗1个月后，所有症状全部消失，继续又巩固治疗2个月。

10．女，33岁，声音嘶哑，呼吸不畅，咽喉疼痛。西医检查，确诊为"声带息肉"。来我处治疗。

针方：小扶正、颈6、液门、廉泉、迎香、少商。一诊后，患者自诉咽喉疼痛消失。三诊后，声音恢复正常，后五诊巩固治疗加上颈6火后毫。西医鼻咽喉镜检查，声带息肉消失。患者满意结束治疗。

11．男，45岁，哮喘多年，加重1个月。呼吸急促，喉中痰鸣有声，咳嗽，痰出困难，动则喘甚，面色白，症状严重时必须喷解痉喷雾剂。

针方：咳喘10火后毫、肾8（灸）、小扶正、膻中、中府、云门、鼻5、丰隆。针治三次后，症状明显减轻，十诊后，胸式呼吸，改为腹式呼吸，排痰轻松，一直未用喷雾剂，继续治疗中。

12．男，35岁，过敏性鼻炎。起床即喷嚏数十个，时常鼻塞，睡觉打呼噜，冬季自室外进房间内，喷嚏不断，明显的对温差过敏。

针方：快针（不留针）点刺咳喘10、小扶正、鼻5。三诊后，症状有所改善，五诊后，因患感冒，病情有所反复，针方变动，鼻5改成毫火。十诊后，症状明显改善，睡眠时的呼噜声已变很小。继续巩固治疗1周后，痊愈。

13．男，55岁，患"银屑病"二十余年，病灶主要分布于四肢、两胁、腰背部，面积大小不等，最大面积有巴掌大，呈红色，皮肤表面布满屑皮，只有面部未见。经过多年中西医治疗，服用中西药、内服、外用、药熏等方法，效果时好时坏，慕名前来就治。

针方：背五1、小扶正、血海、病灶部位火针密刺。隔日治疗，每周3次，每周背五1放血两次。治疗1个月后，症状有所缓解，病灶面积普遍缩小。3个月后，症状明显变化，只剩下暗色斑块，不再有新的病灶产生，继续治疗2个月后，身上所有症状消失，结束治疗。

第二节 降压套穴系列病案

1. 男，40岁（加拿大籍），脑出血，昏迷1周，住院治疗20天，出院后即来我处就诊，临床表现为语言不清，右侧偏瘫，不能行走（坐轮椅），喝水呛咳，吞咽困难，由于年轻，情绪波动较大，思想压力也大，家属更是忧心忡忡。

针方：降压套穴（即偏瘫套穴）、内透、上廉泉、鼻5。一诊后自觉全身轻松，三诊后，不坐轮椅，可以自主行走，十诊后症状明显减轻，语言能力逐渐恢复，治疗3个月后，行动无障碍，语言清晰。回国，加拿大家庭医生检测后，认为恢复的很好。

2. 男，82岁，脑出血，住院治疗1个月，即来我处治疗，左侧偏瘫，无法站立行走，坐轮椅。

针方：降压套穴（即偏瘫套穴），针治1周后，脱离轮椅可以独立行走，家属非常满意。治疗3个月，满意结束治疗。

3. 男，35岁，体检时发现血压高压240mmHg，低压160mmHg，体检医生高度紧张，患者本人无任何感觉，反而事后感觉很紧张。

针方：背五2、肾8（不灸）、降压套穴。治疗四次血压无反应，依然是240/160mmHg，医不更方，第五次治疗后，每天降10mmHg，续续治疗，直至降到120/80mmHg。又巩固一段，结束治疗。治疗时采取隔日治疗，每周背五2放血两次。临床中总结出，很高的血压，不能快速降至正常，这种治法是有危险的。

4. 女，50岁，甲状腺结节，情绪低落，心神不宁，烦躁不安，形寒肢冷，怕凉怕风。五月份来我部治疗，还穿着羽绒服。多年久治不愈，情绪极为低落。

针方：在临床中一般甲状腺疾病都按实证处理，配以降压套穴，严禁使用脐4灸，以恐生阳有悖病机。但此症特殊，需特殊处理，基础套穴没变依然是降压套穴、颈6、内透。另外，加上中脘穴。在治疗中中脘穴施"烧山火"手法，三次治疗，症状明显改善，情绪安静许多，心率趋于正常，自第四次治疗后形寒肢冷，怕凉怕风的症状明显改善。治疗3个月后，甲状腺结节消失，心率正常，情绪平稳，畏寒症状消失，继续治疗。

5. 男，60 岁，脑梗死后遗症，左侧偏瘫，基本都是一些典型症状。

针方：在降压套穴（偏瘫套穴）的治疗下，病情逐渐恢复，患者与家属都很满意。在治疗随着症状的改善与康复，患者与家属提出一个陈旧的毛病，大便干燥的问题，主诉为大便困难、费力，总感觉意犹未尽，每次如厕，需 0.5～1 小时，而且非常费力，以至筋疲力尽。针对这种症状在治疗中采取了降压套穴加上上巨虚、下巨虚，又加上咳喘 10 与痛 10 毫火。治疗一次后症状无明显变化，三诊后，大便时间明显缩短一半，十诊后，症状发生明显变化，大便变软，便时倍感轻松，患者与家属对疗效非常满意。

6. 女，75 岁，患者初诊时主诉高血压、冠心病。头晕、胸闷、气短、情绪急躁。

针方：治疗中采用降压套穴、内透、膻中、听宫。十诊后，症状缓解。这时患者提出了一个陈旧性的问题，腹胀，诉胀的喘不上气来，针对此情况进行相应的治疗，在足三里穴施九六补泻手法，即先补后泻。在贺普仁先生《一针一得治百病》书中提出治疗腹胀的穴位就是足三里穴。一诊后，患者反应腹胀减轻很多，三诊后，腹胀消失。这充分显示出针灸的神奇，同时也反映出手法的重要性。足三里穴蕴含在降压套穴中，单独对足三里施九六补泻手法，实际上意念中就等于对足三里穴单独下了一道指令，让它去解决腹胀问题。这就是中国针灸的神奇之处。

7. 男，40，由于右腹部胀痛，呕恶，厌油腻，医院检查，确诊为肝囊肿，十几厘米大，而且无法手术，给患者以极大的思想压力，不思饮食，日益消瘦，体重 90kg，就诊时 70kg。

针方：降压套穴、丘透。隔日治疗，2 个月后，B 超检查，囊肿缩小三分之一，继续治疗 2 个月，B 超检查囊肿只剩五分之一大，继续治疗 2 个月，囊肿完全消失，患者的情绪、食欲完全正常，体重恢复 85kg。针方中降压套穴疏肝、健脾、理气、潜阳，丘透治疗一切肝胆疾病，通经舒络，软坚散结。此套针方还可以治疗肝胆的其他非占位性病变，如肝血管瘤、胆囊息肉、胆结石等。

8. 女，55 岁，因甲状腺疾病前来就诊，甲状腺结节，眼压高。

针方：肝俞单穴放血、降压套穴、颈 6、内透、臂臑、外睛明及眼周诸穴。三诊后，症状明显改善，眼压恢复正常。针 1 个月后，甲状腺结节消失。患者又提出曾于 10 年前确诊患有"胆囊息肉"。效不更方，在原方基础上加上丘透。十诊后，患者检查，胆囊息肉消失，患者欢喜异常，非常满意，结束治疗。

9. 女，40 岁，肾功能异常，高血压。西医确诊：肾性高血压。

针方：肾俞（加灸 1 小时）、降压套穴。五诊后，血压平缓下降。十诊后，血压正常。西医检测，各项肾功能指标均有下降，针治 2 个月后，血压正常，各项肾功能指标接近正常，继续治疗。

10．女，53 岁，左眼眼底出血。平素血压偏高，突然感觉左眼视力下降，继而眼前出就象红色薄膜一样的东西挡在了眼前。经医院检查，确诊为眼底出血，左眼视力降为 0.01，其实就是失明。住院 1 个月治疗效果不明显，视力提升到 0.1，来我处治疗。

针方：降压套穴、臂臑、外睛明、眼周诸穴（四白、瞳子髎、球透）、肝俞放血。针灸治疗 1 周，视力提升至 0.4。治疗 1 个月后，视力提升至 0.8。之后进展比较缓慢，隔日治疗，每周 2 次肝俞放血。继续治疗 2 个月，视力恢复至 1.0，患者满意，结束治疗。

11．男，35 岁，自感右耳后凹陷处疼痛异常，吃镇痛药，未见效，3 天后出现了右侧面瘫。来我处就诊，诊断为病毒性（中枢性）面瘫，此病不是因受风寒而导致，而是由于病毒伤及了脑神经引发，就像中风后遗症的面瘫一样，属于疑难杂症，病程长，难治愈，易留下后遗症。

针方：降压套穴，面部诸穴（头维、阳白、瞳子髎、颧髎、四白、球透、迎香、下关、地透、人中、承浆、翳风、）火后毫，耳后完骨处火针密刺。针灸五次后症状无明显变化，此时治疗的效果与目的，就是首先扼制住病情的发展，然后再争取好转，这是治疗病毒性面瘫的特点。针灸治疗 5 次后，病情开始好转，治疗期间为了患者面部肌肤得到恢复，火后毫与毫火交替使用，治疗 15 次（隔日治疗一次，一个半月）后，患者痊愈。

12．男，26 岁，颈部肿大，心慌汗出，眼球突出，由于眼压高，伴有头痛，经西医检查确诊为"甲状腺纤维瘤"，前来我处治疗。

针方：降压套穴、内透、肝俞放血、膻中、颈 6 火后毫、瞳子髎、四白、球透、臂臑。一诊后，自觉眼压下降，头痛缓解。五诊后，自汗减少。七诊后，心慌症状改善。十诊后，眼部诸症消失，2 个月后，指标正常，3 个月后，纤维瘤消失，结束治疗。

13．男，60 岁，脑梗死后遗症，糖尿病（每天注射 30 单位胰岛素）。

针方：降压套穴（偏瘫套穴）、三大俞。每次治疗先针刺降压套穴，然后三大俞（肾俞加灸法）。治疗 10 次后偏瘫症状明显好转，胰岛素注射，减少 3 单位。继续治疗 10 次，偏瘫症状进一步改善，继续治疗，2 个月后，偏瘫后遗症症状消失，胰岛素注射降至 15 单位，胰岛素的注射量在降低，而血糖水平保持稳定，说明患者的胰岛功能在恢复，这令患者与家属感觉有意外的收获，因为患者与家属对糖尿病没抱什么希望，意外的收获令患者与家属满意而去。

14．女，60 岁，在本国诊断为"青光眼"，准备为其手术治疗，慕三通法之名，以试探的心情，来华求治。

针方：降压套穴、内透、臂臑、外睛明、瞳子髎、四白，球透、肝俞放血。按此针方治疗 3 个月（护照签证只允许来华 3 个月），回国，经本国医院检查，告之已没有必要做手术，患者欣喜若狂，继续办签证来华治疗。

15．女，65 岁，患有甲状腺结节、囊肿、甲状腺癌。

针方：降压套穴、颈 6 火后毫。治疗 1 个月检查，甲状腺占位性病变不同程度都有缩小，继续治疗 3 个月，甲状腺结节、囊肿消失，甲功指标接近正常，继续治疗 2 个月，所有甲状腺占位性病变全部消失，各项指标（包括癌指标）全部正常。患者满意结束治疗。

16．女，75 岁，头巅顶部位疼痛 10 年，每天发作，夜间痛不能寐，严重影响了生活质量，多方求治，未效。来我处治疗。

针方：初起所定针方为降压套穴、太阳、率谷。治疗 3 次后，症状稍稍缓解，夜间仍然疼痛严重，更改针方，在原来针方的基础上加上火针密刺巅顶疼痛部位，针后反映效果特别好，针后 2 天未痛，效不更方，针灸治疗 10 次，头痛症状消失，患者满意结束治疗。

17．男，46 岁，长年饮食不节，过食酒肉，造成脂肪肝。左下腹胀闷，厌油腻，乏力，情绪烦躁。

针方：背五 2、降压套、丘透。针灸治疗 10 次，脂肪肝指标有所下降。继续治疗 1 个月，指标明显改变，各种症状消失，身上也自觉有力气了。继续治疗 2 个月，肝指标正常，各种症状全部消失。医嘱：保持心情平和，科学的饮食结构，适当的体育锻炼，戒烟、限酒，规律的作息时间。患者满意结束治疗。

18．女，56 岁，自觉咽部有异物，吐之不出，咽之不下，如枣大，吞咽困难，喝水都觉受限，自诉与家人吵架生气后出现的症状，内心极度恐惧，怀疑患上不治之症，心情烦躁，情绪波动极大，严重影响生活质量。来我处治疗，经过辨证得出此人患的是"梅核气"。

针方：降压套穴、膻中至天突火后毫。针灸治疗一次后，自觉异物变软，针刺 5 次后，感觉体积缩小了，吃饭、喝水觉得堵塞感减弱了，针灸治 10 次后，症状全部消失，患者结束治疗。

19．男，56 岁，3 个月前，左眼上眼睑突然下垂，遮挡视线，经中西医治疗 3 个月后，症状未有缓解，遂来我处治疗。

针方：降压套穴（四神聪改百会）、左侧瞳子髎、鱼腰、攒竹、阳白、头维火后毫、中脘、臂臑、火针轻点左眼上眼睑。治疗 5 次后，左眼睑能够轻微上抬，治疗 10 次后，左眼睑上抬力度加大，治疗 1 个月后病情明显改善，继续治疗 1

个月后，上眼睑能够自主上抬，基本恢复正常。这时出现了一个症状，转移视线时会出现短时间的重影，这说明眼肌还没完全恢复，巩固治疗 1 个月，症状完全消失，患者结束治疗。

20．女，63 岁，左侧耳朵完全失聪 10 年余，最近 2 个月，右侧耳朵耳鸣，听力下降，内心非常着急，经中西医治疗无效，遂来我处治疗。

针方：降压套穴、太溪、外关、中渚、右耳耳 4、左耳听宫、翳风。治疗 5 次后，右耳症状有所缓解，患者提出将左耳也扎上，说是居然聋了 10 年的左耳，听力有所恢复。针方变动，左侧耳朵也改成了耳 4。治疗 10 次之后，患者反映右耳在打电话时可以听清楚了，患者非常高兴。效不更方，连续治疗 2 个月，患者满意结束治疗。

21．女，35 岁，突发性耳聋、耳鸣（右侧）。中西医治疗 3 个月，耳聋好转，耳鸣仍存在，夜晚加重，如刮风声，始终不停 3 个月，患者异常痛苦，严重影响生活质量。

针方：降压套穴、太溪、外关、中渚、耳 4、肾 8（不灸）。一诊后，患者自诉耳鸣声音变小，睡眠有所改善，继而情绪也稍平复些。五诊后患者描述基本听不到风声，若情绪波动，还会反复，巩固治疗 2 周后，痊愈，跟踪追访半年未犯。

第三节　18 通系列病案

1．女，45 岁，腹泻 3 月余，在别处针灸 15 次未见效，选用的针方是 18 通、隐白、肾 8 灸。慕名来我处求治，经辨证发现，患者便中有大量黏液，脓血便。

针方：小扶正、中脘、上下巨虚、火 5。针三次后，大便脓血消失，10 次后痊愈。本人认为此症为肠炎，而不是普通腹泻。因此不能采用 18 通固摄的方法，要促排，要将肠道中有毒糟粕排出体外，要给邪以出路。对症治疗，针到病除。

2．女，85 岁，离休干部，诉大便频繁，每白天十余次，夜间四五次，人心疲惫，精神紧张，情绪不安。经西医住院治疗 2 个月，既没查出病因，症状也没改善。来我处治疗。

针方：降压套穴、上巨虚、下巨虚、内透、神门、火 5、肾 8（不灸）。由于患者有高血压，所以没采用 18 通，而是选用了降压套。由于久治不愈，昼夜不得安宁，情绪波动极大。因此加上了内透、神门，以安心神。三诊过后，症状明显改善，大便次数减少二分之一，十诊之后，大便一天 2～3 次，夜间没有。连续治疗 2 月余，症状全部消失。患者感激为她解除病痛，特送来锦旗以示感谢。

3．男，60 岁，自诉近 3 个月来，每天凌晨在腹痛中惊醒，小腹绞痛，立即大便，便溏，类便有不消化物质，医院就医，诊断为腹泻。慕名前来，辨证确诊为"五更泻"，脾肾阳虚之证。

针方：18 通、肾 8（灸）。三诊缓解，五诊症状消失，巩固治疗 5 次，患者满意结束治疗。

4. 女，50 岁，近日来，腹胀痛，便秘，日益严重，腹胀痛加剧，腹大如鼓，几日未排大便，经医院确诊为"肠梗阻"。慕名前来求治。

针方：18 通、带 2、火 5、痛 10 灸。治疗时腹部胀满而大，火 5 不能深刺，18 通，带 2。由于腹大不能俯卧，先期没用痛 10，针治 1 次，腹部稍软，有放排气，由于腹部变软，火 5 扎的稍深些，经 2 次治疗后，腹部继续变软，排出干燥粪便少许。针灸治疗 3 次之后，腹软继续，实施痛 10 灸。第四次治疗后病情明显好转，腹胀痛消失，能够正常排便，十诊后，一切恢复正常，结束治疗。

5. 女，65 岁，小学老师，便秘多年，一般四五天一次大便，而且排便困难、费力，用时 40 分钟以上，遂对大便有恐惧感，长年依赖药物排便，并伴有失眠。来我处就诊。

针方：18 通（不灸）、内透、神门、痛 10 火后毫（对应肠道，促气机通畅）。一诊后，患者自诉当天排便非常顺畅。二诊后，睡眠改善，排便由四五天一次，改为二天一次。医嘱患者停止服用各类促排便药物。五诊后，基本每天排便，偶尔两天一次。十诊后，排便顺畅，睡眠安稳，结束治疗。

6. 男，48 岁，因饮酒，过食生冷，导致腹泻，泻下急迫，每天十数次，经药治疗半个月未愈，来我处治疗。

针方：18 通、火 5、肾 8（灸）、咳喘 10。三诊后，便数减少为一天五六次。五诊后，症状明显缓解，一天一两次大便，而且不再是稀便。十诊痊愈。

7. 女，68 岁，便秘数年，大便并不干，但如厕排便困难，时间很长，用力则汗出气短，便后浑身无力，面色苍白，神疲，每次排便精神高度紧张，心理压力巨大。药物治疗未效，前来我处求治。

针方：18 通、内透、神门、膻中、肾 8（灸）。隔日治疗，一周 3 次，治疗 10 次后，排便不再用大力气，治疗 20 次后，可以自如排便，精神也不再紧张。巩固治疗 10 次，结束治疗。

第四节 心俞放血病案

男，55 岁，口舌生疮多年，久治不愈，突然病情严重，来我处治疗，经检查发现患者舌下长出一簇小舌，状如莲花。确诊为"重舌"，也称"莲花舌"，是

246

心火炽盛的表现。

针方：单穴心俞放血、小扶正、内透、双劳宫、承浆、上廉泉、火针点刺舌下。一诊后，患者自述，口干、口黏、口臭症状明显改善。五诊后，舌下小舌萎缩变小，十诊后，症状全部消失，舌下小舌亦消失。在治疗中发现，火针点刺小舌时，如能微量出血，效果最好，这就是强通法的特点，热邪随血而出，立即显效。在治疗中采取隔日治疗，心俞放血每周2次。这种治疗方法，也是治疗口腔溃疡的方法。

第五节　18好、痛10系列病案

1. 女，35岁，经西医确诊：宫颈炎，人乳头瘤病毒HPV感染。HPV16、HPV54呈阳性。在医院施行干扰素治疗十五天，效果不佳。来我处治疗，临床表现为宫颈分泌物增多，并伴有阴道少量出血。

针方：火5、18好、痛10（火后毫）。隔日治疗，1周3次。1周后，分泌物明显减少，阴道无出血症状。后又连续2周巩固治疗，西医阴道镜检查，妇科各项指标均正常。HPV16、HPV54呈阴性。

2. 女，42岁，痛经20年，每月生理期前两天开始腹痛，经期疼痛加甚，不停的呕吐，吃、喝全部吐出，卧床不能起床，直至月经期后2天，疼痛才逐渐缓解。经西医诊断为"腺肌症"。

针方：火5、18好、痛10火后毫。月经前一周开始治疗，1周后经期至，未感到疼痛和任何的不适，患者表示，20年了第一次平安度过经期。连续治疗1个月，再至经期，没有疼痛发生。之后连续治疗3个月，再也没有痛经发生，之后随访，3年来一直未犯。

3. 女，40岁，腺肌症，每月发作，在诸多症状中，最严厉的症状就是肛门抽搐性疼痛，而且疼痛难忍，生不如死，痛不欲生。

针方：火5，18好、痛10、火后毫，长强毫火（1.5寸毫针）、承山。月经前一周开始治疗，月经至，腹痛仍存在，肛门抽痛消失，连续治疗1个月，再至经期，腹痛、肛门抽痛完全消失。连续治疗3个月，痛经痊愈。

4. 女，30岁，崩漏，每次月经周期28天，月经量时多时少，总是淋沥不绝，停经两天，然后继续，病程2年。

针方：18好、隐白、肾8（灸）。治疗1个月，经期缩至20天。后改针方：18好、隐白、火5、痛10火后毫。治疗1个月，经期缩10天。又连续治疗2个月，经期1周左右症状全部消失，患者满意，结束治疗。

5. 女，33岁，癃闭，插尿管3个月。

针方：18好、加复溜、肾8（灸）。针灸一次，即拔尿管，排尿正常，没有出现拔尿管首次排尿困难现象。治疗1个月，痊愈。

6. 女，43岁，不孕。结婚多年不孕，经检查子宫血流有问题，多次试管婴儿，由于子宫血流问题而停孕。由于患者年龄较大，盼子(女)急切，心情无比着急。

针方：18好、痛10，针灸治疗2个月，经妇科医院检测，子宫血流很好，马上试管婴儿胚胎植入，着床、存活、正常，子宫血流正常，当年生下一女孩。患者甚是高兴，送来了"送子观音"锦旗。

7. 女，34岁，结婚8年未孕。

针方：18好、痛10，治疗3个月，怀孕，生下一女，两年后又生下一女，又过2年，年过40岁，又产一子。

8. 女，32岁，结婚6年未孕。

针方：18好、痛10。针治3个月未果。建议丈夫体检，查出有精索静脉曲张，开始夫妻同治，丈夫火5、18好，痛10火后毫。2个月后，怀孕，生下一子。

9. 男，26岁。无精症，精子数量200万。

针方：火5、18好、痛10火后毫。治疗2个月后，精子数量千万。继续治疗，2个月后，精子数量8000万，而且成活率、活动率都很好，已接近正常。继续治疗1个月，患者满意而去。

10. 男，38岁，自诉性功能下降。

针方：18好，肾8（灸）。治疗10次，患者自诉，有所好转，连续治疗2个月，患者满意而去。

11. 女，11岁，口渴，不停饮水，然后不停的小便，经检查诊断为"尿崩"。

针方：18好、复溜，留针10分钟，肾俞穴快针点刺（不留针），一诊后，症状缓解，喝水减少，小便减少。三诊后，症状全部消失。巩固治疗2次，痊愈。

12. 男，80岁，最近3个月，口干、口渴，大量饮水，入眠后口干而醒，还要饮水，然后小便频数，饮一溲一。

针方：18好、复溜、肾8（灸）。针灸治疗3次后，症状明显减轻，最突出的是夜间不再渴醒，十诊后，痊愈。

13. 男，60岁，突然腹痛难忍，并伴有肾绞痛。经西医检查诊断为右侧输尿管结石。

针方：18好、蠡透、中封、肾8（灸）。一诊疼痛消失。经西医B超检查结石消失。一诊痊愈。

14. 女，35岁，每每经期头痛严重，中西医治疗后，效果不明显，条件反射，每当生理期前便紧张、恐惧，已成心理障碍。

针方：18 好（临床上一般治疗头痛都是按实证来治疗，选用降压套穴治疗，但此症不行，必须按虚证来治疗）、太阳、率谷、火针点刺头部。生理期前一周开始治疗，针治 1 周后，月经来潮头未痛。治疗 1 个月，月经期头再未痛。痊愈。

15．男，56 岁，小便频数，尿急，尿等待。小腹至腹股沟麻痛。经检查诊断为前列腺肥大。

针方：火 5、18 好、复溜、肾 8（灸）。治疗 3 次后，症状明显改善。十诊后，症状消失，连续治疗 2 个月，痊愈。

16．女，38 岁，尿蛋白超标，2 年余，中西药治疗疗效不明显，来我处治疗。

针方：肾俞穴（加灸 1 小时）、18 好。隔日治疗三诊后，病情无明显变化，十诊后，病情好转，指标下降，患者自诉精神状态好了许多，食欲增加，睡眠较前安稳。继续治疗 1 个月后，尿蛋白指标明显下降。治疗 3 个月后，指标接近正常值。巩固治疗 2 个月，指标正常，结束治疗。

17．女，36 岁，私企高管，由于生气，闭经，中西医治疗无效，慕名前来。

针方：18 好、痛 10。隔日治疗，治疗 1 周，未效。遂改针方：火 5、18 好、痛 10 火后毫。治疗 10 次，月经复来。

18．女，40 岁，痛经 10 年，经医院检查，确诊为"子宫内膜异位症"。来我处治疗。

针方：18 好、痛 10。月经前一周开始治疗，隔日治疗，针 3 次后，月经周期仍有痛感，只是程度稍轻，遂改针方：火 5、18 好，痛 10、火后毫。治疗 1 个月，逢经期，未痛，巩固治疗 2 个月，痊愈。

第六节　强通法系列病案

1．男，45 岁，患丹毒半年余，曾住院治疗两次。每次略有好转。最近丹毒发作，来我处治疗，小腿丹毒面积巴掌大小，皮肤呈暗红色，与周围皮肤之间界限清晰，病灶皮肤发热，并且小腿及脚踝处有顽固性湿疹。

针方：背五 1、小扶正、湿疹处火针点刺、丹毒病灶三棱针围刺放血。一诊后，效果立竿见影，丹毒病灶颜色、温度、面积都明显改变。一周 3 次治疗，2 次放血，每次治疗后，病灶面积都在缩小，10 次治疗后，痊愈。

2．男，85 岁，军队高级离休干部，右小腿突发丹毒，高热，301 医院做消炎治疗，病情无缓解，高热持续不退。我领命前去家中治疗。

针方：强通法 - 放血。沿病灶周边三棱针点刺放血，流出浓黑血，流净后，治疗完毕。隔日随访，丹毒消失，体温正常，一次痊愈。

第七节 大扶正系列病案

1. 女，45岁，月子病。形寒肢冷，畏风畏寒，肘、膝、踝疼痛，遇风寒痛加剧，两髋关节及大腿外侧冰敷感，颈背冷痛，腰至骶部发凉痛。经中西医治疗，久治未愈，痛不欲生，情绪波动大而低落。诉说痛情悲痛欲绝。由于病情已近20年，心神已伤，彻夜难眠。

针方：大扶正、内透、神门、肘、膝、踝关节处火后毫、两髋关节及大腿外侧火针密刺、肾8（灸）、委中至昆仑以后毫、椎8，胛6火后毫。一诊后，睡眠有所改善。三诊后，症状有所缓解，睡眠继续改善，情绪开始乐观起来。治疗1个月后，症状明显改善，3个月后，症状基本消失，继而巩固治疗2个月后，痊愈。

2. 女，62岁，类风湿30年。手指、脚趾严重变形，尤其手关节张合的动作都无法完成，吃饭只能用勺，遇天气变化，全身关节痛，周身沉重，双膝关节肿胀、僵硬、屈伸疼痛无力，肩关节抬举受限。

针方：大扶正、肾8（灸）、膝5火后毫、肘关节、踝关节火针点刺、两髋关节及大腿外侧火针密刺、椎8，胛6、委中至昆仑火后毫、八风、八邪直接毫火。针灸治疗1个月后，所有症状均有所缓解，尤其手关节可以较慢的开合。治疗2个月后，症状明显缓解，手可以用筷子吃饭了。治疗3个月后，疼痛症状完全消失。继续治疗。

3. 女，40岁，手指、脚趾发白，遇寒后手指、脚趾颜色加重，指甲发青，受寒加重会指甲发黑，同时手指、脚趾会疼痛难忍，如果放入热水中，症状会立刻消失，指甲颜色恢复正常。经西医医院检查确诊为雷诺病。

针方：大扶正、肾8（灸）、八风、八邪火后毫或直接毫火，中脘穴施"烧山火"手法。治疗十诊后症状稍有好转，看来真是世界级的疑难杂症。效不更方，继续治疗。治疗2个月后，症状明显改善，继续治疗2个月后，症状基本消失。继续治疗。

4. 女，65岁，因右侧大腿肌肉拉伤，来我处治疗。

针方：肾8（灸）、环中至昆仑（右侧）委中互昆仑（左侧）、椎8、小扶正、髀关（右侧）、伏兔（右侧）、风市（右侧）。针灸治疗10次，各种症状完全消失，但突现患右侧肤色暗红，并有红血丝，令患者医院检查，查出患者血小板低。遂改针方：大扶正、血海、隐白。针灸治疗5次后，右侧下肢红血丝消失，暗红的肤色在减退。针灸治疗 1 个月后，肤色正常，医院检测，血小板正常。

5. 男，40 岁，近半年总是出汗，天气稍热、吃饭、着急就会大汗淋漓，衣服总是湿的，夏天最为严重，冬季稍轻。来我处治疗，自诉 2 年前曾患心肌梗死，诊断为阳虚自汗。

针方：大扶正，脐 4 免灸、内透、膻中、肾 8（灸）。来我处治疗时，正值夏季，症状最为严重时期。针灸治疗 3 次后，症状稍有缓解。治疗 5 次后，症状明显减轻。治疗 1 个月后，症状全部消失。

6. 女，60 岁，右腿痛半年余。患者体态较胖，右膝关节弥漫性肿大，自诉不能下蹲，上下楼疼痛加剧，下楼比上楼痛甚，劳累后疼痛加剧。

针方：火针点刺病灶，降压套穴，膝 5。将患者平卧，右腿屈膝，助手按住脚踝，火针点刺患处最高点部位，火针烧红，针下，立即有黄色液体流出，再补 3 针，固定住脚踝，直至黄色液体流净，然后降压套穴（一般采用大扶正，因患者有高血压，故改成降压套穴），膝 5。治疗毕，患者顿感轻松许多。医嘱患者家属，免除一切体育锻炼，尽量卧床，免除所有家务劳动，以静养为主，这一点中西医的观点是一致的。隔日治疗，每周火针放水 2 次。1 个月后，患者痊愈。

7. 男，55 岁，自诉右肩疼痛，不能高举，向后不及背，夜间痛甚，已 3 月余。来我处治疗，诊断为肩关节周围炎，初期，凭侥幸心理，没有积极主动治疗，耽误了最佳治疗时机，直至严重影响生活质量（夜间疼痛不能入睡），才去就医。

针方：大扶正、条山（患侧）、听宫（患侧）、肩 4（患侧）。一诊后，感觉稍轻松，第二天又恢复原状，更改针方，其他穴不变，肩 4 改成火后毫。三诊后，症状明显改善，但又出现了夜里痛的现象。更改针方：大扶正、条山（患侧）、听宫（患侧）、患侧肩 4 火针点刺，针健侧肩 4（这就是古人的巨刺法）。针后夜间疼痛消失。恢复原来针方，治疗 10 次后，患者痊愈。

8. 男，50 岁，左侧面肌痉挛半年。

针方：大扶正、面部穴位火后毫、耳后完骨处火针密刺。针灸治疗 3 次后，症状明显缓解，但考虑到患者面部肌肤的恢复，火针点刺改成直接毫火，在以后的治疗中始终坚持火针与毫火交替进行。治疗 2 个月后，症状消失，痊愈。

9. 男，58 岁，双小腿三块巴掌大湿疹 20 年，表面皮肤苔藓样，奇痒无比，尤其潮湿天气加剧，一旦发作，挠出血都不止痒，痛苦异常，严重影响生活质量。

针方：背五 1、大扶正、火针密刺病灶处。治疗五诊后，症状稍稍缓解，加大火针密度，同时火针要烧红，又五诊后，症状有所改善，在治疗中发现，火针密刺出血后，症状改善的比较好。在随后的治疗尽量火针密刺多出点血。由于病程较长，治疗2个月后，症状才有明显改善。继续治疗3个月后，表面皮肤已改变的比较光滑，瘙痒症状已经消失。继而又巩固治疗1个月，患者满意结束治疗。

10. 男，55岁，公司老板，由于工作压力，近期总感到周身不适，睡眠差，纳呆，便溏，精气神不足，原来怕热，现在怕冷。去医院做全面检查，未查出任何问题，只给了一些谷维生素类药，服用后也未见效果。来我处治疗，经辨证，认为系"亚健康"之症。

针方：分阶段性的，第一阶段：神10，肾8（灸）。第二阶段，降压套穴、肾8（灸）。第三阶段，大扶正、肾8（灸）。治疗第一阶段，10天，睡眠明显改善，身上感觉有力气了；第二阶段，10天，情绪明显开郎（开朗），精力也充沛许多。第三阶段，10天，便溏、纳呆、畏寒等症状全部消失。患者满意而去。

第八节　火后毫系列病案

1. 男，45岁，5年前因车祸，造成颈椎受伤，近半年出现头晕、眩晕、上肢麻木。医院治疗半年，均得不到明显改善，来我处治疗。

针方：椎8火后毫、肾8（灸）、环中至昆仑、胛6火后毫，曲池、合谷、八邪。三诊后，患者自诉倍感轻松。十诊后，患者再也没有眩晕的症状，又巩固治疗10次，结束治疗。跟踪随访，半年未出现颈椎问题。

2. 男，45岁，患者自诉咽部不适，总有异物感，上不上，下不下。服用中药治疗效果不佳。前来我处求治，患者情绪低落，纳呆，睡眠差。来我处治疗，诊断为"梅核气"。

针方：背五3、神10、膻中至天突火针点刺、膻三、天突。一诊后，自诉睡眠改善。五诊后，症状缓解，偶有异物感，心情舒畅许多。十诊后，异物感消失，最大的变化是每次治疗时都能听到患者哼着小曲，与初诊时判若两人。巩固治疗10次，梅核气之证痊愈。

3. 女，40岁，3年前曾患面瘫，因特殊原因没有完全恢复，留下后遗症，患侧面部肌肉抽搐，痉挛，严重时嘴角上牵，眼角下拉，不能自控。

针方：大扶正，面部诸穴火针点刺，然后施以毫针。治疗5次后，症状略有好转。十诊后，症状明显好转，治疗1个月后，只有偶尔发作，3个月以后结束治疗。

第九节　胃 12 系列病案

1. 男，38 岁，喝一杯冷饮后，突然脐周疼痛难忍，面色苍白，冷汗，身体缩成一团。

针方：当即采用左内关、右足三里，针刺手法为强刺激，产生很强的针感，数秒后，疼痛缓解，1 分钟后，疼痛消失。经辨证诊断为"胃痉挛"。主要病因为脾胃升降失和，脾不升，胃不降，再加上冷刺激，突发此症。左内关，右足三里针刺强刺激，主要促进经络的左升右降，以使脾胃降逆为顺，症状立即缓解或消除。

2. 男，50 岁，最近 3 天呃逆频频，异常痛苦，情绪波动，经药物治疗未效，来我处治疗。

针方：胃 12、火针点刺胃脘腹部诸穴（上脘、中脘、下脘、建里、关门、太乙、滑肉门、天枢、气海等）、左章门、右合谷，然后脐 4 灸。针上呃声停止，直至拔针，未再发作。一针痊愈。

3. 女，73 岁，呕吐半年余。食之、喝之即吐，最后吐苦水每天 750 毫升，50kg 体重降至 32.5kg，经中西医药物治疗 3 个月，未见疗效，慕三通之名来我部治疗。

针方：胃 12、胃腹部火针点刺（上脘、中脘、下脘、建里、关门、太乙、滑肉门、天枢、气海等）、上巨虚、下巨虚、复溜。治疗 5 次，效果不明显，继续治疗 5 次，症状有所改善，治疗 1 个月后，症状明显发生变化，呕吐次数、量明显好转，而且可以少量进食（以前完全依赖输营养液，因为食之即吐，为了补充营养），治疗 2 个月后，呕吐完全停止，继续治疗 1 个月，症状完全消失，患者满意结束治疗。

4. 女，50 岁，多年食管反流。纳呆、便秘，食管烧灼感。

针方：胃 12、火针点刺膻中至天突、膻 3、上巨虚、下巨虚。针治一次，患者顿有舒适感，治疗 3 次后，症状减轻，大便改善。治疗 10 次后，反流症状消失，便秘消失。继续巩固治疗至 1 个月，患者满意结束治疗。

5. 女，24 岁，四川人，患胃下垂多年（因此症大学辍学），不能进食，只能靠喝营养粉生存，营养粉如果稍多一点，胃就下坠、胀痛，要严格控制营养粉的摄入量，由于营养不良，身体消瘦，体重只有 30kg。

针方：胃 12（四神聪改百会）、火针点刺胃脘部诸穴、上巨虚、下巨虚。针灸 10 次后，病情基本没有变化，治疗 1 个月后，症状基本没有变化，只是营养粉的摄入量稍稍有所增加。治疗 2 个月后，病情悄然发生了变化，胃脘部的疼痛、下坠感减轻，大便的量每天在增加。继续治疗 1 个月后，病情进一步好转，可以喝粥了。由于生活困难，在北京的费用较高，无奈之下，我让患者的父亲参加了我的三通法培训班，学习扎针，在后来的 1 个月里，都是在我指导患者父亲去扎针。基本掌握了针法后，父女返回家乡治疗。信息反馈，一切很好，还在治疗中，还在好转之中。

第十节　脑 12、神 10 系列病案

1．男，9 岁，先天性癫痫。自发病起，每天大小发作不断，大发作 5 分钟，小发作几秒。慕名前来。

针方：脑 12（1.5 寸针大长对刺），每次行针 10 分钟。治疗 3 次，病情无变化，治疗 5 次后，大发作次数减少，小发作不断，治疗 1 个月后，大发作几乎没有，小发作次数明显减少。治疗 3 个月后，大小发作全无。治疗半年后，治疗改一周一次，坚持一年，再也没有发作，其实可以停止治疗，但是家长不放心，仍然坚持 1 个月扎一次或两次，现在孩子已 12 岁，再也没有发作过。

2．男，6 岁，山东人，先天性癫痫，症状较轻，没有大发作，每天小发作（几秒）不断。

针方：脑 12（1.5 寸针大长对针），针 5 次后，小发作消失，治疗一暑假（隔日治疗），没有任何小发作。返回家乡，寒假又来巩周治疗，家长反映，自治疗后没有任何发作，此次前来，就是为了巩固治疗。治疗 10 次，返回家乡，准备暑假再来巩固治疗。

3．女，29 岁，产后抑郁症。生下一子后，心情越来越差，烦躁不安，夜不能寐，情绪悲观，搞的家庭气氛日益紧张（因为此症有自杀倾向，还会有杀子之心）。在家人的劝说下前来就诊。

针方：神 10、中脘、天枢、气海、四满、水道、肾 8（灸）。自治疗起，患者的情绪逐渐好转，睡眠攻善，第 5 次治疗，患者像突然猛醒一样，后怕自己的当初，感激之情溢于言表，说我救了她一家。10 次治疗，痊愈。

4．女，40 岁，面色黧黑，口唇青紫，自诉经常胸闷气短，呼吸困难，不能正常工作，已休假年余。根据症状，典型的心气虚、心血不足。

针方：大扶正，内透、膻中。针后，患者感到所有症状全部消失，从未有过的舒畅。此后，突然又恢复到以前，依然是胸闷气短，呼吸困难，治疗继续，症状又大有缓解。有一天傍晚在家，突然又发作，呼吸困难，甚至出现濒死的感

觉，完全是心肌梗死的表现，家属情急之下，叫急救车到医院急诊科，含一粒硝酸甘油，心电图检查未发现任何器质性病变。后缓解。来我处治疗，确诊为"心源性神经官能症"，更改针方：神10、膻中。针后，倍感舒适。效不更方，继续治疗10次以后，所有症状全部消失，而且面色红润，唇色变红。继续治疗1个月，彻底康复。现已上班年余，随访再未发病。

5. 女，62岁，因消化与睡眠问题就诊于北京某医院，确诊为"胃肠神经症"。慕名来我处治疗，主要表现为胃脘部不明原因的突然疼痛，或胀气，或吞酸、烧心，继而引起情绪上的巨大波动，怨天怨地，怀疑患不治之症，晚间因胃的问题，彻夜不眠，或者无胃部不适，如失眠，胃部立即犯病。

针方：神10、火针点刺胃脘部诸穴、毫针中脘。一诊后，胃部轻松，睡眠安稳。三诊后，症状明显改善。十诊后，因为生气，病情有所反复，继续治疗1个月，患者结束治疗。

6. 女，50岁，绝经后，情绪波动异常，烦躁不安，夜间尤甚，感到委屈，胆怯及惶恐，彻夜不眠，突然周身大汗，甚至出现自杀念头，白天与人接触后交流后，症状有所缓解，内心惧怕夜晚，成为名符其实的"夜晚恐惧症"。经检查确诊为"更年期综合征"，来我处治疗。

针方：神10、背五3。治疗1周后，症状有所缓解，治疗1个月，隔日治疗，背五3一周2次，症状全部消失。患者满意结束治疗。

7. 女，45岁，河北廊坊人，自述10年失眠，原因为与丈夫生气后开始，人困的不行，就是难以入睡，如果入睡，片刻即醒，再难入睡，情绪波动极大，担心自己患抑郁症。慕名前来求治。

针方：神10、肾8（灸），一诊后，患者自述：10年来睡的最好的一晚。在以后的治疗中，病情多次反复，但总的趋势是向好的方面转变，治疗1个月后，症状已明显改善，后又巩固治疗1个月，患者满意结束治疗。

8. 女，39岁，患者诉生产二胎后，出现突然昏倒，神志不清，大小便失禁，短暂失忆，发病时间不固定。经西医检查确诊为"癫痫"，来我处求治。

针方：脑12（大长对刺）、神10。因患者为外地人，治疗时间不能保证，有时一周1次，有时10天一次不等。共计治疗15次，未曾再犯病，一年后追访，从未再犯。患者非常满意结束治疗。

9. 男，48岁，3年前头部开始出现几块脱发，造成了很大的思想压力，继而情绪郁闷和低落，来我处治疗。经查，患者3年前曾患过焦虑症，然后出现几块斑秃（俗称"鬼剃头"）。

针方：神10、手三里、斑秃部位火针密刺、然后毫针密刺、肾8（灸）。针灸治疗 5 次后，局部出现瘀青，斑秃部位未发生任何变化，十诊后，斑秃部位开始长出小茸毛。治疗 1 个月后，茸毛开始变粗，但是，是白色的。治疗 2 个月后，斑秃部位头发全部长满，但仍然是白色的。此后中断治疗，患者出差 2 个月。回来后继续治疗，针方不变，只是去掉了火针，改成白色头发部位只扎毫针。治疗 10 次以后发现，头发成为两种颜色，根部黑色，上半部仍是白色，继续治疗 10 次，头发全部变黑，结束治疗。

第十一节　火点督系列病案

1．男，47 岁，患强直性脊柱炎 10 年，腰背佝偻，颈项肌肉僵直，两胁疼痛，两髋肌肉略有萎缩，眠中翻身疼痛难忍。中西医治疗数年未效，慕名前来求治。

针方：火点督、华佗夹脊后毫针、肾 8（灸）、环中至昆仑、椎 8 火后毫、两胁、两髋关节火针密刺、大扶正。三诊后病情没有变化。十诊后，症状有所缓解，翻身疼痛未减。治疗 1 个月后，症状有所缓慢缓解。治疗 2 个月后，症状开始明显缓解。治疗 3 个月后，腰能够缓慢挺直，能够低头穿袜子了。治疗 5 个月后，各种疼痛基本消失。治疗期间，火点督后毫针与火点华佗夹脊交替进行，使得肌肤得以恢复。治疗半年，各种症状均在好转之中，继续治疗。

2．男，60 岁，右手震颤 1 年，加重 1 个月，左手也出现轻微震颤。来我处治疗。

针方：火点督、降压套穴、八邪。治疗 5 次后，症状开始缓解。治疗 10 次后症状明显改善，左手震颤消失。继续治疗 3 个月。症状消失，结束治疗。

3．姐妹俩，双胞胎，19 岁，同时患有脊柱侧弯，经医院检查为原发性脊柱侧弯。患者无任何症状，只是站立时两肩不一样高。来我处治疗。

针方：火点督、火点华佗夹脊、肾 8（灸）。坚持治疗半年，姐妹俩恢复正常。

4．男，28 岁，患强直性脊柱炎半年，腰骶部僵硬疼痛，颈部酸痛不适，肢体乏力，夜间加重，起床晨僵，畏寒。来我处治疗。

针方：火点督、华佗夹脊交替进行，后毫针、环中至昆仑火后毫、肾 8（灸）、椎 8 火后毫、大扶正。一诊后，颈部、腰骶部症状缓解，原针方不变，继续治疗 1 个月，症状全面缓解，治疗 3 个月后，症状消失，痊愈。

5．女，31 岁，因生产后 3 个月因胸椎血管瘤压迫，造成截瘫，腰以下瘫痪，大小便失禁，不能坐，只能卧床，双下肢肌肉快速萎缩至皮包骨，经西医手术后，病症未减，反而日趋严重，慕名前来就医。

针方：火点督后毫、肾 8、环中至昆仑火后毫、大扶正、肌肉萎缩部位火针密刺。治疗 10 次后，患者能够抬起下肢，当时患者失声大哭。治疗 3 个月后，能够坐轮椅，治疗 6 个月后，拄拐杖能够行走，治疗一年后，行动自如，萎缩的下肢已肌肉丰满，全家感激万分，继续治疗。

6. 男，62 岁，脊髓型颈椎病术后，上肢震颤，下肢麻木萎软，走路不稳，极易摔跤。前来我处治疗。

针方：火点督、椎 8 火后毫、肾 8（灸）、环中至昆仑火后毫、降压套穴。十诊后，上肢震颤缓解，下肢麻木减轻，治疗 1 个月后，上肢震颤消失，走路不稳缓解。治疗 3 个月后，症状全部消失。巩固治疗 2 个月，患者结束治疗。

7. 女，50 岁，颈椎脊髓空洞。双上肢麻木，无力，头晕，腰酸背痛腿软。前来我处就医。

针方：椎 8 火后毫、火点督、肾 8（灸）、委中至昆仑、火后毫、胛 6 火后毫、降压套穴。针灸治疗 5 次后症状几乎没有缓解，继续治疗 10 次后，上肢麻木减轻，又十诊后，头晕、腰背症状缓解。治疗 1 个月后，上肢没有明显的麻木症状，身上不再无力。继续治疗 2 个月后，症状基本消失，医院检查，颈椎脊髓空洞明显好转。继续治疗 2 个月，患者结束治疗。

8. 女，50 岁，双上肢麻木 3 个月，加重 10 天，医院检查，确诊为周围型颈椎病。双上肢麻木，严重时疼痛，夜间尤甚，来我处就医。

针方：椎 8 火后毫、肾 8（不灸）、委中至昆仑、曲池、合谷、八邪火后毫。一诊后，有轻松感，夜间症状稍减轻。五诊后，症状缓解，夜间症状明显减轻。十诊后，症状有所缓解。隔日治疗 1 个月，期间症状有所反复，为了使患者肌肤得以恢复，有时将椎 8 火后毫改为直接毫火。继续治疗 2 个月，症状基本消失。巩固治疗 1 个月，结束治疗。

9. 男，70 岁，主诉近半年头不受控制的摇动，最近 1 周加重。主要为左右摇动，头晕沉沉的，情绪波动极大，前来就诊。

针方：大长对针、椎 8 火后毫、肾 8、委中至昆仑、降压套穴。针 3 次后，症状有所缓解，左右摇的幅度减弱。治疗 10 次后，症状明显缓解，持续摇动变为间歇性的。治疗 1 个月后，症状全部消失，巩固治疗 1 个月，结束治疗。

第十二节　肾俞、肾 8 系列病案

1. 男，46 岁，主诉：左下肢麻木疼痛。查患者有腰椎盘膨出症，5 年病史，现腰痛症状缓解甚至消失，表现为腿痛症状比较突出，夜间尤甚。

针方：肾 8（灸）、椎 8、左侧环中至昆仑火后毫、左侧委中至昆仑火后毫。

针灸治疗 1 次后，症状无明显变化。治疗 5 次后，症状开始缓解。十诊后，症状发生明显变化，夜间疼痛消失，下肢麻木症状减轻。治疗 1 个月后，症状全部消失。巩固治疗 1 周，结束治疗。

2. 男，28 岁，急性腰椎间盘突出。活动即痛，只能卧床，不能行走，不能弯腰，上厕所都非常困难，让人抬来我处治疗。

针方：治疗时要求患者坐下，当患者非常困难的坐下后，扎上 2 针养老穴，令患者起立，居然患者缓慢站了起来，患者称奇，然后令患者重新坐下，再起立，再坐下，反复 7 次，这时已能比较自如的起立坐下，患者甚觉不可思议，刚刚还不能动，扎上 2 针便能活动了。继续起立、坐下反复 7 次，然后令其走路，患者此时已不觉腰痛，令其弯腰、直立，反复做动作，原则就是做什么动作腰痛，就做什么动作，也可以说尽量让腰痛，活动 20 分钟后，腰痛已完全消失。10 分钟后，在围观患者的掌声之中，高兴离去。

3. 女，42 岁，被诊断为"肾性贫血"。来我处治疗，面色㿠白，全身无力倦怠，形寒肢冷，腰膝酸软，肾功能有问题。

针方：肾 8（灸）一小时、大扶正、血海、隐白。治疗 10 次后，症状明显改善，治疗 1 个月后，症状消失，肾功能指标提升。治疗 2 个月后，肾功能指标接近正常值，贫血的指标有所提升。治疗 3 个月后，肾功能正常，贫血指标接近正常。患者结束治疗。

4. 女，40 岁，左胯疼痛多年，近 1 个月加重，走路困难，疼痛加剧，夜间痛甚，经西医检查确诊为"股骨头坏死"，并建议置换关节，患者拒绝，遂来就诊。

针方：椎 8、肾 8（灸）、左侧环中至昆仑火后毫，右侧委中至昆仑、大扶正、左侧髋关节处火针密刺，然后毫火。五诊后，疼痛明显减轻，尤其夜间疼痛几乎消失。治疗 1 个月后，所有症状消失，巩固治疗 1 个月，结束治疗。

5. 女，62 岁，右侧足跟痛半年，加重半个月。日间活动痛减，入夜疼痛加剧，神疲肢倦，面色苍白，畏风自汗。

针方：肾 8（灸）、委中至昆仑、椎 8、女膝、火针点刺足跟痛点。一诊后，夜间痛减，治疗 2 次后，日间活动没有症状，十诊后，症状完全消失，巩固治疗 10 次痊愈。

6. 男，52 岁，患痛风 3 年，现右侧脚踝痛风发作，红肿热痛，无法开车，夜里热痛，前来就诊。

针方：局部病灶火针密刺、然后毫针密刺、肾 8（灸）、大扶正。第一次治疗病灶部位火针密刺，为了出血，然后毫针密刺，针毕取针时，快速起针，令其二次出血，此症，出血越多症状消失的越快。这种治疗属于"急则治其标"，然后"缓则治其本"，肾8（灸），旨在促进肾功能，以使能够正常调节血中尿酸含量以治病求本。大扶正，提高机体正气。一次治疗后，脚踝红肿热痛全部消失，走路已无碍。3次治疗后，开始"缓则治其本"的治疗，针方：完全大扶正。

7．男，50岁，右腿腘窝处有凸起，起初较小，也无自主症状。随着病程的迁延，凸起越来越大，继而走路开始疼痛，而且越来越严重。经医院检查确诊为"腘窝囊肿"前来我处治疗。

针方：肾8、椎8、委中至昆仑、右侧委中处火针密刺。第一次治疗时，针灸扎毕，右侧腘窝火针密刺，然后拔火罐，抽出不少黄色液体，待液体流净后扎上委中穴。针毕，患者下床就倍感轻松。10次治疗，痊愈。

8．女，65岁，夜间小腿抽筋月余，加重1周，前来治疗。

针方：肾8（灸）、委中至昆仑火后毫、承山穴处毫火密刺。针一次，痊愈。

第十三节　温通法系列病案

1．男，40岁，肛门疼痛1周余，越发严重，不敢咳嗽，否则痛甚，不敢多食，大便时痛甚，前来就诊时异常痛苦。

针方：侧身位，发现肛门10点位有一红肿凸起，消毒后，火针烧红，对准凸起最高点，点刺一针，立即有脓血喷出，待脓血流净后，治疗结束，一针痊愈。

2．女，50岁，右腕正中有一凸起，3月余，按之较硬，活动不能用力，不能提物，劳累后加剧，前来就诊医，诊断为"腱鞘囊肿"。

针方：在助手的协助下，火针烧红，点刺凸起最高点，立即有黏稠黄色液体涌出，再点刺2针，待液体挤净后，结束治疗，一诊痊愈。

3．女，70岁，右脚背有一凸起，走路受限疼痛，西医诊断为"腱鞘囊肿"并建议手术治疗，患者拒绝，前来就诊。

针方：在助手协助下，火针烧红，点刺凸起最高点，点刺2针，黄色黏液挤净后，治疗结束，凸起消失，症状消失，一诊痊愈。

4．女，58岁，右胁部带状疱疹10天，疼痛异常，期间中西医治疗未见显效，前来就诊。

针方：病灶处火后毫密刺，右侧丘墟。治疗时侧身位，火针密刺患处，微量出血，然后病灶处毫针密刺，扎上右侧丘墟穴。一诊后，患者反映疼痛明显减轻。三诊后，所有症状消失，只是皮肤有些红斑而且发痒。十诊后，完全康复。

【头 8】

穴位组成：四神聪、本神、攒竹。

功　　效：醒脑、清目。

【小扶正】

穴位组成：头 8、曲池、合谷、足三里、三阴交、太冲。

功　　效：疏肝、健脾、理气。主治实证、热证。

【脐 4】

穴位组成：中脘、天枢、气海。

功　　效：调血、养血、升阳。

【大扶正】

穴位组成：小扶正、脐 4。

功　　效：疏肝、健脾、理气、养血。主治虚证、寒证。

【肾 8】

穴位组成：肾俞、气海俞、大肠俞、中空。

功　　效：滋肾、补益先天。

【完全大扶正】

穴位组成：大扶正、肾 8（灸）。

功　　效：疏肝、健脾、理气、养血、益肾。先天之精、后天之本同时调补。

【咳喘 10】

穴位组成：大杼、风门、肺俞、肩井、风池。

功　　效：宣肺、止咳、平喘、益肾。

【胃 12】

穴位组成：脐 4、内关、足三里、三阴交、太冲。

功　　效：疏肝、理气、和胃。主治一切胃脘病变。

【神 10】

穴位组成：头 8、内透、神门、足三里、三阴交、太冲。

功　　效：安神定志。

【降压套穴、偏瘫套穴】

穴位组成：头 8、小扶正、阳陵泉、照海、风池。

功　　效：平肝潜阳、舒筋活络。主要用肝阳上亢、肝风内动、偏瘫等。

【18 通】

穴位组成：大扶正、上巨虚、下巨虚。

功　　效：通便、清利下焦。

【18 好】

穴位组成：大扶正、四满、水道。

功　　效：调治各种男科、妇科、泌尿系统疾病。

【痛 10】

穴位组成：肾俞、八髎。

功　　效：主治痛经、不孕、不育、阳痿、早泄、骶骨痛等。

【脑 12】

穴位组成：百会、哑门、大椎、心俞、譩譆、肾俞、腰奇（长强）、照海。

功　　效：醒脑开窍。主治脑瘫、智障、多动症等。

【大长对刺】

穴位组成：大椎穴 3 寸针以上，针尖向下，长强穴 3 寸针以上，针尖向上。两穴两针相对。

功　　效：专治癫痫、震颤、摇头。

【椎 8】

穴位组成：风池、天柱、天柱上下各一的阿是穴。

功　　效：主治颈椎病。

【鼻 5】

穴位组成：迎香、上迎香、印堂。

功　　效：主治鼻腔疾病。

【肩 4】

穴位组成：肩髃、肩髎、肩关节前方的阿是穴、臂臑。

功　　效：主治肩部病变，肩周炎、偏瘫等。

【耳 4】

穴位组成：耳门、听宫、听会、翳风。

功　　效：主治耳部疾病，耳鸣、耳聋、眩晕等。

【颈 6】

穴位组成：喉节与颈动脉之间的三个阿是穴。

功　　效：主治甲状腺病变、淋巴病变、咽喉病变。

【膻 3】

穴位组成：膻中穴，膻中至天突之间的两个阿是穴。

功　　效：主治心、肺、胃气滞、气逆、气结。

【廉 3】

穴位组成：上廉泉穴与两旁各一的阿是穴。

功　　效：咽喉病变、舌强、失瘖。

【三大俞】

穴位组成：膈俞、脾俞、肾俞。

功　　效：降血糖。

【胛 6 】

穴位组成：肩胛缝隙半圆形三个阿是穴。

功　　效：主治肩背疼痛。

【三阳】

穴位组成：阳池、阳溪、阳谷。

功　　效：主治腕关节疾病。

【背 5 】

[背五 1]

穴位组成：大椎、心俞、脾俞。

功　　效：清热、解毒、解上焦之热。

[背五 2]

穴位组成：大椎、心俞、肝俞。

功　　效：清热、解毒、平肝潜阳。

[背五 3]

穴位组成：大椎、肝俞、胃俞。

功　　效：清热、解毒、调整内分泌。

【环中至昆仑】

穴位组成：环中、承扶、殷门、风市、委中、承山、三阴交、昆仑。

【委中至昆仑】

穴位组成：委中、承山、三阴交、昆仑。

功　　效：主治腰椎、颈椎、胸椎引起的腿痛，脑神经引起震颤、痿证。

【软坚灸】

穴位组成：曲池、合谷、照海、灸痞根。

功　　效：主治腹腔内包块。

【带 2】

穴位组成：带脉、带脉上或下的阿是穴。

功　　效：瘦身、两胁病变。

【内透】

内关透郄门。

功　　效：主治心脏疾病、安心神。

【地透】

地仓透颊车。

功　　效：主治面瘫。

【丝透】

丝竹空透率谷。

功　　效：主治偏头痛。

【蠡透】

蠡沟透中都。

功　　效：主治输尿管结石。

【丘透】

丘墟透照海。

功　　效：主治一切肝胆疾病。

【肩透】

肩髃透臂臑。

功　　效：肩周炎，偏瘫中的单臂不举。

【条山】

条口透承山。

功　　效：主要针对肩周炎的治疗。

【火点督】

火针点刺督脉。

功　　效：振奋阳气、补脑填髓。

【火5】

火针点刺腹部五条线（任脉、肾经、胃经）。

功　　效：主治男科、妇科、肠道、泌尿系统疾病。

【火后毫】

先火针然后毫针。

功　　效：主治各种顽症。

【毫火】

以毫针为工具的火针。将毫针烧红刺入皮肤后留针。

功　　效：主治痹证、寒证、顽症。

【毫火针】

以毫针为工具的火针，将毫针烧红刺入皮肤不留针。

功　　效：毫针火针的功效等同于火针，由于针细（直径 0.25mm），产生的痛感与创伤面较小，适用于面部的施针，可治疗面瘫，面肌痉挛，三叉神经痛，痤疮等病。

【点刺】

不留针的针刺手法。

功　　效：主要针对一些特殊病证和婴幼儿疾病。

后　记

　　贺氏针灸三通法，源于临床，并服务于临床，继承和发扬了中华针灸学的精髓。三法合用，妙取三法针灸施治，极大的提高了针灸临床的疗效，以它的科学性、有效性、渊源性创造了无数的医疗奇迹，为维护人类的健康，作出了巨大的贡献。

　　贺氏针灸三通法的核心学术思想就是"病多气滞，法用三通"，中心思想和治疗原则是"扶正祛邪"，扶正理念贯穿于临床的各个方面，也贯穿于临床治疗始末，治疗一切疾病均是在扶正的基础上辨证施治，因此，临床疗效是显著的。

　　在临床实践中，经过反复验证的套穴，对于学习者、使用者都是大道至简的方法论。这些套穴经过推广验证，效果显著。这些套穴方便记忆，容易掌握。通俗形象的命名，朗朗上口，就像古人的《汤头歌诀》。

　　为了弘扬、传承贺氏针灸三通法，笔者将自己几十年学习、使用三通法的心得与体会编辑成书，与同道共同探讨。此书没有大道理、大理论，全是临床中的经验与感悟，其中不妥之处敬请各位同道批评指正。